Fotobiomodulação no Tratamento de Feridas

Evidências para a Atuação do Enfermeiro

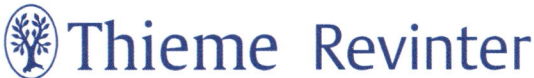

Carlos Henrique Silva Tonazio
Enfermeiro Estomaterapeuta pela Escola de Enfermagem da Universidade Federal de Minas Gerais (UFMG)
Mestre em Bioengenharia pela Escola de Engenharia Mecânica da UFMG
Professor das Pós-Graduações de Estomaterapia e Tratamento Avançado de Feridas da Faculdade de Ciências Médicas
Colaborador da Câmara Técnica de Estomaterapia do Conselho Regional de Enfermagem de Minas Gerais Coordenador
Membro do Grupo de Estudos em Laserterapia para Enfermeiros (LaFE UFSC)

Juliana Balbinot Reis Girondi
Doutora em Enfermagem
Enfermeira Estomaterapeuta pelo
Hospital Israelita Albert Einstein – TiSOBEST
Professora do Departamento de Enfermagem e do Programa de Pós-Graduação em Gestão do Cuidado em Enfermagem da Universidade Federal de Santa Catarina
Vice-Coordenadora e Membro do Grupo de Estudos em Laserterapia para Enfermeiros (LaFE-UFSC)

Renata de Almeida Silva
Enfermeira Estomaterapeuta pela Escola de Enfermagem da Universidade Federal de Minas Gerais (UFMG)
Coordenadora da Linha de Cuidados da Criança do Hospital Metropolitano Odilon Behrens, em Belo Horizonte
Professora do Curso de Laserterapia em Feridas para Enfermeiros do Saúde Inovação em Belo Horizonte
Membro do Grupo de Estudos em Laserterapia para Enfermeiros (LaFE-UFSC)

Susiane Sucasas Frison
Mestre em Cuidado em Saúde pela Escola de Enfermagem pela Universidade Federal de Minas Gerais (UFMG)
Enfermeira Estomaterapeuta pela UFMG
Enfermeira do Quadro de Oficiais da Saúde da Polícia Militar de Minas Gerais
Coordenadora do Serviço Especializado em Feridas do Hospital Militar
Membro do Grupo de Estudos em Laserterapia para Enfermeiros (LaFE-UFSC)

Fotobiomodulação no Tratamento de Feridas

Evidências para a Atuação do Enfermeiro

Carlos Henrique Silva Tonazio
Juliana Balbinot Reis Girondi
Renata de Almeida Silva
Susiane Sucasas Frison

Thieme
Rio de Janeiro • Stuttgart • New York • Delhi

Dados Internacionais de Catalogação na Publicação (CIP)
(eDOC BRASIL, Belo Horizonte/MG)

F761

Fotobiomodulação no tratamento de feridas: evidências para a atuação do enfermeiro/Carlos Henrique Silva Tonazio... [et al.]. – Rio de Janeiro, RJ: Thieme Revinter, 2024.

16 x 23 cm

Inclui bibliografia

ISBN 978-65-5572-229-1

eISBN 978-65-5572-230-7

1. Fotobiomodulação. 2. Enfermagem. 3. Lasers em medicina. I. Tonazio, Carlos Henrique Silva. II. Girondi, Juliana Balbinot Reis. III. Silva, Renata de Almeida. IV. Frison, Susiane Sucasas.

CDD 615.831

Elaborado por
Maurício Amormino Júnior – CRB6/2422

© 2024 Thieme. All rights reserved.

Thieme Revinter Publicações Ltda.
Rua do Matoso, 170
Rio de Janeiro, RJ
CEP 20270-135, Brasil
http://www.ThiemeRevinter.com.br

Thieme Medical Publishers
http://www.thieme.com
Capa: Thieme Revinter

Impresso no Brasil por Hawaii Gráfica e Editora Ltda.

5 4 3 2 1
ISBN 978-65-5572-229-1
Também disponível como eBook:
eISBN 978-65-5572-230-7

Nota: O conhecimento na área de saúde está em constante evolução. À medida que a pesquisa e a experiência clínica ampliam o nosso saber, pode ser necessário alterar os métodos de tratamento e novas tecnologias. Os autores e editores deste material consultaram fontes tidas como confiáveis, a fim de fornecer informações completas e de acordo com os padrões aceitos no momento da publicação. No entanto, em vista da possibilidade de erro humano por parte dos autores, dos editores ou da casa editorial que traz à luz este trabalho, ou ainda de alterações no conhecimento na área da saúde, durante o processo de produção deste livro, nem os autores, nem os editores, nem a casa editorial, nem qualquer outra parte que se tenha envolvido na elaboração deste material garantem que as informações aqui contidas sejam totalmente precisas ou completas; tampouco se responsabilizam por quaisquer erros ou omissões ou pelos resultados obtidos em consequência do uso de tais informações. É aconselhável que os leitores confirmem em outras fontes as informações aqui contidas. Sugere-se, por exemplo, que verifiquem cada tratamento e tecnologia, a fim de certificar-se de que as informações contidas nesta publicação são precisas e de que não houve mudanças na dose recomendada ou nas contraindicações. Esta recomendação é especialmente importante no caso de medicamentos novos ou pouco utilizados. Alguns dos nomes de produtos, patentes e design a que nos referimos neste livro são, na verdade, marcas registradas ou nomes protegidos pela legislação referente à propriedade intelectual, ainda que nem sempre o texto faça menção específica a esse fato. Portanto, a ocorrência de um nome sem a designação de sua propriedade não deve ser interpretada como uma indicação, por parte da editora, de que ele se encontra em domínio público.

Todos os direitos reservados. Nenhuma parte desta publicação poderá ser reproduzida ou transmitida por nenhum meio, impresso, eletrônico ou mecânico, incluindo fotocópia, gravação ou qualquer outro tipo de sistema de armazenamento e transmissão de informação, sem prévia autorização por escrito.

APRESENTAÇÃO

Como apresentar um sonho sem começar contando uma história? Sim, este livro faz parte da linda história de um grupo de enfermeiros entusiastas pelo uso da luz, que comungam de um sonho e tiveram a coragem para unirem seus desejos, esforços e competências e chegar até aqui.

Ao fazer a apresentação deste livro nos deparamos, "sem querer", com essa frase do poeta gaúcho Allan Dias Castro: "Alguns sonhos são tão grandes que não cabem no nosso medo". Tão original, forte e verdadeira! Como é complexo realizar um sonho! E a complexidade aumenta proporcionalmente ao número de sonhadores, afinal, éramos 22! Mas juntos também éramos muito maiores que nossos medos, porque sonhar junto é incitar uma nova realidade.

Nesse caminhar há tanto o que agradecer... Por tudo e todos, nesse momento é possível comemorar o lançamento dessa obra que, esperamos, possa contribuir para a instrumentalização de enfermeiros e todos aqueles que desejarem ampliar seus conhecimentos acerca da fotobiomodulação e oferecer uma assistência segura e baseada nas melhores evidências.

Este livro aborda uma parte da Biofotônica, especificamente relacionada com a laserterapia de baixa intensidade e sua utilização por enfermeiros. Constitui-se um importante ponto de atualização sobre a produção de conhecimentos na área, a fim de subsidiar um processo de sistematização de cuidado quando do uso dessa ferramenta tecnológica para a adjuvância no tratamento de feridas.

Na estruturação dos capítulos, influenciaram demandas urgentes do debate contemporâneo entre enfermeiros e especialistas: a necessidade de sumarizar as melhores evidências científicas para um cuidado seguro e eficaz; refletir sobre a forma como enfermeiros vêm utilizando essa tecnologia de cuidado e de que modo elas interferem e impactam nas condições de saúde dos pacientes/clientes/usuários; e, mais especificamente, como essa prática vem sendo fundamentada e implementada por enfermeiros. Os conteúdos aqui apresentados por profissionais de saúde, cientistas e educadores de expressão nacional e internacional cumprem assim a função de subsidiar as discussões sobre o aprofundamento de conhecimentos científicos e do papel do enfermeiro nesse escopo de atuação, respondendo a algumas demandas urgentes de fundamentação da prática na atualidade ao empregar a fotobiomodualação.

Os capítulos foram, então, norteados por pilares fundamentais. O primeiro foi a compreensão sobre a história da biofotônica e a evolução do uso terapêutico da fotobiomodulação; imbricando nesse histórico, a responsabilidade e competências técnicas/legais do enfermeiro para a sua utilização.

O segundo pilar consiste na avaliação ampla, sistematizada e holística realizada pelo enfermeiro ao prestar assistência a pessoas com ferida e seus familiares. Esse aspecto por si só configura-se como um grande desafio, haja vista as especificidades e necessidades individualizadas de cada ser humano; a saber, os aspectos relacionados com o histórico de saúde-doença de cada um, seu processo de viver e ser saudável, hábitos de vida e outros.

O terceiro pilar destaca a importância do raciocínio clínico do enfermeiro para a utilização da fotobiomodulação, apontando a relevância dos conhecimentos técnicos sobre os aspectos físicos da luz, para que se possam compreender os preceitos que envolvem a dosimetria, além de aspectos relacionados com a técnica de aplicação do tratamento, a fim de promover resultados clínicos satisfatórios e seguros no tratamento de feridas.

O quarto pilar engloba evidências científicas atuais para subsidiar a construção de protocolos e implementação de tratamentos com o foco em feridas complexas por meio do desenvolvimento do raciocínio clínico.

Por fim, os autores apresentam alguns casos clínicos exitosos como forma de ilustrar os conteúdos apreendidos ou revisitados ao longo da obra, de forma prática, atual, segura e factível aos diversos contextos de cuidado do enfermeiro.

Ao convidá-lo para a leitura desse livro tanta coisa agora emerge de nossos pensamentos. Podemos fechar os olhos e, ao fazê-lo, conseguimos visualizar alguns dos pacientes com lesões que já atendemos ao longo de mais de 25 anos como enfermeiros. Tudo o que nos vem à cabeça neste momento converge para um único pensamento...

"Por você, faria isso mil vezes..."

Aproveite!

Com carinho,

Juliana Balbinot Reis Girondi
Carlos Henrique Silva Tonazio

AUTORES

ALINE DE OLIVEIRA RAMALHO
Enfermeira Estomaterapeuta pela Faculdade de Medicina do ABC (FMABC)
Coordenadora do Comitê de Integridade da Pele do Hospital Sírio-Libanês
Mestre em Ciências da Saúde pela Escola de Enfermagem da Universidade de São Paulo (USP)
Especialista em Estomaterapia
Grupo de Pesquisa em Estomaterapia: Estomias, Feridas Agudas e Crônicas e Incontinências Urinária e Anal (EEUSP/GPET)

ANDREÍZA DUTRA DA SILVA
Enfermeira Especialista em Enfermagem Dermatológica pela Universidade Estácio de Sá, RJ
Enfermeira Responsável pelo Ambulatório de Feridas da Prefeitura Municipal de Caratinga, MG
Atendimentos Particulares e Convênios
Membro do Grupo de Estudos em Laserterapia para Enfermeiros (LaFE-UFSC)

BRUNO LUIZ RODRIGUES ESTEVES
Enfermeiro Especialista em Enfermagem Dermatológica pela Faveni
Colaborador da Câmara Técnica em Oncologia do Conselho Regional de Enfermagem de Minas Gerais
Sócio-Fundador da Sociedade Brasileira de Enfermagem em Feridas e Estética (SOBENFeE) – Regional Minas Gerais
Sócio-Diretor Sellus Saúde
Membro do Grupo de Estudos em Laserterapia para Enfermeiros (LaFE UFSC)

CARLOS HENRIQUE SILVA TONAZIO
Enfermeiro Estomaterapeuta pela Escola de Enfermagem da Universidade Federal de Minas Gerais (UFMG)
Mestre em Bioengenharia pela Escola de Engenharia Mecânica da UFMG
Professor das Pós-Graduações de Estomaterapia e Tratamento Avançado de Feridas da Faculdade de Ciências Médicas
Colaborador da Câmara Técnica de Estomaterapia do Conselho Regional de Enfermagem de Minas Gerais
Coordenador e Membro do Grupo de Estudos em Laserterapia para Enfermeiros (LaFE UFSC)

CILENE SOARES FERNANDES
Enfermeira Estomaterapeuta pela Pontifícia Universidade Católica do Paraná (PUCPR)
Mestre em Enfermagem pelo Programa de Pós-Graduação em Gestão do Cuidado em Enfermagem da Universidade Federal de Santa Catarina (UFSC)
Enfermeira Matriciadora no Cuidado à Pessoa com Feridas e Estomas da Secretaria Municipal de Saúde de Florianópolis
Coordenadora do Grupo Interdisciplinar de Cuidados com a Pele do Hospital Universitário da UFSC

AUTORES

EDIVÂNIA ANACLETO PINHEIRO SIMÕES
Enfermeira Estomaterapeuta pelo Hospital Israelita Albert Einstein – TiSOBEST
Preceptora da Residência Multiprofissional em Cuidados Continuados Integrados (UFMS)
Gerente de Enfermagem do Hospital São Julião, MS
Doutoranda em Desenvolvimento Local pela Universidade Católica Dom Bosco (UCDB)

IDEVÂNIA GERALDINA COSTA
Doutora em Enfermagem
Especialista em Estomaterapia pelo Wound, Ostmoy and Continence Institut (NSWOC)
Diretora da Advanced Wound Care Consultation & Education
Professora da Escola de Enfermagem da Lakehead University, Thunder Bay, Ontário, Canadá

JÉSSICA TAMARA DAYRELL COELHO
Enfermeira Responsável Técnica e Coordenadora da Equipe de Enfermagem da Instituição de Longa Permanência para Idosos Cadeira de Balanço em Belo Horizonte, MG
Membro do Grupo de Estudos em Laserterapia para Enfermeiros (LaFE-UFSC)

JOÃO PAULO TARDIVO
Mestre e Doutor em Ciências da Saúde pela Faculdade de Medicina do ABC (FMABC)
Médico Angiologista e Cirurgião Vascular
Criador do Algoritmo de Tardivo preditivo para o desfecho de casos de pés diabéticos

JULIANA BALBINOT REIS GIRONDI
Doutora em Enfermagem
Enfermeira Estomaterapeuta pelo Hospital Israelita Albert Einstein – TiSOBEST
Professora do Departamento de Enfermagem e do Programa de Pós-Graduação em Gestão do Cuidado em Enfermagem da Universidade Federal de Santa Catarina (UFSC)
Vice-Coordenadora e Membro do Grupo de Estudos em Laserterapia para Enfermeiros (LaFE-UFSC)

JÚLIO CEZAR RAMOS DOS ANJOS DAMASCENO
Enfermeiro Especialista em Enfermagem Dermatológica
Responsável Técnico no Instituto Damasceno
Camuflagem Paramédica
Cursos de Atualização em Tratamento de Feridas e Uso de Novas Tecnologias
Enfermeiro de Saúde Indígena de Pernambuco
Membro do Grupo de Estudos em Laserterapia para Enfermeiros (LaFE-UFSC)

JUNIA CORDEIRO DOS SANTOS
Enfermeira Estomaterapeuta pela Universidade Federal de Minas Gerais (UFMG)
Colaboradora da Câmara Técnica de Estomaterapia do COREN-MG
Cursos, treinamentos e atendimentos particulares na área de Estomaterapia e Podiatria
Membro do Grupo de Estudos em Laserterapia para Enfermeiros (LaFE-UFSC)

KEVIN WOO
Doutor Especialista em Estomaterapia pelo Wound, Ostmoy and Continence Instituto (NSWOC)
Professor da Faculdade de Enfermagem da Queen's University no Canadá

LUCIARA FABIANE SEBOLD
Doutora em Enfermagem
Professora do Departamento de Enfermagem e do Programa de Pós-Graduação em Gestão do Cuidado em Enfermagem da Universidade Federal de Santa Catarina (UFSC)
Vice-Coordenadora do Programa de Pós-Graduação em Gestão do Cuidado em Enfermagem da UFSC
Líder do Laboratório de Pesquisas e Tecnologias para o Cuidado de Saúde no Ambiente Médico-Cirúrgico (LAPETAC/UFSC)

AUTORES

LUCIANA MARTINS DA ROSA
Doutora em Enfermagem
Professora do Departamento de Enfermagem e do Programa de Pós-Graduação em Gestão do Cuidado em Enfermagem da Universidade Federal de Santa Catarina (UFSC)
Líder do Laboratório de Ensino, Pesquisa e Extensão: Atenção Interdisciplinar em Oncologia e Cuidados Paliativos da UFSC

MARIA CLARA SALOMÃO E SILVA GUIMARÃES
Mestre em Gestão em Serviços de Saúde pela Universidade Federal de Minas Gerais (UFMG)
Enfermeira Estomaterapeuta pela Universidade Federal de Juiz de Fora, MG, TISOBEST
Coordenadora da Especialização de Enfermagem em Estomaterapia da Pós-Graduação em Ciências Médicas de Minas Gerais e Estomaterapeuta do Centro Avançado no Cuidado de Feridas da Rede Mater Dei Saúde
Doutoranda pela Faculdade de Medicina da UFMG

RENATA DE ALMEIDA SILVA
Enfermeira Estomaterapeuta pela Escola de Enfermagem da Universidade Federal de Minas Gerais (UFMG)
Coordenadora da Linha de Cuidados da Criança do Hospital Metropolitano Odilon Behrens, em Belo Horizonte
Professora do Curso de Laserterapia em Feridas para Enfermeiros do Saúde Inovação em Belo Horizonte
Membro do Grupo de Estudos em Laserterapia para Enfermeiros (LaFE-UFSC)

ROBERTA COSTA
Doutora em Enfermagem
Professora do Departamento de Enfermagem, do Programa de Pós-Graduação em Gestão do Cuidado em Enfermagem e do Programa de Pós-graduação em Enfermagem, ambos da Universidade Federal de Santa Catarina (UFSC)
Líder do Laboratório Interdisciplinar de Pesquisa e Inovação Tecnológica em Saúde Obstétrica e Neonatal da UFSC

RONIVALDO PINTO FERREIRA
Mestre em Ciências da Reabilitação pela Universidade de Brasília (UnB)
Enfermeiro Especialista em Enfermagem Dermatológica pela Universidade Estácio de Sá, RJ
Preceptor do Programa de Residência Multiprofissional em Gestão de Políticas Públicas para a Saúde (FEPECS)
Enfermeiro da Secretaria de Saúde do Distrito Federal (SES/DF)
Membro do Grupo de Estudos em Laserterapia para Enfermeiros (LaFE-UFSC)

SCHEILA MONTEIRO EVARISTO
Mestre em Enfermagem do Programa de Pós-Graduação em Gestão do Cuidado em Enfermagem da Universidade Federal de Santa Catarina (UFSC)
Laserterapeuta
Gerente do Distrito Sanitário de Saúde na Diretoria de Atenção Primária de São José, SC

SUSIANE SUCASAS FRISON
Mestre em Cuidado em Saúde pela Escola de Enfermagem pela Universidade Federal de Minas Gerais (UFMG)
Enfermeira Estomaterapeuta pela UFMG
Enfermeira do Quadro de Oficiais da Saúde da Polícia Militar de Minas Gerais
Coordenadora do Serviço Especializado em Feridas do Hospital Militar
Membro do Grupo de Estudos em Laserterapia para Enfermeiros (LaFE-UFSC)

VANESSA VIOL DE OLIVEIRA
Enfermeira Estomaterapeuta pela Uni Redentor Juiz de Fora
Enfermeira no Laboratório Bbraun
Membro do Grupo de Estudos em Laserterapia para Enfermeiros (LaFE-UFSC)

SUMÁRIO

1 EVIDENCE-BASED NURSING AND ADVANCED PRACTICE: SUBSIDIES FOR CARE 1
Juliana Balbinot Reis Girondi ■ Luciana Martins da Rosa ■ Luciara Fabiane Sebold
Kevin Woo

2 HISTÓRIA DA BIOFOTÔNICA E COMPETÊNCIAS LEGAIS DO ENFERMEIRO PARA A REALIZAÇÃO DA FOTOBIOMODULAÇÃO 11
Susiane Sucasas Frison ■ Carlos Henrique Silva Tonazio ■ Bruno Luiz Rodrigues Esteves

3 FOTOBIOMODULAÇÃO – ENTENDENDO O USO DA LUZ NA ASSISTÊNCIA À SAÚDE 21
Renata de Almeida Silva ■ Andreíza Dutra da Silva ■ Edivânia Anacleto Pinheiro Simões ■
Jéssica Tamara Dayrell Coelho ■ Júlio Cezar Ramos dos Anjos Damasceno

4 AVALIAÇÃO DA PESSOA COM FERIDA – FERRAMENTAS PARA A ADEQUADA UTILIZAÇÃO DA FOTOBIOMODULAÇÃO 35
Juliana Balbinot Reis Girondi ■ Vanessa Viol de Oliveira ■ Cilene Soares Fernandes ■
Idevânia Geraldina Costa ■ Scheila Monteiro Evaristo

5 O USO TERAPÊUTICO DO *LASER* DE BAIXA INTENSIDADE 61
Renata de Almeida Silva ■ Ronivaldo Pinto Ferreira ■ Vanessa Viol de Oliveira ■
Maria Clara Salomão e Silva Guimarães

6 RACIOCÍNIO CLÍNICO PARA O USO DA FOTOBIOMODULAÇÃO 79
Carlos Henrique Silva Tonazio ■ Junia Cordeiro dos Santos ■ Renata de Almeida da Silva ■
Susiane Sucasas Frison ■ Bruno Luiz Rodrigues Esteves ■ Jéssica Tamara Dayrell Coelho

7 TERAPIA FOTODINÂMICA ANTIMICROBIANA NO TRATAMENTO DE FERIDAS 91
Carlos Henrique Silva Tonazio ■ Juliana Balbinot Reis Girondi ■ Susiane Sucasas Frison ■
João Paulo Tardivo

8 TERAPIA DE FOTOBIOMODULAÇÃO VASCULAR – ILIB TERAPIA 107
Susiane Sucasas Frison ■ Ronivaldo Pinto Ferreira ■ Andreíza Dutra da Silva ■
Vanessa Viol de Oliveira

9 FOTOBIOMODULAÇÃO NO TRATAMENTO DE FERIDAS COMPLEXAS 125
Carlos Henrique Silva Tonazio ■ Junia Cordeiro dos Santos ■ Renata de Almeida da Silva ■
Susiane Sucasas Frison ■ Bruno Luiz Rodrigues Esteves ■ Jéssica Tamara Dayrell Coelho ■
Juliana Balbinot Reis Girondi ■ Aline de Oliveira Ramalho

10 FOTOBIOMODULAÇÃO NO TRATAMENTO DE FERIDAS AGUDAS 147
Carlos Henrique Silva Tonazio ▪ *Junia Cordeiro dos Santos* ▪ *Renata de Almeida da Silva* ▪
Susiane Sucasas Frison ▪ *Bruno Luiz Rodrigues Esteves* ▪ *Jéssica Tamara Dayrell Coelho* ▪
Juliana Balbinot Reis Girondi ▪ *Roberta Costa*

11 EXPERIÊNCIAS EXITOSAS COM FOTOBIOMODULAÇÃO NO TRATAMENTO DE FERIDAS 161
Juliana Balbinot Reis Girondi ▪ *Carlos Henrique Silva Tonazio* ▪ *Renata de Almeida da Silva* ▪
Susiane Sucasas Frison

APÊNDICE 1 173

ÍNDICE REMISSIVO 175

Fotobiomodulação no Tratamento de Feridas

Evidências para a Atuação do Enfermeiro

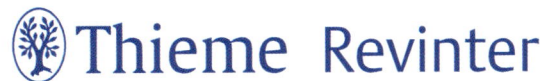

EVIDENCE-BASED NURSING AND ADVANCED PRACTICE: SUBSIDIES FOR CARE

Juliana Balbinot Reis Girondi
Luciana Martins da Rosa
Luciara Fabiane Sebold
Kevin Woo

ABSTRACT

The use of Low Level Laser Therapy has gained tremendous momentum in practice that is propelled by growing professional expertise and advancement in scientific evidence that substantiates its vast applicability and effectiveness in the treatment of wounds. Specifically, nurses have made a significant contribution to the generation and synthesis of new knowledge, skills, and technologies to improve patients' experience and address concerns apropos of the diversity of wounds. This chapter aims to bring to the fore Evidence-Based Practice, Evidence-Based Nursing, Advanced Practice Nursing and the Translational Science with respect to the use of Laser therapy to articulate clinical acumen on which Laser Therapy as adjuvant therapy for wound treatment is based.

Key words: *Advanced Nursing Practice; Evidence-Based Clinical Practice; Nursing Care; Laser Therapy.*

INTRODUCTION

Central to Evidence-Based Practice (EBP) is a systematic and rigorous approach to base care on best available evidence incorporating clinicians' experiences, patients' values, individual preferences, and system factors. How evidence is situated, inhabited and interpreted within the context that is co-created by the nurse and their patient will inform decision making and problem solving to bring about desirable clinical outcomes.[1]

Currently, with the emergence of new information and the availability of content on the internet network, healthcare professionals have an arsenal of scientific information and accessible data to support their care practices and decision-making. However, this deluge of information presents a new challenge for healthcare professionals to sift through and scrutinize appropriate and useful knowledge. Described as a cyclical process, the basic tenets of EVP involve the production and critical synthesis of knowledge to the evaluation of the impact of its implementation in practice. As such, the available evidence is critically evaluated, synthesized, and translated into practice by health professionals who will continue to monitor and evaluate the impact on patients, health systems, and professional practice.

Nurses should possess the necessary acumen, knowledge, and skills to validate research in practice and generate additional research questions with the aspiration to improve health care delivery. To ensure patients receive the most efficacious treatment, there is an ethical obligation for health care providers to critically evaluate research related to outcomes and advocate for knowledge-based and research-informed practice using relevant leadership and management principles taking into account the requisite technology, competencies, professional attitude, ethical frameworks, available resources, and available team support. Accordingly, EBP is highly recommended in the Portuguese National Health Plan 2012-2016,[2] and in the practice standard documents of the National Council of Nursing,[3,4] the International Council of Nurses (International Council of Nurses, 2012),[5] and the Agency for Healthcare Research and Quality (AHRQ, 2001) EBP. The expected outcomes from implementing PBE are to improve patients' experience based on their individual needs on a timely basis, standardize the highest quality of nursing care, and benchmark the best outcomes.

Highlights

But one question remains, "How do we ensure that nurses are ready to implement EBP (Evidenced-based Practice) in their practice? What does it mean to be ready for EBP?"[1]

First, nurses should develop the competency for implementing PBE. The level of competence is defined as nurses' knowledge and beliefs about EBP, attitudes and perceived self-efficacy, and the level of ability to search for and evaluate evidence. Second, nurses should be vigilant of practice gaps, urgency for change, availability of resources, organizational culture to foster EBP, mentorship and leadership for EBP, and time commitment. All in all, personal and organizational readiness change can be summarized into four domains: nursing, training, equipment, development, and leadership support.[1] Although many nurses report positive attitudes and beliefs for PBE, its implementation in clinical settings remains suboptimal. Multiple barriers have been identified including: time restraint, training needs, skill deficit, lack of confidence, perceived value of EBP, poor administrative support, and difficulty accessing best evidence and challenge to interpret information especially when evidence is inconsistent.[1]

In light of the importance of EBP, this compendium will include several chapters that address the evidence and feasibility of using Low Level Laser Therapy (LLLT) as an adjunct in the care of people with wounds. Each chapter allows the reader to appreciate the quality and diversity of scientific evidence to support the integration of LLLT in practice. We hope that this information can support clinical decision making and treatment by nurses.

This initial chapter presents an overview of EBP, Evidence-Based Nursing (EBN), Advanced Practice Nursing (APN), Advanced Nursing Practice, and the Translocation of knowledge and science in the treatment of wounds with LLLT.

EVIDENCE-BASED NURSING

EBN evolved from Florence Nightingale in the 1800s to evidence-based medicine in the 1970s, and into the Nursing profession in the late 1990s. The purpose of EBN was to inspire better outcomes for patients who were in poor health or living in derelict conditions, but has morphed into creating criteria for safe and high quality care.[6]

The International Council of Nurses defines EBN in Nursing as a problem-solving approach to clinical decision making that incorporates the search for the best and latest evidence, experience, clinical assessment, and patient preferences within a context of care.[5]

It is defined as "clinical decision making that considers the best available evidence; the context in which care is provided; client preference; and the professional judgment of the health care professional".[2,7]

Nursing has a body of knowledge to substantiate our practice. Nurses should continue to challenge our daily practice with an ongoing curiosity to explore and pursue knowledge derived from high quality of research. Understanding from implement science will be beneficial to bridge the gap and translate knowledge into practice.[6]

However, the practical application should not be limited to the implementation of sound evidence alone, but also consider linking the merit or value of evidence to clinical practice; the priority is to negotiate between the obligation to safeguard patient safety and uphold patient preferences respecting what they believed to be the best evidence.[6]

From this perspective, the process of selecting and implementing scientific evidence requires the same astuteness and ingenuity when developing research designs. Many methods are described in the literature, exemplifying the process of knowledge translation, in order to assist nurses in the transformation of evidence for insertion in nursing care applied to the patient. Based on the study by Speroni and collaborators a significant gap continues to exist between knowledge generation and translation of scientific evidence into clinical practice.[8] They suggest the use of validated models or frameworks may provide guidance to narrow the gap.

In this chapter we will not describe the models, but we highlight some of the most frequently used, such as: Iowa Model of Evidence-Based Practice, Johns Hopkins Nursing Evidence-Based Practice Model and the Advancing Research and Clinical Practice Through Close Collaboration Model.[8]

In implementing the scientific evidence some recommendations are noted to contribute to the best outcomes (Fig. 1-1).[8-10]

In addition to the benefits for patient care and the institution, it is clear that the implementation of scientific evidence, or knowledge translation, is an important tool for professional development, considering that it provides an opportunity for a new set of knowledge, skills, and can also improve working relationships, which in turn facilitates the continued use of scientific innovation.[10]

ADVANCED PRACTICE NURSING AND ADVANCED NURSING PRACTICE

Advanced Practice Nursing (APN) provides opportunities for nurses to expand their roles to meet the population's health needs by improving coordination and access to health services that is person centered, cost-effective, and outcome driven.[11,12] The APN model of care has been adopted by nurses in several countries, thus legitimizing the practice by nursing professionals, and always related to increased accessibility and coverage, predominantly in Primary Health Care (PHC).

Most of the countries that have adopted this practice have done so to improve access to health care, mainly in contexts where there were limitations of medical professionals, to improve the quality and follow-up of people in chronic health situations in hospital and PHC settings, to reduce costs, since the remuneration of professionals are more onerous for some realities; and, to reduce expenses in the follow-up of people with chronic diseases, considering that these were cared for by nurses subsidized by the PHC.

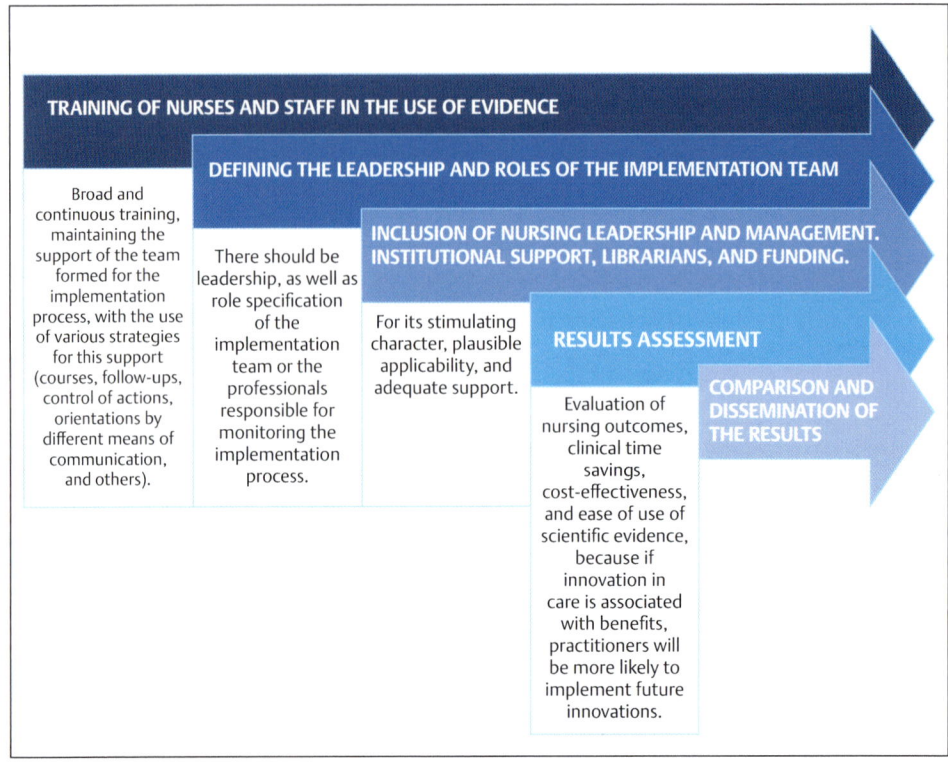

Fig. 1-1. Recommendations for implementing the scientific evidence.

Highlights

Advanced Practice Nursing is viewed as advanced nursing interventions that influence clinical health outcomes for individuals, families, and diverse populations. Advanced Practice Nursing is grounded in graduate education and preparation, along with specification of core criteria and core competencies for practice.[13-15]

Advanced Nursing Practice is a field of Nursing that estends and expands the boundaries of nursing in the scope of practice, contributes to the knowledge of Nursing, and promotes the advancement of the profession.[16] Advanced Nursing Practice is characterized by the integration and application of a wide range of theoretical and evidence-based knowledge that occurs as part of graduate Nursing education.[17]

Therefore, an Advanced Practice Nurse is a generalist or specialist professional who has acquired, through postgraduate study, at least a Master's degree, the specialized knowledge base for complex decision making, with clinical skills and competencies for Advanced Practice Nursing. APN roles are shaped by the context in which they are credentialed to practice.[18] The two most commonly EPA roles identified are CNS and PE.

Although the definitions of advanced practice are distinct, all the possible existing concepts portray that it is important for its ability to meet the health needs of the population, being performed by nurses endowed with specialized knowledge, complex decision-making skills, and clinical competencies for estended practice.

EPA can be developed by nurses (Nurse Practitioner) and by Clinical Nurse Specialists (Clinical Nurse Specialist), as it involves professionals with specialized knowledge, competence, and clinical skills for decision making, regardless of whether they develop activities in direct or indirect patient care; but also those present in organizational leadership roles, participation or development of research and EBP activities, and patient education. CNSs focus on complex client care and system issues and they provide clinical consultation, guidance and leadership to the health care team for the management of complex and specialized client care to improve the quality of care and to promote evidence-informed practice. In contrast, nurse practitioners provide direct care that may involve assessing, diagnosing, treating and monitoring a wide range of health problems using an evidence based approach to their practice.

However, in Brazil, it is necessary to better understand the theme and its implementation to better determine its concept and institution in the national territory.[19]

The United States pioneered the consolidation of Advanced Practice Nursing (APN), which is organized into Certified Nursing Assistant; Licensed Practical Nurse; and Registered Nurse. Only the RN can progress to the PAE in one of the regulated roles: Nurse practitioners (NP), Clinical nurse specialists (CNS), Certified Registered Nurse Anesthetists (CRNA), and Certified Nurse Midwife (CNM).

The Advanced Nursing Practice Guidelines for the Australian Context defines Advanced Practice Nursing for practitioners who have 5,000 hours of clinically based advanced practice in the last six years, with advanced practice demonstrated by a level of practice rather than by job title or level of pay. Incorporates professional leadership, education, research and systems support, relevant knowledge, critical thinking, complex decision making, autonomous, effective and safe practice.[20] It can be developed in a generalist or specialist context.

In Brazil, Advanced Practice Nursing still does not exist, even though this practice could improve health indicators in the country. However, discussions about its implementation have been held and are currently based on the Canadian and American models, with the objective of increasing the scope of nursing practice and its resolutivity. To this end, these professionals have been instrumentalized through residencies, professional master's degrees, and more recently, through professional doctorates.

For the implementation of APS, it is recommended to follow the PEPPA Framework (Participatory, Evidence-based, Patient-focused Process for Advanced practice nursing). This document cites nine steps for the implementation process (Fig. 1-2).[21]

The process of implementing and evaluating EPA functions is complex and dynamic as are the functions performed by nurses themselves. A framework describes a participatory, evidence-informed, patient-centred process (PEPPA) for APN role following a systematic, healthcare planning guide designed to promote the effective development, implementation and evaluation of advanced practice nursing (APN) roles. Advanced practice role is shaped by the underlying principles and values consistent with the EPA, i. e., it focuses on meeting patient health needs through coordinated care and collaborative relationships between providers and health systems.

It also provides the opportunity for a clearly defined EPA, promotes a greater understanding of its functions, and the appropriate use of nurses' knowledge, skills, and experience in all domains of practice. The planning and implementation stages are designed to create environments to support the development of the NPH functions and the long-term integration into health systems, in order to enable the transformation of the health care provided to the population.[21] Thus, its importance is glimpsed and its consolidation in Brazil is desired.

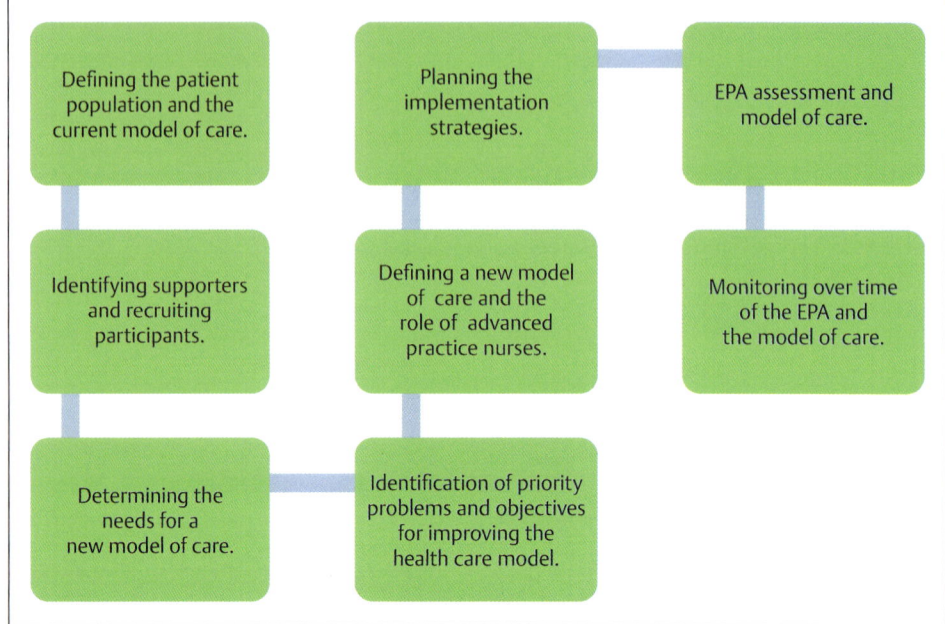

Fig. 1-2. Stages of the Framework: Participatory, Evidence-based, Patient-focused Process for Advanced practice Nursing.

TRANSLATION OF SCIENCE IN WOUND TREATMENT WITH LASER THERAPY

Laser therapy is a promising modality for wound treatment with supporting evidence that the therapy can accelerate wound healing by promoting anti-inflammatory, analgesic and regenerative effects.[22] Increasingly, this therapeutic resource is being widely used by nurses for tissue healing.

However, despite these advances in its use, this practice is still supported by studies that commonly have methodological weaknesses, such as small samples and lack of control groups, compromising their results.

Nevertheless, besides the need for nurses to broaden their scope in relation to the expansion of this process, supported by the best scientific evidence (still to be built), after overcoming this challenge, another one emerges, which is the challenge of promoting the translation of this knowledge so that the nurses themselves, in the most varied contexts of *performance*, can integrate the use of this technology in the scenario of their clinical practice.

Therefore, the translation of knowledge refers to the co-creation and sharing of knowledge with peers, in order to inform decision-making, policy changes, and health service delivery. Often this can imply actions such as the organization of protocols, incorporation and solidification of new care practices, which culminate in the transformation of the nurses' own practice.

Highlight

Are nurses sufficiently prepared for this challenge?

Translating knowledge means to take ownership of the process by which the evidence produced scientifically through studies is disseminated and implemented in health practice, in order to improve the clinical outcomes of patients and/or community, the team's work processes and indicators; guiding aspects of nursing care.

In this sense, it is worth reflecting how much the researchers have experienced the clinical scenarios where Laser Therapy is used to prevent and treat wounds. Or, how much clinical nurses have imbibed empowerment and scientificity to support their practice. Are these actors close? Or yet...do they just reproduce what they learn in courses, updates, and/or scientific events? Are the nurses who use Lasertherapy sufficiently equipped to use it properly and safely? Why are there so many gaps between academia/science/professionals and the translation of knowledge in Laser Therapy used by nurses?

The translation of knowledge has been breaking paradigms over the years, adding value to Nursing and to society. However, for its advancement it is necessary to use strategies to leverage the advance in the use of evidence, making use of partnerships and collaboration among nurses, patients, managers, politicians and other health professionals with the goal of seeking significant contributions to answers to real needs.

But, the creation of evidence, policies, and guidelines does not guarantee their widespread use or adoption.[23] The applicability of knowledge in practice is recognized worldwide as relevant for strengthening the health system and improving the care provided.[24]

We cannot forget that the problems we experience daily in our clinical practice when caring for people with wounds are our main clinical issues. And, we learn when we need to solve these problems, i. e., these clinical issues. Evidence-based clinical practice starts with the recognition of the clinical question, or the doubt about the most appropriate procedure to solve a particular problem.

From the recognition of the doubt, it is possible to formulate an appropriate clinical question, search for relevant scientific references, make a critical evaluation of the literature found, and implement these findings in clinical practice.

For this purpose, the levels of evidence are used as a guide to classify the quality of scientific studies carried out in the health area. For each research question there is a type of research design or research design that is most appropriate. It is necessary to identify the advantages and disadvantages of each type of study, and to assess whether we have the means and instruments necessary to conduct them.

Generally, the level of evidence corresponds to the design and nature of the study, with systematic reviews of randomized clinical trials emphasized as the best level of scientific evidence. There are different classification systems of the level of evidence in scientific literature, being the Oxford Center for Evidence-Based Medicine Scheme - Levels of Evidence widely used, since it presents a higher degree of demand when evaluating the scientific productions established from outcomes with real meaning to the patient and society, as presented in Figure 1-3.[24,25]

Systematic reviews considered long-lasting and useful are those conducted by the Cochrane Collaboration, because they constantly incorporate new evidence. We invite you to explore the site: https://www.cochrane.org.[26] And for nurses we have https://nursing.cochrane.org/.[27] But still based on EBP we have the Campell Collaboration and the Joanna Briggs Institute (JBI); which you can learn more about by visiting respectively: https://www.campbellcollaboration.org/[28] and https://jbi.global/.[29]

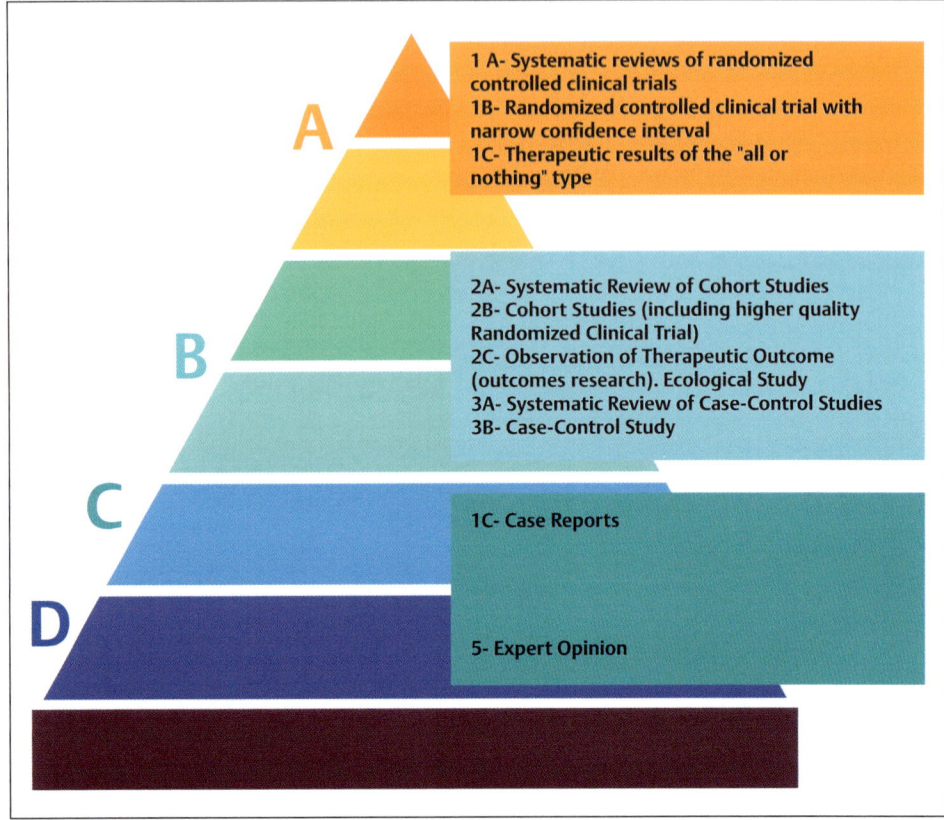

Fig. 1-3. Level of evidence in scientific literature according to Oxford Center for Evidence-Based Medicine - Levels of Evidence.[25]

Although the best scientific evidence is that which comes from systematic reviews with meta-analysis or meta-synthesis, we know that this level of evidence is not available for all problems in practice; as is the case with LLLT for wound prevention and treatment. Especially since, the best scientific evidence is what is available and meets the needs of researchers and practitioners in practice. However, we turn to what we reflected earlier, how incipient Nursing is in this investigative line of knowledge.

Even with all the efforts, the translation of knowledge into clinical practice requires, in a way, also a change in behavior. And we know how slow this process is and that it implies everyone's involvement.

Therefore, one must seek to build strategies to translate this knowledge in order to produce synthesis, dissemination, exchange, and application of knowledge in minimal time, from products in friendly formats, simple language, and direct messages.

From this perspective, Integrated Knowledge Translation can be a way forward. Do you remember that we have presented this tool before? If not, we suggest you visit the topic we discussed about EPA implementation.

CONCLUSION

For nurses to be able to safely implement Low Level Laser Therapy in clinical practice, it is essential to develop scientific studies that allow for its applicability.

To understand how Evidence-Based Practice will support Evidence-Based Nursing in the search for Advanced Practice Nursing will allow the generalist and/or specialist nurse to corroborate with the translation of science through the application of knowledge in the most varied contexts of care of people with wounds using Laser Therapy as adjuvant therapy, either for prevention and/or treatment of wounds.

For this, there is no way to only support its practice in the best available evidence, since they are incipient and many clinical problems for the use of LBP are still unanswered. It is necessary the translation of knowledge through feasible and practical tools for the evaluation of evidence, in order to follow a path for its effective use in Brazilian Nursing.

REFERENCES

1. Schaefer JD, Welton JM. Readiness for evidence-based practice: A conceptual analysis. J Nurs Manag. 2018;26(6):621-629.
2. Brasil. Plano Nacional de Saúde 2012-2016 [Internet]. Brasília: Ministério da Saúde; 2012 [cited 2023 Jan 15]. Available from: http://pns.dgs.pt/files/2012/02/99_1_Enquadramento_2013-01-151.pdf
3. Ordem dos Enfermeiros. Investigação em enfermagem (tomada de posição) [Internet]. 2006 [cited 2022 Dec 23]. Available from: http://www. ordemenfermeiros.pt/tomadasposicao/Documents/TomadaPosicao_26Abr2006.pdf
4. Ordem dos Enfermeiros. Padrões de qualidade dos cuidados de enfermagem [Internet]. 2012 [cited 2022 Dec 23]. Available from: http://www. ordemenfermeiros.pt/tomadasposicao.pdf
5. International Council of Nurses. Closing the gap: from evidence to action. International Nurses Day 2012 [Internet]. 2012 [cited 2022 Sep 15]. Available from: https://www.nursingworld.org/~4aff6a/globalassets/practiceandpolicy/innovation--evidence/ind-kit-2012-for-nnas.pdf
6. Mackey A, Bassendowski S. The History of Evidence-Based Practice in Nursing Education and Practice. J Prof Nurs. 2017;33(1):51-55.
7. Pearson A, Weeks S, Stern C. Translation science and the JBI model of evidence based healthcare. Philadelphia: Lippincott Williams & Wilkins; 2011.
8. Speroni KG, McLaughlin MK, Friesen MA. Use of Evidence-Based Practice Models and Research Outcomes in Magnet-Designated Hospitals in the United States: National Survey Results. Worldviews Evidence Based Nurs. 2020;17(2):98-107.
9. Li S, Jeffs L, Barwick M, Stevens B.Organizational contextual characteristics influencing the implementation of evidence-based practice in healthcare settings: a systematic integrative review. Systematic Reviews [Internet]. 2018 [cited 2022 Aug 23];7(72). Available from: https://systematicreviewsjournal.biomedcentral.com/articles/10.1186/s13643-018-0734-5
10. Mathieson A, Grande G, Luker K. Strategies, facilitators and barriers to implementation of evidence-based practice in community nursing: A systematic review of mixed studies and qualitative synthesis. Res Dev. of primary health care. 2019;20(6):1-11.
11. Gaskell L, Beaton S. Developing clinical competence: Experiences and perceptions of advanced midwifery practitioners in training. Nurse educator pract. 2015;15(4):265-270.
12. MacDonald JA, Herbert R, Thibeault C. Advanced practice nursing: unification through a common identity. J Prof Nurs. 2006;22(3):172-179.
13. American Association of Colleges of Nursing. Certification Corporation [Internet]. 2011 [cited 2022 Dec 17]. Available from: https://www.aacn.org/about-aacn/about-aacn-cert-corp
14. American Association of Nurse Practitioners. What's an NP? [Internet]. 2018 [cited 2022 Dec 17]. Available from: www.aanp.org/all-about-nps/what-is-an-np.

15. Hamric AB, Tracy A definition of Advanced Practice Nursing. In: Tracy MF, O'Grady ET, editors. Advanced Practice Nursing: An integrative approach. 6th Edition, St. Louis: Elsevier; 2019. p. 61-79.
16. Bryant-Lukosius D, Valaitis R, Martin-Misener R, Donald F, Peña LM, Brousseau L. Advanced Practice Nursing: A Strategy for Achieving Universal Health Coverage and Universal Access to Health. Rev Latino-Am Enfermagem [Internet]. 2017;25:e2826. Available from: https://doi.org/10.1590/1518-8345.1677.2826
17. American Nurses Association. Nursing: Scope and Standards of Practice. Silver Spring, MD; ANA; 2015.
18. Conselho Internacional de Enfermeiras. O Escopo da Prática, Padrões e Competências da Enfermeira de Prática Avançada [Internet]. Genebra: Conselho Internacional de Enfermeiras; 2008 [cited 2022 Dec 18]. Available from: http://www.icn.ch/shop/en/publications/52-apn-scope-of-practice-standards-and-competencies.html.
19. Olímpio JA, Araújo JNM, Pintobeira DO, Eders BC, Sonenberg A. Advanced Nursing Practice: a conceptual analysis. Acta Paulista de Enfermagem. 2018;31(6):674-680.
20. Advance Nursing Practice Guidelines for the Australian Context [E-book on the Internet]. Canberra/Austrália: Chief Nursing & Midwifery Officers Australia; 2020 [cited 2022 Dec 01]. 20p. Available from: https://www.health.gov.au/sites/default/files/documents/2020/10/advanced-nursing-practice-guidelines-for-the-australian-context.pdf
21. Bryant-Lukosius D, Dicenso A. A framework for the introduction and assessment of advanced practice nursing functions. J Adv Nurs. 2004;48(5):530-540.
22. Lima ES, Costa YG, Santos LN dos, Santos VSM, Cunha MG, Santos JLBS et al. The effectiveness of laser therapy in the treatment of radiodermatitis: integrative review. Research, Society and Development [Internet]. 2021 [cited 2022 Dec 2];10(2):e17810212364. Available from: 10.33448/rsd-v10i2.12364.
23. Pereira RPG, Schneider LR, Ferraz L. (2020). The translation of knowledge: primary health care nurses' barriers. International scientific jornal. Rev SALUS. 2020;sup.2: 231-233.
24. Silva JC, Alves CKA, Oliveira SRA. Cartão de Evento-Crítico: ferramenta analítica para translação do conhecimento. Saúde em Debate. 2019;43(spe2):10-18.
25. Centre for Evidence-Based Medicine. Oxford Center for Evidence-Based Medicine: Levels of Evidence [Internet] . 2009 [cited 2022 Dec 19. Available from: https://www.cebm.ox.ac.uk/resources/levels-of-evidence/oxford-centre-for-evidence-based-medicine-levels-of-evidence-march-2009
26. Cochrane [Internet]. 2022 [cited 2022 Dec 19]. Available from: https://www.cochrane.org
27. Cochrane Nursing [Internet]. 2022 [cited 2022 Dec 19]. Available from: https://nursing.cochrane.org/
28. Campbell Collaboration [Internet]. 2022 [cited 2022 Dec 19]. Available from: https://nursing.cochrane.org/https://www.campbellcollaboration.org/
29. Joanna Brigs Institute [Internet]. 2022 [cited 2022 Dec 19]. Available from: https://jbi.global/

HISTÓRIA DA BIOFOTÔNICA E COMPETÊNCIAS LEGAIS DO ENFERMEIRO PARA A REALIZAÇÃO DA FOTOBIOMODULAÇÃO

CAPÍTULO 2

Susiane Sucasas Frison
Carlos Henrique Silva Tonazio
Bruno Luiz Rodrigues Esteves

RESUMO

Ao final deste capítulo o leitor será capaz de entender a evolução histórica do uso da fotobiomodulação e vislumbrar as diversas possibilidades do seu uso terapêutico na área da saúde. Neste cenário, o enfermeiro tem inúmeras possibilidades de uso na sua atuação clínica considerando o aspecto legal do exercício da profissão para aplicabilidade e tratamento com o *laser* de baixa intensidade.

Palavras-chave: *terapia a laser; terapia por luz; história; planejamento de assistência ao paciente.*

INTRODUÇÃO

A compreensão histórica do uso da luz nos propicia uma visão mais estruturada da atual evolução que a biofotônica tem apresentado e, mais ainda, possibilita vislumbrar novas possibilidades da sua utilização. Na verdade, rever o passado e entender os caminhos nos dá a chance de uma atuação mais segura quando aliada a melhores evidências.

Quando estudamos a história e buscamos compreender o porquê da luz ser utilizada milenarmente, mesmo sem os conhecimentos atuais, surge a questão: "Por que a fotobiomodulação ainda não é empregada adequadamente?"

O fascínio está exatamente nisso, na nossa capacidade de produzir respostas e ampliar a visão a respeito dessa fascinante luz, sem ter apenas que intuir sobre os seus processos, podemos compreender os fenômenos e reações moleculares que ocorrem quando a luz é absorvida, principalmente vislumbrando as vias de sinalização e fatores de transcrição que são fundamentais para as respostas teciduais que almejamos.[1] Nesse sentido, te convidamos a fazer essa viagem conosco e entender porque a luz é tão apaixonante, particularmente para os enfermeiros que prestam assistência às pessoas com feridas.

EVOLUÇÃO HISTÓRICA DA BIOFOTÔNICA

A biofotônica foi incorporada como instrumento terapêutico biomédico em 1960, porém, a literatura aponta que a sua utilização foi estudada por *Einstein* desde 1916. Trata-se de uma radiação eletromagnética com alta intensidade de energia, podendo ser classificada em alta e baixa potência ou intensidade. Levando em consideração essa variação de potência e/ou intensidade, o *laser* de alta potência atua na remoção, no corte e na coagulação de tecidos, com efeitos bionegativos. Por outro lado, a utilização do *laser* em baixa potência atua no processo de reparação tecidual como traumatismos musculares, ósseos, cutâneos e articulares favorecendo uma bioestimulação.[2]

É um dos recursos terapêuticos que vêm sendo amplamente utilizados para alívio de dor e cicatrização tecidual, considerado uma conduta valiosa no tratamento de lesões cutâneas. Esse método é capaz de aumentar a proliferação das células reparativas, além de reorganização do colágeno, trazendo melhoria da qualidade da cicatrização, estímulo à microcirculação através da oxigenação celular e fotobiomodulação. Além desses aspectos, ainda atua como agente modulador do processo inflamatório, analgésico e antiedematoso.[3,4]

Para entender verdadeiramente o significado e a aplicabilidade clínica deve-se compreender que *laser* é um acrônimo das seguintes palavras: **light amplification by stimulated emission of radiation** (amplificação da luz por emissão estimulada de radiação) ou seja, é a amplificação da luz por emissão estimulada de radiação. Desta forma, é recomendado ser cauteloso falar de *laser* isoladamente desconsiderando os aspectos fisicoquímicos, visto que se trata de uma representação da luz, e essa é uma das principais fontes de energia, a qual sempre foi usada pelos seres vivos para a manutenção da vida, tornando esta discussão atemporal e muitas vezes imprecisa.

Ao iniciar este texto, datamos o ano de 1916, voltando um pouco mais na história através dos estudos para chegar em 1400 a.C.[5,6] Desse modo, verificamos evidências de que a luz solar era utilizada com finalidades terapêuticas pelos indianos com substâncias fotossensibilizadoras obtidas de plantas, e que, se aplicadas sobre a pele, estimulavam a absorção da luz do sol com o objetivo de curar a discromia causada pelo vitiligo. Ainda assim, podemos observar diversas formas de terapias semelhantes difundidas pelos árabes, gregos e romanos para tratamento de doenças de pele. Interessante destacar que esse aspecto ainda é considerado nos tempos atuais, haja vista que a ação de diversas terapias medicamentosas é fotossensível.

Avançando um pouco para o século XVIII, temos uma das mais completas visões para descrever os períodos a seguir.[1] É apontado que os relatórios indicavam que a luz solar já era usada para tratar uma gama de doenças. Há relatos de cura de câncer de lábio em 1735 usando banho de sol, além do sucesso no tratamento de úlceras de pele em 1774. Já em 1776 foi descoberto que a luz solar aplicada sobre a ferida acelerava o processo cicatricial. A luz não estava envolvida somente no processo cicatricial, mas também como estratégia de conforto e bem-estar. Os autores relatam ainda que em 1782 foram usadas conchas de moluscos expostos à luz solar para melhora de raquitismo*, assim como para tratamento de artrite tuberculosa, a infecção bacteriana das articulações, em 1845.

Na segunda metade do século XIX, a terapia baseada em luz solar, conhecida como helioterapia, tornou-se gradualmente popular com a abertura de uma clínica em Veldes, na Eslovénia, para a prestação da terapia por Rikli em 1855. No mesmo ano aconteceu a descoberta, por acaso, de que a luz solar teria ação antibactericida, por uma simples observação de que a água açucarada colocada no parapeito de uma janela ficou turva à sombra, mas permaneceu clara enquanto estava sob o sol. Após exame microscópico das duas amostras, perceberam que as bactérias estavam crescendo na solução sombreada, mas não na exposta à luz solar. Theobald Adrian Palm (1848-1928) observou que a mancha da fumaça que pairava sobre Edimburgo criou uma escuridão que impediu efetivamente que o sol chegasse à população, sendo a principal causa do raquitismo, diferente do que

---

* Raquitismo: Doença que acomete crianças e torna os ossos frágeis pela falta de cálcio e/ou de vitamina D.

acontecia no Japão, onde a doença era rara. Anos mais tarde, o papel da exposição solar à pele, na mediação da biossíntese de vitamina D, acabou por explicar estas observações.[1]

O médico Nils Ryberg Finsen (1860-1904) sofria de doença de Niemann-Pick, caracterizada pelo espessamento progressivo do tecido conjuntivo de órgãos vitais como coração, fígado e baço. Finsen descobriu que a exposição a luz solar melhorou os seus próprios sintomas encorajando-o a tratar os seus pacientes com luz, obtendo sucesso em 1893, ao tratar a varíola com a luz vermelha, e em 1895, ao tratar o *lúpus vulgaris*** com luz azul pensando ser luz ultravioleta de uma lâmpada de arco elétrico.[1]

Seguindo este fio, os médicos suíços Oskar Bernhard (1861-1939), em St. Moritz, e Auguste Rollier (1874-1954), em Leysin, foram os responsáveis pela extensão do uso da helioterapia incluindo o aumento gradual de exposição de partes do corpo à luz solar, tendo os efeitos benéficos acentuados pela montanha fresca e o ar frio dos Alpes.[1] Inicialmente, Bernhard obteve sucesso impressionante tratando uma grande ferida abdominal, de difícil cicatrização, expondo-a ao sol. Após o resultado, tratou todas as feridas não cicatrizantes e infectadas com a mesma técnica, além de cavidades tuberculosas, focos tuberculosos fechados dos ossos, articulações e glândulas. Em 1905, o médico tinha criado sua própria clínica para terapia da luz solar em St. Moritz. Encorajado por Bernhard, Rollier começou a tratar pacientes com tuberculose com a luz solar e ar fresco. Durante os próximos 40 anos, esta técnica passou a ser amplamente difundida na Europa e sua clínica, a *Les Frenes*, foi a primeira grande instalação de terapia com luz solar do mundo.[1]

O desenvolvimento dos estudos sobre radiações eletromagnéticas teve o apogeu no final do século passado, com as invenções dos raios catódicos, raios X, radioisótopos, ondas de rádio e luz incandescente. Registros demonstram que a teoria de Einstein (1915-1916) sobre a emissão estimulada de luz teve como base a teoria quântica de Planck (1900), na qual eram analisadas as relações entre a quantidade de energia liberada por processos atômicos.[5,6] Deste modo, Einstein escreveu sobre a interação de íons, átomos e moléculas com a radiação eletromagnética ponderando a absorção e a emissão espontânea de radiação, chegando à conclusão que o terceiro processo de interação (emissão estimulada) deveria existir e, nela, a radiação eletromagnética deveria ser produzida por um processo atômico. Esta teoria foi validada por Landberg em 1928. Em 1933, *Townes* e *Weber* falaram pela primeira vez sobre amplificar as micro-ondas, sendo estas as principais bases para a construção do primeiro aparelho de *laser* por *Theodore Maiman* em 1960.[5,6]

Os autores escrevem ainda sobre a construção do primeiro *Microwawe Amplification by Stimulated Emission of Radiation (MASER)* ou por tradução direta, amplificação da emissão por micro-ondas estimulada pela radiação, responsável por estimular a radiação pela excitação do rubi. Essa emissão estimulada obtida com rubi estava localizada na faixa visível do espectro eletromagnético, o que foi uma dentre as tantas pesquisas realizadas na primeira metade do século XX. O ano seguinte foi extremamente rico, pois surgiram inúmeras novidades: Javan, Bennett e Herriot apresentaram o *laser* de He-Ne, Johnson foi responsável por desenvolver o *laser* de Nd:YAG e, em 1964, Patel *et al.* apresentaram o *laser* de dióxido de carbono.[5,6]

** *Lupus vulgaris* é uma forma progressiva de tuberculose cutânea, e acomete pessoas que apresentaram contato prévio com o *Mycobacterium tuberculosis*. As lesões costumam ser dolorosas, com aparência nodular, mais frequentemente localizadas no nariz, lábios, pálpebras, bochechas e orelhas, podendo resultar em lesões desfigurantes, quando não tratadas.[7]

A descoberta do *low level light therapy* (LLLT) pode ser atribuída a Endre *Mester* (1903-1984) na Hungria, conhecido como o pai da fotobiomodulação. *Mester* tinha se qualificado em medicina na Universidade de Budapeste e passou a ser professor catedrático e diretor do 2º Departamento de Cirurgia na Universidade Semmelweis e, sendo eleito como presidente da Sociedade de Cirurgiões Húngaros. Em 1965, iniciou sua pesquisa tentando repetir (sem sucesso) as experiências de McGuff implantando células tumorais por baixo da pele de ratos de laboratório e expondo-as a um feixe de luz a partir de um *laser* de rubi personalizado. Contudo, o tumor não foi destruído pelas doses do que se presumia ser energia do *laser*, mas em contrapartida, as incisões cutâneas feitas para implantar as células cancerígenas pareciam curar mais rapidamente em tratamentos com *laser*, em comparação com as incisões de animais de controle que não eram tratados com a luz. Além disso, o renascimento dos cabelos depilados dos ratos, também eram mais rápidos.[1,5,6]

Por conta desta contradição percebeu-se que seu *laser* de rubi era muito mais fraco, e em vez de agir contra o tecido tumoral, a luz *laser* de baixa potência estimulava a pele para cicatrizar mais rapidamente. Esta observação fortuita levou-o a fazer uma série de experiências que mostrou que o tratamento com luz vermelha produziu de fato mais rapidamente a cura de feridas cutâneas. Em 1968 publicou a primeira indicação da resposta da dose bifásica ou Arndt-Schulz intitulada "Estudos sobre a inibição e ativação efeitos dos feixes *laser*".[1,5,6]

Se for considerado o uso da laserterapia para o processo de cicatrização, podemos datar os anos 1970 do século XX, mais precisamente na Europa, como os primeiros estudos mais robustos, conduzidos pela equipe húngara de Mester. Eram trabalhos abertos, não controlados e que estavam relacionadoscom a aceleração dos processos de cicatrização das feridas de pele. Por não haver estudos em humanos com evidência suficiente, a Food and Drug Administration (FDA) baniu a venda dos *lasers* de baixa potência em 1983. Dois estudos usando *laser* infravermelho apontaram melhor cicatrização de úlceras venosas, diferente do resultado em estudo controlado posterior, onde não houve diferenças nas taxas de cicatrização. Ademais, um novo estudo, desenvolvido por um grupo austríaco reafirmou o valor da laserterapia de baixa intensidade (LBI) na estimulação da cicatrização de úlceras de diversas etiologias (venosa, diabética, arterial, por radiação e vasculite autoimune) que muitas vezes foram resistentes ao tratamento convencional, tendo os melhores resultados obtidos em úlceras de radiação.[8]

Mester continuou a investigação sobre bioestimulação até 1985, através de pesquisas sobre cicatrização de feridas, regeneração das fibras musculares e tratamento clínico da necrose no tecido tegumentar. Em 1971 foi-lhe atribuído um doutoramento científico pela Academia Húngara de Ciências, em reconhecimento pelo seu trabalho com vários colaboradores durante a pesquisa, sobretudo seus dois filhos Adam Mester, M.D., radiologista, e Andrew Mester, M.D., otorrinolaringologista. Além de trabalharem juntos mesmo após a morte de Mester, Adam e Andrew continuaram a levar a investigação e os estudos clínicos sobre laserterapia.[1]

Sendo assim, destaca-se que a laserterapia pode ser entendida como um procedimento possível de ser utilizado em diferentes tipos de doenças e para o tratamento de lesões cutâneas. Isso, a nosso ver, demarca a ampliação de alternativas para a área da saúde, sobretudo no tratamento de feridas, tema central deste livro.

EVOLUÇÃO DO USO DA FOTOBIOMODULAÇÃO

Mesmo com uma riqueza histórica descrita anteriormente, há de se concordar com a afirmação de que a maioria dos profissionais de saúde não conhece a fotobiomodulação (FBM), ainda que existam no mercado mais de mil dispositivos disponíveis.[1]

Sabe-se da existência de dispositivos cuja potência varia de 1 mW a 30 W, além de LEDs que chegam a entregar até 480 W.[1] Outro fator a se considerar é o comprimento de onda, no qual comumente são utilizados o vermelho ou o infravermelho, embora ocasionalmente azul, verde, amarelo ou infravermelho com comprimentos de onda de até 2,9 μm também são também utilizados. Deve-se observar que, a emissão de luz é majoritariamente contínua, podendo ter alguns feixes pulsados com intensidade variando de 1 a 6 W/cm^2. Alguns dispositivos são aplicados em contato direto com a superfície, outros projetam luz à distância, sendo que a maioria são concebidos para serem utilizados em contato direto.[1]

Os autores lamentam que muitos dispositivos não forneceram a potência, a penetração e os benefícios clínicos indicados pelos fabricantes, tendo um desempenho significativamente inferior à especificada no rótulo do produto e afirmam ainda que, em média, os aparelhos de *laser* emitem cerca de 60% da potência especificada e os de LED apenas 31%, sendo essa mais uma razão para se preocupar com a técnica de aplicação, a qual discutiremos em outro capítulo.[1,9]

Há uma gama de produtos no mercado e as informações sobre tais produtos estão disponíveis nas mais variadas plataformas de pesquisas. A escolha do aparelho adequado depende da terapia proposta e do procedimento a ser realizado, visto que sua empregabilidade varia conforme a indicação, seja ela odontológica, fisioterápica, dermatológica para o tratamento de feridas, para analgesia (local e sistêmica), veterinária ou estética.

Outro aspecto importante é a instrumentalização do profissional para entender o que é a luz, quais suas propriedades físicas, como ocorre a sua interação com o tecido biológico, além dos fatores que possam interferir no aproveitamento desta luz.

COMPETÊNCIAS LEGAIS DO ENFERMEIRO PARA A REALIZAÇÃO DA FOTOBIOMODULAÇÃO

O enfermeiro que deseja agregar a fotobiomodulação ao tratamento de feridas, deve conhecer os seus deveres e responsabilidades perante ao plano de cuidados que será proposto ao paciente. Como verificamos anteriormente, a laserterapia de baixa intensidade é uma importante terapia adjuvante, mas para a sua aplicação é necessária a capacitação profissional, como veremos a seguir.

A Lei nº 7.498 de 25 de junho de 1986 dispõe sobre a regulamentação do exercício profissional da enfermagem e dá outras providências, na qual são apresentadas várias atribuições privativas do enfermeiro, dentre elas: a consulta de enfermagem e a prescrição da assistência de enfermagem.[10]

A Resolução 358/2009 aborda com detalhes a atuação do enfermeiro e a execução de um plano de cuidados resolutivo.[11] Assim, o plano de cuidados da pessoa que possui ferida deve ser realizado e avaliado exclusivamente pelo enfermeiro, periodicamente. Nessa resolução fica evidente que o processo de enfermagem deve ser realizado de forma deliberada e sistemática, em todos os ambientes, públicos ou privados, onde ocorra o cuidado profissional de enfermagem, conforme apresentado sistematicamente no Quadro 2-1.[11]

Quadro 2-1. Etapas e Características do Processo de Enfermagem

Etapa	Características
1. Histórico de Enfermagem	Consiste na obtenção de informações sobre a pessoa e sua família em relação às questões que envolvam o processo de saúde e doença, contexto social, econômico, educacional e cultural.
2. Diagnóstico de Enfermagem	Consiste no agrupamento e interpretação, pelo enfermeiro, dos dados coletados na primeira etapa, onde haverá a decisão sobre os diagnósticos de enfermagem que representam o momento mais exato do processo de saúde e doença vivenciado pela pessoa, família ou coletividade humana, sendo a base para a construção das intervenções, para o alcance dos resultados desejados.
3. Planejamento de Enfermagem	Consiste nas ações que serão determinadas, tendo como base os resultados a serem concretizados, havendo relação com a etapa anterior.
4. Implementação	Consiste na execução das ações estabelecidas na etapa anterior.
5. Avaliação de Enfermagem	Consiste na verificação do alcance do objetivo proposto pelas ações ou intervenções de enfermagem. É um processo sistemático e contínuo, a fim de detectar as necessidades de adaptações ou mudanças no processo de enfermagem, tornando-o resolutivo.

Fonte: Elaborado com base na Resolução 358/2009[11]

O plano de cuidados à pessoa com ferida deve ser realizado e avaliado exclusivamente pelo enfermeiro. Neste contexto, é importante salientar que a Resolução 567/2018 resolve em seu artigo 3º:[12]

> *cabe ao enfermeiro da área a participação na avaliação, elaboração de protocolos, seleção e indicações de novas tecnologias em prevenção e tratamento de pessoas com feridas.*

Além disso, seu anexo regulamenta a atuação da equipe de enfermagem nessa assistência, sendo privativo do enfermeiro, conforme descrito no item I "Regulamentação da atuação do Enfermeiro no cuidado aos pacientes com feridas":[12]

> *Geral: a) Avaliar, prescrever e executar curativos em todos os tipos de feridas em pacientes sob seus cuidados, além de coordenar e supervisionar a equipe de enfermagem na prevenção e cuidado de pessoas com feridas.*

Ademais, a resolução ainda confere ao enfermeiro autonomia para a abertura de clínica ou consultório de prevenção e cuidados de pessoas com feridas (para essa atividade verificar a Resolução nº 606/2019),[13] destacando a prerrogativa do enfermeiro na elaboração de protocolos, seleção e indicação de novas tecnologias em prevenção e tratamento de pessoas com feridas.

O anexo desta resolução apresenta a possibilidade de o enfermeiro utilizar tecnologias como a terapia por pressão negativa, a eletroterapia, a hidrozonioterapia e a ozonioterapia tópica, o *laser* e o LED, entre outros, mediante capacitação.[13]

Quadro 2-2. Atribuições Privativas do Enfermeiro no Contexto da Laserterapia de Baixa Intensidade

Procedimento/etapa	Competência
1. Consulta de enfermagem para avaliação da pessoa com ferida.	Enfermeiro
2. Diagnósticos de enfermagem.	Enfermeiro
3. Prescrição de intervenções/cuidados relacionados com a pessoa com ferida: coberturas, tecnologias adjuvantes, encaminhamentos.	Enfermeiro
4. Prescrição e aplicação da laserterapia de baixa intensidade.	Enfermeiro
5. Avaliação das intervenções de enfermagem.	Enfermeiro

Adaptado de Conselho Federal de Enfermagem (BR)[12]

Até o momento, não há publicação pelo Conselho sobre a exigência de carga horária mínima de capacitação para a utilização do *laser*/LED, embora, o Parecer do COFEN nº 13/2018 destaque que o curso deve abordar conhecimentos sobre física, biofotônica, interação do *laser* com o tecido biológico, dosimetria, além de aprofundamento em fisiologia e reabilitação, salientando que o enfermeiro deve aplicar a Sistematização da Assistência de Enfermagem, abordada anteriormente neste capítulo.

Fica evidente, com base nas resoluções apresentadas, que o enfermeiro precisa ter conhecimento, habilidades e competências, assim como os membros da equipe de enfermagem sob sua liderança para o cuidado à pessoa com ferida, conforme apresentado no Quadro 2-2.[12]

Com o avanço da incorporação de tecnologias nos serviços de saúde, muitos profissionais apostam em seu uso, contudo, não podem ignorar que essas tecnologias são métodos adjuvantes, ou seja, deverão ser usadas, neste caso, no contexto do tratamento de feridas com aplicação das melhores práticas.[14]

Portanto, a fotobiomodulação tem sido uma realidade na prática clínica de enfermeiros que tratam feridas, contudo, fica evidente a necessidade de elaboração de trabalhos robustos, que possam ser base para construção de protocolos clínicos e que esses trabalhos possam ser encontrados nas melhores bases de pesquisa.

A fim de buscar pelas melhores evidências científicas, como apresentado no Capítulo 1 deste livro, muitos enfermeiros recorrem à pesquisa em base de dados, a saber a Pubmed*** a qual é uma base disponível para o público *on-line* desde 1996, gratuita e de livre acesso, que apoia a busca e a recuperação da literatura na área biomédica e de ciências da vida, com o objetivo de melhorar a saúde, global ou pessoal.

No entanto, quando se almeja identificar a atuação do enfermeiro mediante a utilização da laserterapia, os resultados ainda são incipientes. Por outro lado, quando a mesma busca é realizada no *Google Scholar*, no período de 2018 a 2022 encontram-se 399 publicações. Se essa busca for ampliada para os últimos 10 anos (2002 a 2022), os resultados direcionam para 589 documentos; incluindo teses, dissertações e livros, os quais são considerados literatura cinzenta.

*** https://pubmed.ncbi.nlm.nih.gov/

Essa constatação nos remete ao fato de que os enfermeiros têm se envolvido em estudos e produção de conhecimento sobre a temática, mas ainda precisamos de pesquisas com maior robustez, imbuídos de metodologias que respondam às lacunas de conhecimentos atuais. Já na busca efetuada por *the role of nurses in low-intensity laser therapy in the treatment of wounds* (o papel dos enfermeiros na laserterapia de baixa intensidade no tratamento de feridas) também nos últimos 10 anos, são identificadas 4.410 publicações; corroborando com a constatação de que os enfermeiros estão em busca de conhecimento na área e possivelmente ampliando o seu escopo de conhecimentos de atuação.

São muitos os desafios que o enfermeiro tem pela frente, sendo o principal a construção da sua identidade profissional e a efetivação do seu papel no tratamento de feridas. Além disso, esse profissional precisa incorporar essa tecnologia em seus contextos de trabalho e atuação, compreendendo que é necessário, sempre, a individualização do tratamento, amparados nos aspectos técnico-científicos que envolvem o uso dessa tecnologia, em consonância aos dispositivos legais que regem e amparam o exercício profissional.

CONCLUSÃO

A fotobiomodulação tem se apresentado nos últimos anos como uma possibilidade adjuvante no tratamento de feridas. É sempre importante pensar no que realmente uma tecnologia é capaz de oferecer e qual a sua força de evidência e grau de recomendação de sua aplicabilidade a fim de mantermos nosso *status* de profissionais e, mais ainda, quando especialistas no tratamento de feridas.

Neste cenário, o enfermeiro tem diversas possibilidades do uso da fotobiomodulação, sempre apoiado em bases científicas, para que possa otimizar seus resultados e levar qualidade de vida às pessoas com feridas. Desta forma, fica evidente a necessidade de uma responsabilidade profissional no que se refere ao que está sendo ofertado, revelando a necessidade de evidências científicas nos tratamentos propostos e capacitação contínua.

REFERÊNCIAS BIBLIOGRÁFICAS

1. Hamblin MR, Sousa MV, Agrawal T. Handbook of Low-Level Laser Therapy. 2017. New York: Jenny Stanford Publishing; 2017.
2. Schmidt MH, Pereira AD. Laserterapia: a utilização da tecnologia na intervenção em enfermagem. Disciplinarum Scientia [Internet]. 2016 [cited 2022 Set 07]; 17(3):499-506. Available from: https://periodicos.ufn.edu.br/index.php/disciplinarumS/article/view/2149/1942
3. Lima NEP, Gomes GM, Feitosa ANA, Bezerra ALD, Sousa MNA. Laserterapia de baixa intensidade no tratamento de feridas e a atuação da enfermagem. Rev Enferm UFPI [Internet]. 2018 [cited 2022 Set 07];7(1):50-6. Available from: https://pesquisa.bvsalud.org/portal/resource/pt/bde-33620
4. Bernardes LO, Jurado SR. Efeitos da laserterapia no tratamento de lesões por pressão: uma revisão sistemática. Rev Cuid [Internet]. 018 [cited 2022 Set 07];9(3):2423-34. Available from: http://www.scielo.org.co/scielo.php?script=sci_arttext&pid=S2216097320180003002423&lng=en&nrm=iso
5. Miserendino LJ, Pick RM. Lasers in Dentistry. Batavia, IL (US): Quintessense Publishing; 1995.
6. Brugnera Júnior A, Pinheiro ALB. Laser na odontologia moderna. São Paulo: Pancast; 1998.
7. Lipsker D, Grosshans E. What Is Lupus vulgaris in 2005? Dermatology [Internet]. 2005 [cited 2023 Fev 15];211(3):189-90. Available from: https://www.karger.com/Article/Abstract/87014#
8. Camões Barbosa A, Simões H, Lorga S, Mendes M. Laserterapia de baixa potência no tratamento de úlceras diabéticas: Um Problema de Evidência. Acta Med Port [Internet]. 2011;

24: 875-880. Disponível em: https://www.actamedicaportuguesa.com/revista/index.php/amp/article/download/1583/1166
9. Nussbaum EL, Yanzuylen J, Baxter GD. Specification of Treatment Dosage in Laser Therapy: Unreliable Equipment and Radiant Power Determination as Gonfounding Factors. Physiotherapy Canada 1999;51(3):159-67.
10. Presidência da República (BR). Lei nº 7.498, de 25 de junho de 1986 [Internet]. Dispõe sobre a regulamentação do exercício da Enfermagem e dá outras providências. 1986 [cited 2022 Set 07]. Available from: planalto.gov.br/ccivil_03/leis/l7498.htm
11. Conselho Federal de Enfermagem (BR). Resolução COFEN nº 358/2009 [Internet]. Dispõe sobre a Sistematização da Assistência de Enfermagem e a implementação do Processo de Enfermagem em ambientes públicos ou privados, em que ocorre o cuidado profissional de Enfermagem, e dá outras providências. 2009 [cited 2022 Set 07]. Available from: http://www.cofen.gov.br/resoluo-cofen-3582009_4384.html
12. Conselho Federal de Enfermagem (BR). Resolução COFEN nº 567/2018 [Internet]. Regulamenta a atuação da Equipe de Enfermagem no Cuidado aos pacientes com feridas. 2018 [cited 2022 Set 07]. Available from: http://www.cofen.gov.br/resolucao-cofenno-567-2018_60340.html
13. Conselho Federal de Enfermagem (BR). Resolução COFEN nº 606/2019 [Internet]. Inclui Requerimento de Cadastro de Consultório e de Clínicas de Enfermagem. 2019 [cited 2022 Set 07]. Available from: http://www.cofen.gov.br/resolucao-cofen-no-606-2019_70088.html
14. Conselho Regional de Enfermagem de Minas Gerais (BR). Manual de Legislação e Normas para o Exercício da Enfermagem. Belo Horizonte, MG (BR): COREN MG; 2020

FOTOBIOMODULAÇÃO – ENTENDENDO O USO DA LUZ NA ASSISTÊNCIA À SAÚDE

CAPÍTULO 3

Renata de Almeida Silva
Andreíza Dutra da Silva
Edivânia Anacleto Pinheiro Simões
Jéssica Tamara Dayrell Coelho
Júlio Cezar Ramos dos Anjos Damasceno

RESUMO

Este capítulo tem como objetivo elucidar o entendimento da funcionalidade da luz *laser* e de suas características, discorrendo sobre conceito, mecanismos de ação, espectro eletromagnético, propriedades, constituição dos aparelhos de *laser* e suas classificações, assim como a biossegurança do profissional durante o uso da luz. Além disso, descreve os benefícios relacionados à laserterapia de baixa intensidade e as suas principais modalidades com fins terapêuticos no âmbito da saúde.

Palavras-Chaves: *laser; laserterapia, laser de baixa intensidade; biossegurança.*

INTRODUÇÃO

O campo da física dedica uma área para o estudo da luz, sendo esse denominado óptica, no qual se descreve a luz como um fenômeno da própria natureza, essencial à vida.[1]

Nesse contexto surge o *light amplification by stimulated emission of radiation* (*laser*), que traduzindo para a língua portuguesa significa "amplificação da luz por emissão estimulada de radiação". Este nome por si já remete a uma característica essencial do *laser*: um raio de emissão estimulada que está no espectro de radiação eletromagnética, ou seja, ocorre pela interação dos campos elétricos e magnéticos. Ainda, não é ionizante, ou seja, não promove alterações e/ou mutações nas células. Isto o diferencia de outras fontes de luz, como por exemplo o *light emitting diode* (diodo emissor de luz) LED que são diodos de semicondutores possuindo uma luz monocromática, que convertem corrente elétrica em um espectro luminoso estreito não coerente.[2,3]

O uso do *laser* vem sendo realizado por vários setores, de forma cada vez mais crescente. Há registros de seu uso nas diversas áreas de engenharias, física (óptica, atômica, quântica), indústria e nas áreas de saúde humana e veterinária.[3-5]

Na área da saúde, a terapia com luz de baixa intensidade tem sido incorporada como tratamento adjuvante em diversos campos da assistência, tornando-se objeto de estudos com grande potencial de desenvolvimento. Já é uma tecnologia incorporada em diversas especialidades e, entre elas, a enfermagem, com destaque para o tratamento de feridas.[6,7]

Contudo, é fundamental o aprofundamento do conhecimento específico no campo da utilização da terapia com luz. Não é o bastante desenvolver habilidades técnicas, mas sim compreender, como ela interage com o tecido biológico, ter domínio sobre a dosimetria adequada para que possa ser empregado um protocolo individualizado e para que não ocorra a banalização da utilização da tecnologia e/ou eventos adversos ao paciente. Ainda, existem equívocos conceituais que podem comprometer os resultados esperados.[7,8] Tais aspectos serão discutidos para melhor entendimento dessa terapêutica.

CONCEITOS E MECANISMOS DE AÇÃO DO *LASER* DE BAIXA INTENSIDADE

O *laser* de baixa intensidade (LBI) vem sendo utilizado como terapia adjuvante na cicatrização de feridas acelerando os processos reparativos nas células e tecidos. A irradiação é feita utilizando a técnica de contato convencional, tratando o leito e as margens da ferida. Além do reparo e da cicatrização tecidual, como já vimos anteriormente em outros capítulos, é utilizado para controle da dor.[9]

Os *lasers* são ondas eletromagnéticas que podem produzir feixes, nos quais a energia da onda é concentrada na mesma área e a intensidade não diminui com a distância, representando a luz como fonte de energia. Assim, a radiação do *laser* difere da luz natural em três aspectos: monocromaticidade, coerência e colimação. A monocromaticidade é uma frequência única e apresenta comprimento de onda específico; a coerência não possui o mesmo comprimento de onda, porém seguem na mesma direção; e na colimação permanece em feixe paralelo.[10]

A ação do *laser* no organismo depende da variação de acordo com o comprimento de onda escolhido e com a profundidade de penetração, podendo ser irradiado na pele, na mucosa e nas articulações. O mesmo agirá sobre as mitocôndrias das células (Fig. 3-1), aumentando a atividade celular, sendo capaz de promover a analgesia, acelerar o processo de cicatrização e realizar a modulação da inflamação.[11]

Para compreender a tecnologia a *laser* é necessário primeiro entender sobre o espectro eletromagnético e suas características. Desta forma, segue uma contextualização para familiaridade do leitor sobre o assunto.

O espectro eletromagnético se caracteriza por ondas que possuem ampla faixa de comprimento e frequência de oscilação, sendo dividido em: **ondas com alta energia**, como: radiação gama; **ondas de baixa energia**, como: rádio, e **ondas de energias intermediárias**, como: raios X, micro-ondas, luz visível, ultravioleta e radiação infravermelha. Observa-se que os raios gama apresentam a frequência mais elevada, já as ondas de rádio possuem a frequência mais baixa; enquanto a luz visível está, aproximadamente, no meio do espectro e contempla uma fração muito pequena do espectro todo. O espectro eletromagnético tem aplicações práticas muito diversas; a luz, por exemplo, é a parte de radiação que é percebida pelo olho humano, e os *lasers* (luz) podem emitir radiações de todas as frequências.[12,13]

As radiações eletromagnéticas são divididas didaticamente em ionizantes e não ionizantes. O Quadro 3-1 apresenta essa divisão.[12,14]

Em relação às ondas de energia alta, existem os raios gama. Essas são ondas eletromagnéticas emitidas por núcleos radioativos. A radiação gama é altamente penetrante, sendo capaz de matar as bactérias presentes em produtos lacrados dentro de uma embalagem, produzindo, por exemplo, a esterilização do material. As colisões entre a radiação e os elétrons dos átomos do material a ser esterilizado ocasionam essa esterilização.

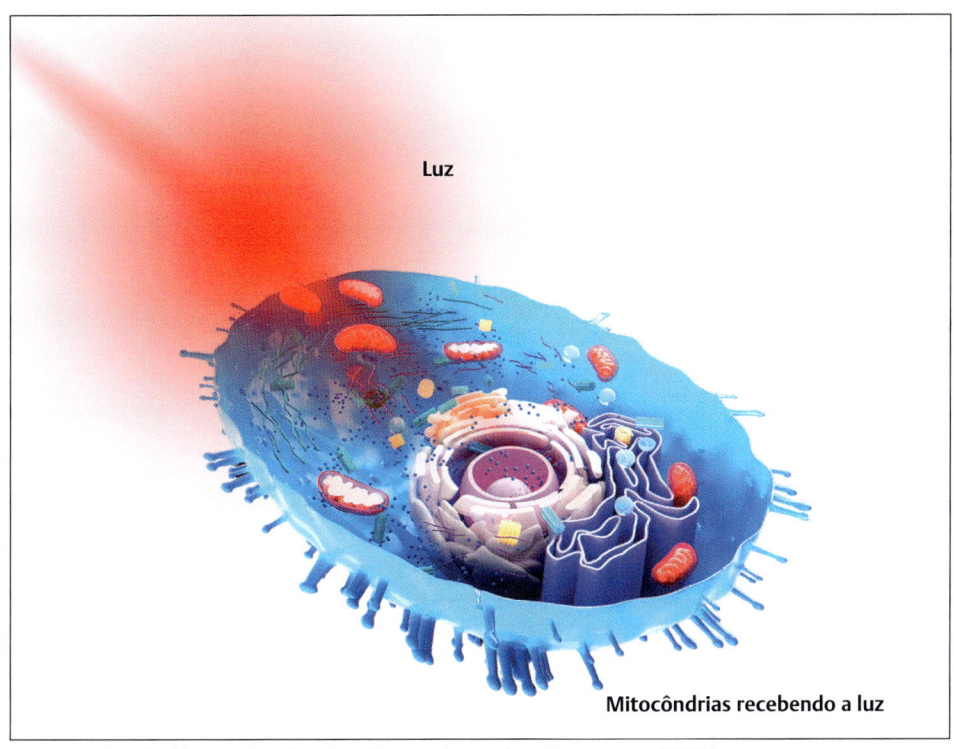

Fig. 3-1. Mitocôndrias recebendo a luz. (Fonte: elaborada pelos autores, 2023.)

Quadro 3-1. Radiação Eletromagnética do *Laser*

Radiações Eletromagnéticas	Características	Exemplos
Ionizante	São aquelas que provocam uma ruptura na organização elétrica da matéria arrancando-lhe, com o choque na passagem, um ou mais elétrons de sua estrutura.	Raios X, Raios gama e Raios cósmicos (espectro de altas frequências).
Não ionizante	Não provocam alterações permanentes na organização elétrica da matéria, as alterações provocadas são temporárias. A matéria permanece intacta na sua organização eletrônica, quando essas alterações desaparecem pelo retorno ao estado fundamental de energia mínima.	Ondas de rádio e radiações ultravioletas.

Adaptado de Amabis *et al.,* 2022; Simões, 2014[12,14]

Nas colisões formam-se íons após átomos do material irradiado perderem seus elétrons, e a radiação ionizante favorece a cisão da cadeia de DNA dos microrganismos com o objetivo de eliminá-los ou torná-los incapazes de se reproduzirem.[15,16]

Em relação às ondas de energia baixa, há as de rádio. Estas são ocasionadas por circuitos oscilantes em transmissores de estações, em grandes corpos no espaço, como, por exemplo, nos cometas, planetas ou nuvens de gás gigantes. Os sinais chegam nos aparelhos de rádio, TV e telefones celulares. Em relação ao nível atômico e molecular, não provocam efeitos sobre a matéria do corpo humano.[12,14]

Já em relação às ondas de energia intermediária, podemos descrever:

- *Micro-ondas:* são formadas por válvulas eletrônicas especiais e produzem calor após girar ou tensionar as moléculas da matéria que recebem a radiação. Como exemplo, o forno de micro-ondas que aquece e cozinha os alimentos. As micro-ondas são utilizadas tanto na pesquisa, para se obter informações sobre a estrutura de moléculas, quanto na transmissão de informações como em radares, sensoriamento remoto e, ainda, em telefonia celular e transmissão de dados informatizados.[14,17]
- *Radiações da banda infravermelha:* são produzidas em grande quantidade pelo sol. As moléculas ficam em vibração após a radiação infravermelha interagir com a matéria, como exemplo, o calor proveniente do sol, de radiadores, de ferros de passar roupa e até de nosso próprio corpo.[18,19]
- *Faixa espectral visível:* refere-se à parte do espectro que o olho humano consegue detectar, como, por exemplo, os microscópios óticos. Durante a observação de tecidos biológicos ou microrganismos, a luz se propaga e pode ser espalhada ou absorvida. No que se refere ao espalhamento da luz em um meio (mudanças de direção) ocorre e depende do tamanho da partícula espalhadora e do comprimento da onda da luz, e as principais partículas espalhadoras são membranas celulares e agregados moleculares. Já a absorção depende das partículas absorvedoras (cromóforos) presentes no tecido.[14,20]
- *Faixa espectral ultravioleta (UV):* encontra-se no limiar entre as radiações não ionizantes e as ionizantes, e devido às altas energias que carregam são fortemente absorvidas pela maioria das substâncias sólidas. Como exemplo sobre a pele: o tom bronzeado que se adquire no verão vem da absorção pela pele das radiações UV emitidas pelo sol. Além disso, os olhos humanos são particularmente suscetíveis aos danos das radiações ultravioletas, pois provocam inflamação UV ou mesmo a cegueira.[12,14-16,20]
- *Raios X:* são radiações originárias do freamento de elétrons acelerados que interagem com um núcleo pesado e sofrem desaceleração. Vale ressaltar que resultam dois tipos de raios X provenientes do choque do feixe de elétrons, que saem do catodo com energia de dezenas de KeV, com o ânodo (alvo). Um deles constitui o espectro contínuo, e resulta da desaceleração do elétron durante a penetração no ânodo, enquanto o outro tipo são os raios X característicos do material do ânodo. Desta forma, cada espectro de raios X é a superposição de um espectro contínuo e de uma série de linhas espectrais características do ânodo.[13]

PROPRIEDADES DO *LASER* DE BAIXA INTENSIDADE

Os *lasers* podem induzir a célula à biomodulação, ou seja, estimular o estado de normalização da região afetada. Já compreendemos que o *laser* pode estar em diferentes faixas espectrais: quando a laserterapia é usada no espectro eletromagnético visível, existe uma fotobioestimulação inicial na mitocôndria, a qual ativa uma cadeia de eventos biológicos; enquanto a irradiação que ocorre no espectro infravermelho causa estímulo dos canais da membrana plasmática, e consequentemente mudanças na permeabilidade da membrana, na temperatura e no gradiente de pressão. Vale ressaltar que tanto a luz visível quanto a infravermelha podem ser absorvidas por diferentes componentes da cadeia respiratória celular, como os cromóforos na citocromo-C-oxidase ou porfirinas, produzindo espécies reativas de oxigênio (ROS) ou radicais superóxido.[5]

O raio *laser* é um raio de luz e desta forma caracteriza-se por cor e intensidade, mas um fenômeno chamado amplificação de luz por emissão estimulada vai diferir o raio *laser* da luz comum. Ressalta-se que o raio *laser* é ordenado e, desta forma, as emissões provenientes de cada átomo são forçadas a ocorrer em uma única direção, em instantes de tempo determinados pela "ordem" externa, configurando uma "emissão estimulada".[12-14] Desta forma, a emissão de luz *laser* possui as características gerais de toda luz: pode ser refletida, refratada e absorvida ao interagir com a matéria, no entanto as propriedades que diferem a luz *laser* das fontes de luz incandescente e fluorescente são a monocromaticidade, coerência e a colimação (feixes paralelos).

No que se refere à monocromaticidade da luz *laser*, trata-se do fenômeno de promover fótons (Fig. 3-2), com cores iguais e todos com o mesmo comprimento de onda e descreve a distribuição espectral correlacionada com a intensidade desta.[21] Já outras fontes geradoras de luz são compostas por uma grande variedade de comprimentos de onda, isso resulta na visualização da cor branca, no entanto o *laser* é uma das poucas fontes de luz que produzem um comprimento de onda específico.[22]

Já a propriedade de colimação trata-se da unidirecionalidade (Fig. 3-3), ou seja, o feixe de luz ou fótons produzidos pelo equipamento *laser* são todos paralelos, com discreta divergência angular. A luz colimada permite concentrar o feixe de luz em um ponto focal, e mantém a potência óptica ao longo de distâncias consideráveis e uma maior concentração de energia ou brilho.[23,24]

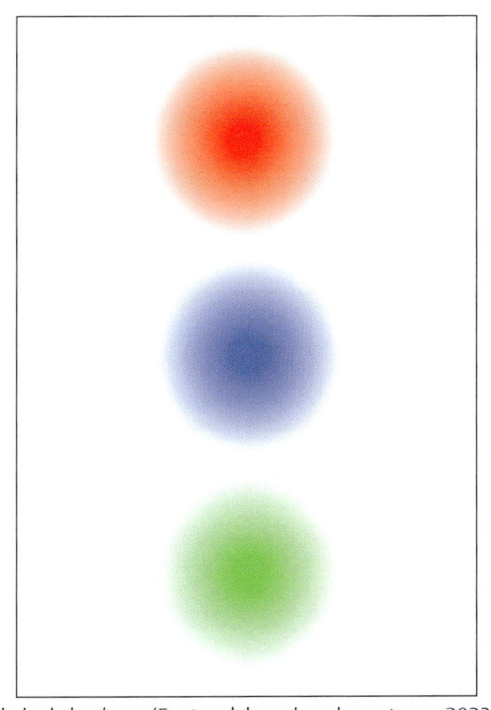

Fig. 3-2. Monocromaticidade da luz *laser*. (Fonte: elaborada pelos autores, 2023.)

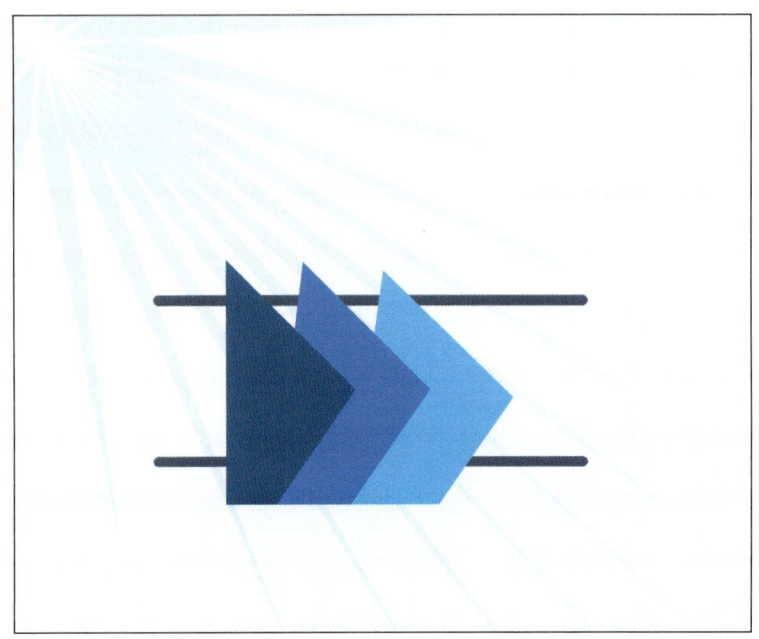

Fig. 3-3. Colimação da luz *laser*. (Fonte: elaborada pelos autores, 2023.)

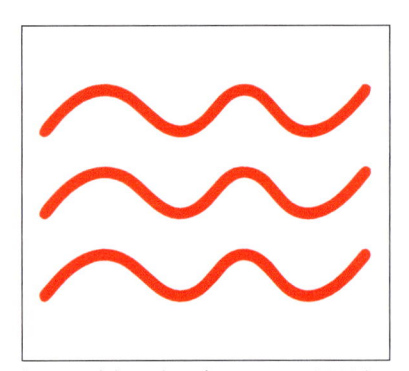

Fig. 3-4. Coerência da luz *laser*. (Fonte: elaborada pelos autores, 2023.)

Quanto à coerência da luz (Fig. 3-4), está intimamente relacionada com os mecanismos de emissão estimulada. Os *lasers* são um exemplo de excitação coerente acumulativa de energia eletrônica oscilante bombardeada, sendo liberada na emissão das ondas coerentes. A coerência se refere à capacidade de determinação da interferência das cristas das ondas eletromagnéticas quando elas interagem com uma segunda emissão *laser* que está no mesmo comprimento de onda. A emissão estimulada gera fótons coerentes cujas energias se somam e viajam na mesma direção no espaço (coerência espacial), as depressões e picos das ondas de luz emitida se encaixam perfeitamente no tempo (coerência temporal).[25]

O Quadro 3-2 traz um resumo das características físicas da luz, para melhor compreensão.

Quadro 3-2. Aspectos Físicos do *Laser*

Características definidoras	Especificidades	Detalhamento das especificidades
Monocromaticidade	Significa a "pureza da luz" A luz que tem a mesma cor tem o mesmo comprimento de onda A cor NÃO é propriedade da luz, mas a manifestação do sistema SENSORIAL! Está no espectro visível, de 380-780 nm.	**Onda:** resultado de uma perturbação que se propaga em um meio. **Comprimento de onda:** corresponde à distância entre dois máximos e dois mínimos, medida na direção em que a onda está se movimentando. **Frequência de onda:** quantidade de ondas que passam por um determinado ponto durante o tempo de um segundo. As radiações eletromagnéticas são caracterizadas por sua frequência (número de ciclos/segundo), comprimento de onda e energia.
Coerência	Significa o "alinhamento da luz, sincronicidade e harmonia" As ondas estão em fase, no tempo e no espaço. Apresentam uma única fase, uma vez que os picos e as depressões ocorrem ao mesmo tempo e na mesma direção.	Favorece uma penetração mais profunda. Permite que o raio *laser* seja focalizado em um ponto único, mesmo em longas distâncias.
Colimação	Significa o "paralelismo da luz", na mesma direção. A luz é paralela, não divergente Alto grau de paralelismo do feixe de *laser*.	Todos os feixes são direcionados em uma direção semelhante e o diâmetro geral do feixe é pequeno.

Adaptado pelos autores de Mosca. *et al.*, 2019; Nadhreen *et al.*, 2019; Hamblin, 2017[6-8]

ELEMENTOS CONSTITUINTES DO *LASER*

As pesquisas sobre *laser* passaram a ser objeto de estudos de vários físicos, mas em 1951, Charles Townes criou um feixe de luz puro e de comprimento de onda curto de alta frequência. Atualmente a "luz" *laser* tornou-se onipresente, pois se encontra em todos os setores, dentre eles; equipamentos utilizados na área da saúde, na indústria, nos estudos espaciais e no uso militar.[26,27]

A criação da luz *laser* consiste em colocar os átomos nos quais devem ser estimulados em uma cavidade longa e estreita com espelhos reflexivos fortalecendo o processo de emissão de fótons (partículas de luz) produzindo-se, assim, uma reação em cadeia. O *laser* não é encontrado em nenhum lugar da natureza pois, é produzido a partir de um mecanismo no qual os átomos do meio ativo se tornam excitados na presença de uma fonte de energia, como uma lâmpada, que estimula um grande número de elétrons em repouso, que, por sua vez, são capazes de produzir fótons.[28]

Embora existam vários tipos de *laser*, todos possuem o mesmo princípio básico para produzir um feixe de *laser*. A constituição de um *laser* consiste em três partes: a primeira é um meio ativo, a segunda parte é a fonte de energia e a terceira é a cavidade óptica.[29]

O meio ativo, pode ser gasoso sólido ou líquido, semissólido semicondutor. Essa parte do *laser* é a que contém os átomos ou moléculas, as quais contêm os elétrons que quando estimulados sofrem um salto quântico, passando de baixo a alto estado de energia. E esses saltos de níveis de energia emitem luz (fótons) que finalmente constituirão a luz *laser*. Esse *laser*, pode ser de dióxido de carbono, de argônio, de hélio-neônio, de neodímio-ítrio alumínio-granada (NdYAG), de exímeros, de corantes, de rubi ou de diodos semicondutores, como o de arseneto de gálio e alumínio (AsGaAl), entre outros.[27,30]

A luz terapêutica corresponde a uma pequena porção de espectro de radiação eletromagnético total, que, de acordo com o meio ativo, são obtidos diversos comprimentos de onda na região do espectro visível e infravermelho conhecidos também como *laser* de baixa intensidade (LBI) ou de baixa potência (LBP).

Assim, o *laser* diodo arsenieto de gálio emite luz pulsátil no comprimento de onda de 830 a 904 nanômetros (infravermelho), o *laser* diodo fosfeto de índio-gálio-alumínio atua no espectro visível com comprimento de onda de 685 nanômetros e modo de emissão contínuo, o *laser* de hélio-neônio emite luz contínua no comprimento de onda de 632 nanômetros.[27]

Como descrito anteriormente, o *laser* tem outras duas partes e para que o salto quântico possa ocorrer estimulando os elétrons para que estes passem para níveis mais energéticos, é necessária uma fonte externa de luz que pode ser uma lâmpada ou *flash* ou, ainda, um arco elétrico que irá fornecer energia. Essa consiste na segunda parte do *laser*: a fonte de energia. É essa fonte de energia que irá provocar a elevação das moléculas ou átomos do meio de irradiação *laser* do estado de repouso até um estado de excitação com intuito de que nos decaimentos exista a produção de luz.[31]

Por fim temos então a terceira parte do *laser*, a cavidade óptica (Fig. 3-5). Essa possui dois espelhos, situados nas extremidades de uma câmara ressonante e tem como função fazer com que os fótons que emergem do sistema voltem para ele, produzindo mais e mais emissão estimulada. Esses espelhos são colocados em cada uma das extremidades de um ressonador óptico, porém com capacidade de reflexão diferentes, sendo um totalmente reflexivo e outro parcialmente reflexivo. Por esse motivo dizemos que a radiação é amplificada, fazendo com que os fótons emitidos por estimulação sigam na mesma direção.

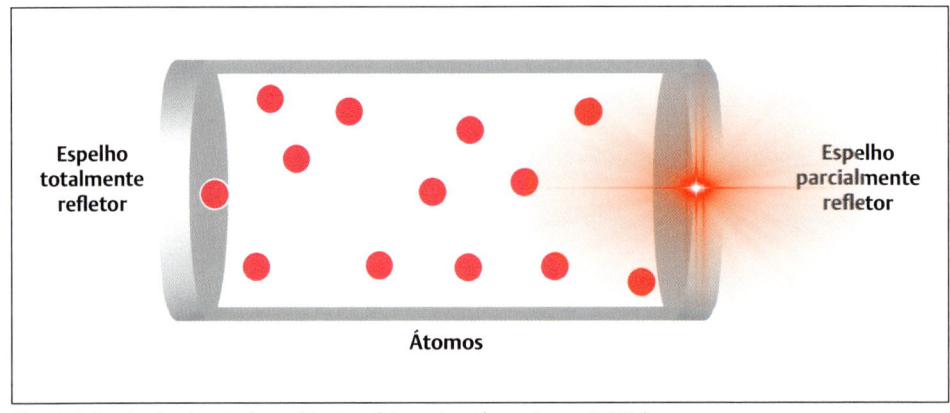

Fig. 3-5. Produção do raio *laser*. (Fonte: elaborada pelos autores, 2023.)

A diferença de reflexão dos dois espelhos permite que uma fração dessa luz deixe o sistema continuamente.[31,32]

A emissão de luz é gerada através do funcionamento desses três elementos que ao incidir sobre outras moléculas ou átomos do meio, elevam novos elétrons que estavam em órbitas menores a um estado de excitação. Esses, por sua vez, ao retornarem ao estado de repouso, liberam novos fótons, ou seja, novas ondas de luz, que incidirão sobre outros átomos em repouso, estabelecendo uma reação em cadeia.[33]

CLASSIFICAÇÃO DOS TIPOS DE *LASERS*

Os *lasers* são classificados de acordo com o efeito que causam nos tecidos biológicos em duas categorias: *lasers* de alta intensidade e de baixa intensidade.[34] Os de alta intensidade possuem efeitos fototérmicos, o que propicia a ação de desidratação, coagulação, vaporização e ablação.[35] Já os de baixa intensidade possuem efeitos fotoquímicos, fotofísicos e fotobiológicos nas células e no tecido, resultando em ação anti-inflamatória, analgésica e de biomodulação.[34] Cabe ressaltar que o *laser* de baixa intensidade não produz efeitos térmicos significativos, por se tratar de uma reação fotoquímica; ou seja, não produzem aquecimento superior a 1°C.[28]

O *laser* de baixa intensidade, enfoque da discussão no contexto do tratamento de feridas, é ainda classificado de acordo com o comprimento de onda em vermelho (λ 600-700 nm) e infravermelho (λ 750-1000 nm), correspondendo à região com características energéticas e níveis de absorção relevantes para a cadeia respiratória celular.[34] A fotobiomodulação propiciada pelo uso do *laser* de baixa intensidade é comprovadamente responsável por alterações nos processos celulares, sendo capaz de reduzir resposta inflamatória, reduzir dor e estimular a multiplicação celular, podendo, ainda, controlar infecções em feridas.[6]

O efeito da laserterapia está relacionado com o comprimento de onda utilizado na terapêutica, que está na faixa do visível (Fig. 3-6).[36]

O meio gerador do *laser* é quem irá determinar o comprimento de onda da radiação. Existem aparelhos que utilizam vários tipos de meios para gerar o *laser*, conforme descrito no Quadro 3-3.

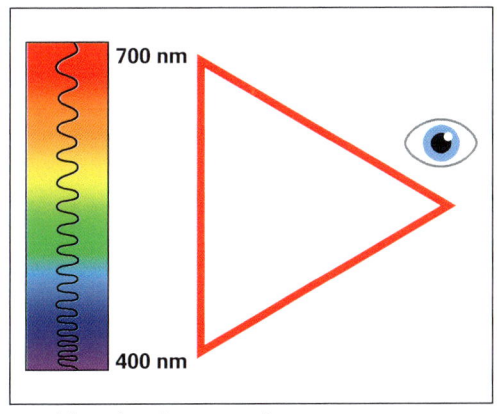

Fig. 3-6. Faixa visível. (Fonte: elaborada pelos autores.)

Quadro 3-3. Caracterização dos *Lasers* de acordo com a Fonte de Emissão

Tipo de laser	Comprimento	Forma de emissão	Percepção do feixe	Cor
HeNe	632,38 nm	Contínua	Visível	Vermelho
AlGaInP	670 nm (630-685)	Contínua	Visível	Vermelho
AsGa	904 nm	Pulsada	Não visível	
AsGaAl	830 nm (780-870)	Contínua	Não visível	

Adaptado de Catorze MG, 2009[37]

No entanto, os de cristal rubi sólido, HeNe (Hélio-Neônio) e diodos semicondutores AsGa, AsGaAl, AlGaInP são os mais comumente usados no mercado por sua efetividade e baixo custo.[37]

Em geral, os aparelhos operam na faixa de 10-500 mW e os mais usados na prática clínica dos enfermeiros são os de 100 mW.[37,38] Uma característica importante e que confere ao aplicador conforto e praticidade é o fato de o aparelho possuir bateria recarregável.[37] Importante analisar, ainda, a ergonomia do aparelho para a aplicação da luz. Um aparelho portátil, leve e de fácil manuseio traz ao aplicador facilidades no uso da tecnologia em diversos cenários assistenciais (domicílio, clínicas, consultório e outros).

BIOSSEGURANÇA NO USO DO *LASER* TERAPÊUTICO

A segurança do paciente tem sido um tema de discussão no Brasil, sendo que o Programa de Segurança do Paciente (PNSP) enfatiza sobre a importância do cuidado para que sejam evitados problemas ao paciente e ao trabalhador de saúde.[39]

De acordo com as normas da Associação Brasileira de Normas Técnicas (ABNT), os *lasers* são classificados de acordo com o risco de dano (Quadro 3-4).[40]

O *laser* terapêutico em discussão possui a Classificação 3 B. Para subsidiar a segurança do paciente e dos profissionais, devem ser levadas em consideração as normas e boas

Quadro 3-4. Classificação dos Dispositivos de *Lasers*

Classe	Descritor
Classe 1	Equipamentos que não emitem radiação com níveis perigosos.
Classe 1M	Equipamentos que oferecem baixo risco para os olhos e nenhum risco para a pele, emite comprimento de onda de 302 nm a 400 nm.
Classe 2	*Laser* de baixa intensidade que emite comprimento entre 400 nm a 700 nm.
Classe 2 M	Emite o mesmo comprimento que os de classe 2.
Classe 3B	O risco para a pele é pequeno, porém é considerado perigoso para a área dos olhos.
Classe 4	Além de apresentar risco ocular, representam perigo de queimadura na pele.

Fonte: elaborado pelos autores

práticas em saúde. No uso e na aplicação do *laser* de baixa intensidade existem alguns cuidados essenciais relacionados com o ambiente, o paciente e o profissional habilitado.

A referência mais atual se trata de um manual de biossegurança para o atendimento com *laser* frente à pandemia global pelo novo coronavírus.[41]

E abarca como principais cuidados:

- O consultório/sala deverá ser apropriado para a aplicação do *laser*, considerando que somente o profissional e o paciente devem permanecer no ambiente. É importante um aviso na porta identificando a classe do *laser*, indicando os cuidados, e a sala não pode ser espelhada, uma vez que a luz proveniente do *laser* refletirá tanto neste vidro, quanto na superfície refletora. O profissional deverá usar óculos de proteção específico para cada comprimento de onda correspondente.
- O paciente sempre deve, durante toda a terapêutica, manter o uso dos óculos de proteção mais escuro. Se houver outras pessoas no ambiente, recomenda-se o uso de protetores oculares.
- Durante o manuseio do equipamento, o mesmo deverá ter uma proteção física com o uso de um plástico filme ou outra proteção plástica, desde que essa seja limpa, translúcida e fina. Esse plástico deve ficar bem esticado na região onde ocorre a saída do feixe de luz para não interferir na potência de saída da radiação.
- O profissional deve fazer a desinfecção do equipamento após seu uso com álcool 70%. Para um processo mais efetivo, os equipamentos que apresentam o bico com peças de metal e vidros podem ser autoclavados. Já os óculos de proteção devem ser lavados com água morna e detergente neutro, nunca utilizar álcool 70%, pois pode remover o filtro de proteção do comprimento de onda.
- A higiene das mãos do profissional antes e após o procedimento é fundamental. O uso de luvas ao risco de contato de secreção e excreção também deve ser realizado.

CONCLUSÃO

A fotobiomodulação tem sido uma terapêutica adjuvante amplamente utilizada em diversas áreas, com destaque ao uso na área da saúde, no tratamento de feridas, em especial pelo enfermeiro. Para uso dessa ferramenta, faz-se de suma importância o entendimento da funcionalidade da luz e de suas características. O profissional precisa entender as propriedades físicas da luz, além de compreender o funcionamento de um aparelho de *laser* de baixa intensidade, para uma correta indicação e uso.

É relevante que o profissional entenda e preocupe-se com a biossegurança. O uso de equipamentos de proteção individual, com maior enfoque para os óculos de proteção com filtros específicos que garantam a proteção dos olhos são fundamentais, tanto para o profissional quanto para o paciente. Ainda nesse sentido, o profissional precisa estar atento à proteção do aparelho e técnica de manipulação do mesmo durante a fotobiomodulação, para evitar contaminações cruzadas e outras situações que possam trazer prejuízos à recuperação do paciente.

REFERÊNCIAS BIBLIOGRÁFICAS

1. Pinheiro ALB, Almeida PF, Soares LGP. Princípios fundamentais dos lasers e suas aplicações.201710.5151/9788521211150-23. https://www.researchgate.net/publication/313492693_Principios_fundamentais_dos_lasers_e_suas_aplicacões. Acesso em 05/02/23

2. Rodrigues VA. Efeito do diodo emissor de luz (LED) e laser com baixa intensidade na cicatrização de feridas de ratos saudáveis e diabéticos. 2019. https://pesquisa.bvsalud.org/portal/resource/pt/vtt-213334. Acesso em 03/07/23
3. Andrade FSSD, Clark, RMO, Ferreira ML. Efeitos da laserterapia de baixa potência na cicatrização de feridas cutâneas. Revista do Colégio Brasileiro de Cirurgiões, v. 41, n. 2, p. 129-33, 2014.
4. Serway RA, Jewett JW, Shang-Fang Tsai. Princípios de física: uma abordagem de cálculo. Taipei: Cengage Learning Asia Pte. Ltd; 2014.
5. Bernardes LO, Jurado SR. Efeitos da laserterapia no tratamento de lesões por pressão: uma revisão sistemática. Revista Cuidarte. 2018 Sep 5;9(3):1-12.
6. Nadhreen AA, Alomoudi NM, Elkhodary HM. Low-level laser therapy in dentistry: Extra-oral applications. Niger J Clin Pract. 2019 Oct;22(10):1313-1318.
7. Hamblin MR. Photobiomodulation or low-level laser therapy. J Biophotonics. 2016 Dec;9(11-12):1122-1124.
8. Mosca RC, Ong AA, Albasha O, Bass K, Arany P. Photobiomodulation Therapy for Wound Care: A Potent, Noninvasive, Photoceutical Approach. Adv Skin Wound Care. 2019 Apr;32(4):157-167.
9. Busnardo VL, Biondo S, Maria LP. Os efeitos do laser hélio neonio de baixa intensidade na cicatrização de lesões cutâneas em ratos. Rev. Bras. Fisioter. [Online]. 2010. Braz. j. phys. ther. (Impr.); 14(1): 45-51, jan.-fev. 2010. ilus, graf, tab
10. Robertson V, Ward A, Low J, Reed A. Eletroterapia Explicativa: princípios e prática. Rio de Janeiro: Elsevier, 2009.
11. Gomes CF, Schapochnik A. O uso terapêutico do Laser de baixa intensidade (LBI) em algumas patologias e sua relação com a Fonoaudiologia, 2017.
12. Amabis JM, Martho GR, Ferraro NG, Penteado PCM, Soares J, Canto EL, et al. Área do conhecimento: Ciências da Natureza e suas Tecnologias. Humanidade e Ambiente [Internet]. [citado em 2022 out. 21]. Disponível em: CIÊNCIAS DA NATUREZA E SUAS TECNOLOGIAS
13. Martins RA. A Descoberta dos Raios X: O Primeiro Comunicado de Röntgen [Internet]. [citado em 2022 out. 22]. Disponível em: A Descoberta dos Raios X: O Primeiro Comunicado de Röntgen.
14. Simões E. Eletromagnetismo: para além das Leis de Newton. Revista Pesquisa & Extensão [Internet]. 2014 [citado em 2022 out. 20];07-14. Disponível em: https://www.academia.edu/11289874/Eletromagnetismo_para_al%C3%A9m_das_Leis_de_Newton
15. Silva RC, Silva MR, Aquino KAS. A Interação da Radiação Gama com a Matéria no Processo de Esterilização,2014. Rev. Virtual Quim. |Vol 6| |No. 6| |1624-1641,| 2 https://rvq-sub.sbq.org.br/index.php/rvq/article/viewFile/805/537. Acesso em 05/01/23
16. Rodrigues GV. Panorama e perspectiva do uso de irradiação na conservação de alimentos [Internet]. 2019. [cited 2022 Dec 12] Available from: https://repositorio.ufu.br/bitstream/123456789/26625/1/PanoramaPerspectivaUso.pdf
17. Silva BC. Caracterização e engenharia de defeitos em $Zn^{82}Se$ enriquecido usado como componente primordial do detector bolômetro - cintilador (DBC). [Internet]. 2021 [cited 2022 Dec 12]. Available from: https://repositorio.ufmg.br/bitstream/1843/43585/1/Repositorio_UFMG_TESE_Bruno_Cordeiro.pdf
18. Sonvez V. Sequência didática para o ensino de ondas eletromagnéticas. Universidade tecnológica Federal do Paraná [Internet]. 2019 [citado 2023 jan. 29] Disponível: https://repositorio.utfpr.edu.br/jspui/bitstream/1/5137/2/ondaseletromagneticasdidatica_produto.pdf
19. Messias YS. Radiação infravermelha e a detecção de discos circunstelares em torno de anãs brancas. Universidade Federal do Rio Grande do Norte [Internet]. 2018 [cited 2022 Dec 11]. Available from: https://repositorio.ufrn.br/bitstream/123456789/40261/2/Radia%C3%A7%C3%A3oInfravermelha_Messias_2018.pdf
20. Filho HB, Krug FJ, Zagatto EAG, Rocha FRP. Espectrofotometria no ultravioleta e visível [Internet]. 2010. [cited 2022 Dec 12] Available from: https://edisciplinas.usp.br/pluginfile.php/4275863/mod_resource/content/1/Apostila-espectrofotometria.pdf

21. Simunivic Z. European Medical Laser Association. Lasers in medicine and dentistry: basic science and up-to-date clinical application of Low Energy-Level Laser Therapy LLLT. Rijeka, Croatia: Vitagraf; 2000.
22. Baxter GD. Therapeutic lasers: theory and practice. 1994.
23. Snyder-Mackler L, Seitz L. Therapeutic uses of light in rehabilitation. In: Michlovitz, S.L. Thermal agents in rehabilitation. 2.ed. Philadelphia: F.A. Davis, p. 300, 1990.
24. Genovese WJ. Laser de baixa intensidade – aplicações terapêuticas em odontologia. São Paulo: Lovise, 2000.
25. Charman RA. Part 2: Cellular Reception and Emission of Electromagnetic Signals. Physiotherapy. 1990 Sep;76(9):509–16.
26. Cavalcanti TM, Almeida-Barros RQ, Catão MHCV, Feitosa APA, Lins RDAU. Conhecimento das propriedades físicas e da interação do laser com os tecidos biológicos na odontologia. An Bras Dermatol. 2011;86(5):955-60 – Campina Grande (PB), Brasil.
27. Neto CPS, Freire Júnior O. Um presente da Apollo: lasers, história, aplicações. Revista Brasileira de Ensino de Física. 2017;39(1).
28. Ferreira AGA. Aplicação do laser de baixa intensidade no processo de cicatrização de ferida cirúrgica: padronização dos parâmetros dosimétricos. 2016. http://hdl.handle.net/1843/BUBD-AC3LL8. Acesso em 10/11/22
29. Lago ADN. Laser na odontologia: conceitos e aplicações clínicas. São Luís- 2021. 315 p.: il. Modo de acesso: World Wide Web ISBN 978-65-86619-81-2.
30. Oliveira AC de, Abreu BM, Cavalcante SB, Silva WF. Eficácia da terapia a laser de baixa potência em úlceras diabéticas. RSD [Internet]. 22 de outubro de 2021 [citado em 31 de outubro de 2022];10(13):e569101321608. Disponível em: https://rsdjournal.org/index.php/rsd/article/view/21608
31. Nascimento IAC, Morais RRF. A utilização do laser na cicatrização de úlceras venosas: revisão sistemática. Brasília-DF 2019 https://dspace.uniceplac.edu.br/handle/123456789/375. Acesso em 06/10/22
32. Galarz EBH. Efeitos do laser de baixa intensidade em pacientes com câncer de cabeça e pescoço. 2020. https://repositorio.animaeducacao.com.br/handle/ANIMA/16494. Acesso em 17/10/22
33. Bettinelli JD, Utilização do laser de diodo como alternativa no tratamento de superfície em restaurações cad/cam. 2016. http://tede2.pucrs.br/tede2/handle/tede/7304. Acesso em 28/01/23
34. Freitas PM, Simões A, (Ed.). Lasers in dentistry: guide for clinical pratice . John Wiley & Filhos. [Internet]. 2015 [citado em 29 de jan 2023] https://books.google.com.br/books?hl=pt-BR&lr=&id=EjV0BgAAQBAJ&oi=fnd&pg=PP9&dq=freitas+e+simoes+2015&ots=4pcfcks86S&sig=E0onn7lLPDIDJpaZzYpVMjQzxZ8
35. Gutknecht N, Eduardo CP. A Odontologia e o laser. Berlim: Quintessência; 2004.
36. Cotomacio CC. Estudo dosimétrico do efeito do laser de baixa potência na mucosite oral induzida por 5-fluorouracil em hamsters. São Paulo. [Mestrado em Odontologia] - Programa de Pós-Graduação em Odontologia (Biomateriais e Biologia Oral); 2016.
37. Catorze MG. Laser: fundamentos e indicações em dermatologia. Med Cutan Iber Lat Am. 2009;37(1):5-27
38. Souza MVP. What is Low-Level Laser (light) Therapy? In In: Hamblin, M.R. et al. Handbook of Low-Level Laser Therapy, 2017, p.32-47.
39. Villar VCFL, Duarte SC, Martins M. Segurança do paciente no cuidado hospitalar: uma revisão sobre a perspectiva do paciente. 2020.
40. Brandalize MCB, Philips JW. Padrões de classificação de equipamentos a laser utilizados em levantamentos terrestres e aéreos. 2002
41. Lago ADN, Soares B, Azulay L, Cordon R. Manual de Biossegurança para o atendimento com laser, frente a pandemia global pelo novo coronavirus. https://mail.google.com/mail/u/0/?tab=rm&ogbl#inbox/QgrcJHsHpqplxcMcFKqmlNlSnjStkBRmmNV?projector=1&messagePartId=0.1. Data de acesso 04/07/23

AVALIAÇÃO DA PESSOA COM FERIDA – FERRAMENTAS PARA A ADEQUADA UTILIZAÇÃO DA FOTOBIOMODULAÇÃO

CAPÍTULO 4

Juliana Balbinot Reis Girondi
Vanessa Viol de Oliveira
Cilene Soares Fernandes
Idevânia Geraldina Costa
Scheila Monteiro Evaristo

RESUMO

Avaliar a pessoa que possui ferida(s) é um desafio para os enfermeiros, haja vista as especificidades e necessidades individualizadas de cada ser humano; a saber os aspectos relacionados com o histórico de saúde-doença de cada um, seu processo de viver e ser saudável, hábitos de vida e outros. Essas condições interferem direta ou indiretamente no processo cicatricial, portanto, são necessários ser avaliados e considerados no manejo clínico do enfermeiro, quando no tratamento dessa(s) ferida(s) e a aplicação da laserterapia. Para tanto, esse profissional dispõe de ferramentas que vão subsidiar esse processo. Ao final desse capítulo, o leitor será capaz de realizar avaliação global da pessoa; compreender as etapas de cuidados que envolvem a preparação do leito da ferida; conhecer acrônimos, instrumentos e escalas preditivas para avaliação de feridas; proceder à avaliação da ferida.

Palavras-chave: *preparação do leito da ferida; acrônimos; instrumentos; escalas preditivas; avaliação de feridas.*

INTRODUÇÃO

O cuidado de pessoas com feridas, como já abordado no Capítulo 1, deve ser pautado nas melhores evidências para a tomada de decisão e obtenção de resultados esperados tanto pelo paciente e família quanto pelo profissional de saúde responsável pelo cuidado de feridas. Dessa forma, uma investigação clínica aprofundada para determinar as barreiras para a cicatrização e o preparo do leito das feridas é fundamental.

O conceito de preparação do leito da ferida existe há mais de três décadas com reconhecimento internacional e destaques nos guias de melhores evidências para o manejo de feridas.[1-3] Alguns autores afirmam que esse conceito não é estático e sim dinâmico, pois evolui rapidamente, fornecendo uma base fundamental para uma abordagem estruturada ao tratamento de feridas.[4]

Em geral, a cicatrização normal de feridas é composta de uma série complexa de eventos sobrepostos que estão interligados e interdependentes. As fases da cicatrização são bem descritas e consistem em coagulação, inflamação, proliferação e remodelação.

Infelizmente, nem todas as feridas seguirão esse modelo complexo de cicatrização e muitas vezes ficam estagnadas em uma fase, como, por exemplo, na inflamação.[4] A dificuldade de muitas feridas em avançar normalmente pelas fases da cicatrização se dá, principalmente, pelos inúmeros fatores que influenciam na cicatrização, tais como: idade avançada, uso de drogas imunossupressoras, presença de comorbidades e outros, resultando em feridas complexas e de difícil cicatrização.[5]

Feridas de difícil cicatrização representam um desafio para o paciente, a família, os profissionais de saúde e, se tornam onerosas para os sistemas de saúde devido ao uso prolongado do mesmo, o que muitas vezes culmina em hospitalização.[6] Assim, a identificação dos fatores que afetam a cicatrização, bem como a preparação adequada do leito da ferida são elementos essenciais no processo de cicatrização.

Os profissionais que cuidam de feridas devem usar uma abordagem sistemática para o manejo das mesmas, identificando e eliminando os fatores que dificultam a cicatrização, sempre que possível. Além disso, existem estratégias essenciais para promover o processo cicatricial de feridas que não cicatrizam em um tempo esperado, que geralmente dura em média 4 semanas.[5] Neste caso, o uso de métodos mais avançados para o alcance de resultados esperados é fundamental, assim como é o preparo do leito da ferida.

O conceito de preparação do leito da ferida (PLF) foi criado há 3 décadas. Inicialmente publicado em 2000, com atualizações periódicas em 2003, 2006, 2011, 2015 e a última em 2021.[1] Esse modelo de PLF descreve uma abordagem estruturada para a cicatrização de feridas para orientar os profissionais a obterem resultados desejados. A última versão do PLF lista 10 declarações formuladas a partir de versões anteriores deste modelo, relata os resultados de uma pesquisa com profissionais especializados em feridas que foi liderada pelo dermatologista canadense e precursor desse modelo, Garry Sibbald. Para obter consenso sobre os princípios do PLF, resumem-se as evidências relacionadas que sustentam cada afirmação dos profissionais que participaram dessa pesquisa.[1]

Nessa última versão, os autores descrevem a importância de proporcionar um tratamento que seja centrado na pessoa. Além disso, o profissional deve identificar a causa da ferida e os fatores ou barreiras que impedem a cicatrização. A seguir, deve avaliar a ferida em si e implementar estratégias para a sua limpeza com uso de antissépticos que não sejam citotóxicos para fiblobrastos, proceder com métodos de desbridamento, controle de infecção local e do excesso de exsudato, além dos cuidados com a pele periferida.[1]

Em casos de feridas de difícil cicatrização, principalmente devido à localização e grande perda da camada mais profunda (subcutâneo), rotação de retalho ou enxerto de pele podem ser necessários.[8] Em caso de feridas que permanecem no ciclo inflamatório, as matrizes dérmicas celulares avançadas são recomendadas para ajudar a ferida a reiniciar o processo de cicatrização.[9] Esse conceito de reposição da matriz celular e enxerto de pele foi originalmente desenvolvido por engenheiros biomédicos e utilizado por profissionais da cirurgia plástica e, em seguida, foi aplicado para sistematizar o tratamento de feridas crônicas.[6]

Com os avanços de pesquisas sobre cicatrização de feridas, novas ferramentas surgiram. Atualmente existem ferramentas específicas para seu diagnóstico e avaliação.[7] Algumas dessas ferramentas são intituladas por acrônimos, os quais facilitam a memorização e auxiliam no processo de avaliação, monitorização, acompanhamento e registros das características relacionadas com ferida. Algumas serão apresentadas ao longo deste capítulo. Porém subsidiaremos nossos apontamentos e descreveremos a ferramenta chamada de *TIMERS*, por acreditar na importância de englobar nessa avaliação e cuidado os aspectos relacionados com regeneração/reparação de tecido (R); recomendando que terapias adjuvantes avançadas devem ser consideradas; e fatores sociais (S), o que normalmente é negligenciado pela maioria dos profissionais que cuidam de pacientes nessas condições.

A ferramenta *TIMERS* foi desenvolvida para permitir uma assistência holística ao paciente, o que inclui a cicatrização oportuna.[7] Permite identificar e abordar fatores que afetam a cicatrização, seja diretamente relacionado com a própria ferida, ou aspectos sociais relacionados com o paciente.[10] Possui como significado as palavras inglesas: *tissue* (tecidos inviáveis), *infection* (infecção), *moisture* (umidade ou exsudato), *edge* (bordas da lesão), *regeneration* (regeneração ou reparação), *social factor* (fator social).

A *posteriori* estudaremos em outros capítulos detalhadamente todo espectro de utilização da laserterapia de baixa intensidade (LBI), principalmente na utilização do tratamento de feridas, especialmente por ser uma modalidade terapêutica não invasiva que manipula a energia luminosa na regeneração e reparação das células. Poderemos compreender que essa tecnologia atua por meio de respostas fotofísicas e químicas que promovem efeitos de biomodulação nos tecidos e células tratados, podendo gerar respostas terapêuticas de bioestimulação ou bioinibição.[11]

No entanto, o preparo do leito da ferida é fundamental antes da aplicação da laserterapia. Esse "preparo do leito" é um paradigma clínico que envolve uma abordagem sistemática e holística para avaliação e tratamento da ferida, com o objetivo de promover um ambiente fisiológico nos tecidos o que permitirá um progresso normal para a cicatrização. Um dos principais aspectos a ser considerado nesse preparo é a limpeza, onde serão removidos tecidos inviáveis, carga bacteriana, resíduos e exsudatos.[1] Logo, o preparo do leito é premissa para o sucesso da utilização do LBI.

Assim, com o objetivo de oferecer estratégias aos profissionais sobre o preparo do leito, descreveremos alguns instrumentos que existem descritos na literatura científica para avaliação de feridas.

USO DE INSTRUMENTOS PARA A AVALIAÇÃO DE FERIDAS

Antes de focar na avaliação da pessoa com a ferida em si, serão apresentados alguns instrumentos utilizados internacionalmente para avaliação da ferida. Abordar a avaliação de feridas ainda é um grande desafio para o enfermeiro, pois essa terminologia não é consensual e muitos questionamentos em torno da avaliação de pessoas com feridas ainda permanecem sem respostas.

Apesar de vários avanços na área ainda não se chegou a um acordo sobre os principais parâmetros de feridas a serem medidos na prática clínica, e a precisão e confiabilidade das técnicas de avaliação de feridas disponíveis variam.[12-14] As evidências científicas e os estudos recentes mostram que existem vários instrumentos para avaliar feridas, a depender do tipo de lesão (conforme etiologia específica), das condições clínicas do paciente, do ambiente de cuidado, dentre outros. A maior parte desses instrumentos é internacional e majoritariamente sem adaptação transcultural e validação para língua brasileira.

Como o objetivo é oportunizar uma visão mais ampla, tomando por base uma avaliação mais global, julgamos importante o conhecimento de alguns acrônimos, instrumentos e escalas preditivas, que auxiliarão no processo de avaliação, monitorização/acompanhamento e registros das características relacionadas com a ferida, conforme apresentado no Quadro 4-1.[15-31]

Quadro 4-1. Descrição de Alguns Acrônimos, Instrumentos e Escalas Preditivas para Avaliação de Feridas

Acrônimos Instrumentos escalas preditivas	Características
BATES-JANSEN	Criada em 1990,[15] intitulada por *Pressure Escore Status Tool* (PSST). Foi reformulada em 2001, para poder ser utilizada em feridas de outras etiologias, onde passou a ser reconhecida por *Bates-Jansen Wound Assessment Tool* (BWAT).[16] Contempla 13 itens que avaliam: tamanho, profundidade, bordas, descolamento, tipo e quantidade de tecido necrótico, tipo e quantidade de exsudato, edema e endurecimento do tecido periférico, cor da pele ao redor da ferida, tecido de granulação e epitelização. O escore total é o somatório de todos os itens, podendo variar de 13 a 65 pontos, onde as maiores pontuações indicam as piores condições da ferida. Esse instrumento é traduzido e adaptado para cultura brasileira desde 2015.[17,18] DICA: Para acessar o instrumento na íntegra recomendamos que você acesse o artigo https://www.google.com/url?q=https://doi.org/10.1590/0104-07072015001990014&sa=D&source=docs&ust=1687260715338115&usg=AOvVaw3-GzhVErozCvwVGgG7QG5y.
PUSH Tool	Desenvolvida e validada em 1996, por pelo PUSH Task Force do NPUAP[19,20] adaptada para língua portuguesa em 2005.[21] Refere-se às palavras inglesas *Pressure Ulcer Scale for Healing*. Trata-se de uma escala que avalia três parâmetros: largura, comprimento e quantidade de exsudato. Cada item é pontuado por escores, nos quias o somatório varia de 0 a 17 pontos, onde 0 é considerada ferida cicatrizada e 17 a pior avaliação possível. Escala validada para língua portuguesa. DICA: Para acessar o instrumento na íntegra recomendamos que você acesse o artigo onde foi feita a adaptação transcultural para a língua portuguesa: https://www.google.com/url?q=https://doi.org/10.1590/S0104-11692005000300004&sa=D&source=docs&ust=1687260715338717&usg=AOvVaw1okm8 mfqrgkvET6tfC23yB.
RyB	Criado em 1988.[22] Refere-se às palavras inglesas *Red* (vermelho), *yellow* (amarelo) e *Black* (preto). As cores representam o tipo de tecido no leito da ferida e a consequentemente norteia a conduta adequada em consonância à presença desse tecido: *Red* – tecido de granulação (proteger); *yellow* – tecido desvitalizado (limpar), *Black* – tecido necrótico (desbridar).[23]
TIME	Criado em 2000,[24] com atualizações em 2003 e 2006.[2,25] Refere-se às palavras inglesas *Tissue* (tecido não viável), *Infection* (infecção/inflamação), *Moisture* (manutenção do meio úmido) e *Edge* (epitelização das bordas da lesão). Acrônimo validado para língua portuguesa.
MEASURE	Criado em 2004.[26] Refere-se às palavras inglesas *Measure* (medida), *Exsudate* (exsudato), *Appearence* (aparência), *Suffering* (dor), *Undermining* (descolamento), *Re-evalution* (reavaliação: monitorização periódica de todos os parâmetros) e *Edge* (condição das bordas e da pele adjacente), sendo esses os critérios morfométricos analisados.[27]
RESVECH 2.0	Criado em 2011 e composto por seis domínios que caracterizam a reparação tecidual da ferida:[28] dimensão, profundidade, bordas, tipos de tecido, exsudato e infecção/inflamação. O acrônimo significa: Resultados Esperados da Avaliação da Cicatrização de Feridas Crônicas. Os pontos atribuídos a cada um desses domínios devem ser somados e o valor total pode variar de zero (ferida cicatrizada) a 35 (pior estado de cicatrização de feridas). DICA: Para acessar o instrumento na íntegra recomendamos que você acesse o artigo onde foi feita a adaptação transcultural para a língua portuguesa: https://www.redalyc.org/journal/4836/483660055024/483660055024.pdf

Quadro 4-1. (*Cont.*) Descrição de Alguns Acrônimos, Instrumentos e Escalas Preditivas para Avaliação de Feridas

Acrônimos Instrumentos escalas preditivas	Características
WOUND HEALING SCALE (WHS)	Criada em 1997,[29] compreende oito modificadores alfabéticos descritivos para estágios específicos da ferida, que podem ser atribuídos subjetiva e individualmente ou como uma pontuação alfabética múltipla. DICA: Para acessar o instrumento na íntegra recomendamos que você acesse o artigo: https://journals.lww.com/aswcjournal/Abstract/1997/09000/Utility_of_the_Sussman_Wound_Healing_Tool_in.17.aspx
SUSSMAN WOUND HEALING TOOL (SWHT)	Também criado em 1997,[30] o instrumento consiste em 10 atributos que descrevem a presença ou ausência de características do tecido (por exemplo: necrose, maceração, hemorragia) e 11 características de medição da ferida (p. ex., profundidade, localização, fase de cicatrização da ferida).
TIMERS	Em 2018 foi adicionado *Regeneration* (regeneração) e *Social Factors* (fatores sociais) ao acrônimo TIME, criando-se então o TIMERS.[7,31]

Fonte: elaborado pelos autores, 2022.

Os instrumentos supracitados são os mais utilizados e referenciados internacionalmente, no entanto, é importante destacar que existem outros instrumentos que são utilizados de acordo com a etiologia das feridas e necessidades específicas de avaliações. Essas feridas, apresentam diferentes fatores interferindo na cicatrização e, portanto, requerem uma avaliação mais detalhada para identificação e resolução dos mesmos durante o processo de cuidar. No Quadro 4-2 apresentamos a etiologia das feridas e opções de instrumentos que podem ser utilizados.

Entendemos que embora essenciais para a prática clínica, nem todos os instrumentos estão traduzidos para o português e adaptados culturalmente no Brasil (excetos os com asteriscos), o que se torna uma barreira para sua utilização. Essa lacuna entre as produções científicas nacional e internacional, remete-nos ao quanto carecemos de evoluir na translação do conhecimento. Isso nos permite inferir o quanto nossa prática de cuidado da pessoa que possui uma ferida ainda é destoante da PBE. Por outro lado, mostra-nos várias oportunidades de pesquisas futuras que visam o melhoramento das práticas baseadas em evidências.

Frente a essas constatações deixamos a reflexão para você leitor.

Os enfermeiros podem desenvolver uma prática consensual, pautada na EPA e sistematizar a assistência se não utilizarem instrumentos avaliativos elaborados para a melhor PBE?

Quadro 4-2. Escalas e outros Instrumentos Específicos para Avaliação de Feridas Conforme Etiologia

Tipos de feridas	Instrumentos sugeridos
Lesão por pressão	- *Pressure Ulcer Scale for Healing (PUSH)* * - *Sessing Scale* - *Sussman Wound Healing Tool (SWHT)* - *Wound Healing Scale (WHS) Photographic Wound Healing Tool (PWHT)* - *Japanese Pressure Ulcer Healing Process/Ohura wound assessment tool (PUHP)* - *Sessing Scale* - *yarkony-Kirk scale* - *Wound Healing Assessment and Management Tool (WHAM)* - *Pressure Ulcer Monitoring Tool (SCI-PUMT)* - *Healing Progression Rate (HPR)*
Úlceras venosas e/ou arteriais	- *Wound Trend Scale (WTS)* - *Leg Ulcer Assessment Tool (LUAT)* * - *Peri-ulcer skin assessment scale* - *Wound Bed Escore System (WBS)* - *The Healing Scale* - *The Johnson Scale* - *Pressure Ulcer Scale for Healing Too (PUSH)* *
Úlceras diabéticas	- *Wound Trend Scale (WTS)* - *S(AD)SAD system* - *PEDIS classification* - *DIAFORA*
Feridas operatórias	- *ASEPSIS* - *Southampton wound assessment scale (SWAS)* - *Wound Assessment Inventory (WAI)* - *The Wound Healing Self Escore* - *SMArt Wound* - *Bluebelle Wound Healing Questionnaire*
Lesão por Fricção	- *ISTAP Skin Tear Classification* * - *STAR Skin Tear Classification System* *

* Validados e adaptados transculturalmente para a língua portuguesa
Fonte: elaborado pelos autores, 2022.

Avaliação Sistemática da Ferida com o Uso do Instrumento *TIMERS*

Em nossa prática clínica temos utilizado como referencial o *TIMERS*, que é um acrônimo de seis componentes para orientar as decisões de profissionais de saúde, como enfermeiros e médicos no cuidado e no tratamento de feridas, visando a cicatrização de feridas de seus pacientes, criado a partir do TIME. Possui como significado as palavras inglesas: tissue (tecidos inviáveis), infection (infecção), moisture (umidade ou exsudato), edge (bordas da lesão), regeneration (Regeneração ou Reparação), social factor (fator social) (Quadro 4-3).[7]

É uma das metodologias ensinadas e utilizadas em campo de tratamento de feridas mundialmente. Visa orientar os profissionais com pouca experiência no tratamento de lesões de pele a seguir um método para avaliação de uma ferida, que também o ajudará a determinar a conduta e o tratamento ideal. Assim, o profissional ajudará a promover o controle da infecção local e o equilíbrio da umidade. Essa metodologia surgiu com a modernização científica e tecnológica na área de saúde que vem gerando novas formas de construir o conhecimento e facilitar sua transferência para a prática clínica.[32]

Quadro 4-3. Características Definidoras e Objetivos Terapêuticos do Acrônimo *TIMERS*

Tissue (Tecido não viável)	Refere-se aos tecidos inviáveis que podem ser classificados de algumas formas como inviável, deficiente ou necrótico. Tem como principal tipo de tratamento a realização do desbridamento, que possui como finalidade a remoção desse tecido.
Infection (Infecção/inflamação)	Refere-se aos tecidos que apresentam uma alta quantidade de bactérias ou inflamações por um longo período de tempo, as quais são prejudiciais para a cicatrização da ferida, sendo o principal tipo de tratamento o uso antimicrobianos e a limpeza da ferida.
Moisture (Manutenção do meio úmido)	Refere-se à manutenção da umidade presente na ferida, uma vez que para ocorrer uma ótima cicatrização é necessário certo equilíbrio para que não se encontre muito ressecada ou com excesso de umidade. Dependendo de cada caso, é necessária a estimulação de migração das células epiteliais e/ou controlar o edema e excesso de fluidos.
Edge (Epitelização das bordas da lesão)	Refere-se à epitelização das bordas, ou seja, quando há o avanço da cobertura epitelial a partir das bordas da ferida. Podendo ser deficiente e, caso seja, pode ser necessária a realização de um novo desbridamento, uso de terapias adjuntas e até mesmo de enxerto de pele.
Regeneration (Regeneração)	Compreende o fechamento lento/estagnado com falha na terapia conservadora. Nesse caso são indicadas terapias que possam auxiliar nesse processo e reparo tecidual, tais como: terapia por pressão negativa, substitutos cutâneos, enxerto de pele, terapia hiperbárica, entre outros.
Social Factors (Fatores sociais)	Diz respeito aos fatores sociais e relacionados com o paciente, ou seja, psicossociais. Dessa forma, espera-se que o paciente seja protagonista do seu cuidado, atuando em parceria com o enfermeiro para o favorecimento do processo de cicatrização e reparo tecidual.

Adaptado de Atkin L, *et al.*[7]

As letras R e S foram recentemente acrescentadas ao acrônimo, uma vez que se viu necessidade de verificar situações em que a ferida apresenta uma cicatrização lenta, que pode ser devida aos inúmeros fatores sociais em que o paciente se encontra.[7]

AVALIAÇÃO HOLÍSTICA DA PESSOA COM FERIDA

A avaliação de pessoas com feridas direciona o planejamento da assistência de enfermagem, auxilia na determinação e na implementação da terapia tópica adequada e permite avaliação e acompanhamento para regeneração destas feridas. Para isso, é necessária uma avaliação holística dessa pessoa, incluindo os aspectos biológicos, emocionais, culturais, sociais e espirituais.

As feridas, sejam elas complexas ou não, podem impactar negativamente no modo de vida diária de cada pessoa. Tal interferência se dá normalmente por dor, desconforto, presença de odor, alteração da autoestima, dificuldade em continuar com uma rotina ativa (exercício físico, lazer etc.) e não raro pode levar ao isolamento social, diminuição da qualidade de vida e depressão.[33,34]

Sendo assim, para além da avaliação minuciosa da ferida, é fundamental a etapa que antecede, ou seja, a avaliação da pessoa, das suas necessidades e preferências de cuidados. Essa avaliação engloba os aspectos demográficos e determinantes de saúde, aspectos clínicos, assistenciais, suas necessidades diárias de cuidados, bem como o impacto que a ferida tem ocasionado na qualidade de vida, o que visa otimizar a decisão do plano terapêutico. Esse plano terapêutico deve ser elaborado juntamente com o paciente ("não para ele", "mas com ele"). Cada indivíduo é único e tem suas necessidades e preferências que devem ser consideradas pelo profissional para obter melhor engajamento do mesmo na implementação do cuidado diário. Lembre-se que após o paciente deixar o ambulatório e/ou hospital ele decidirá se irá implementar ou não as recomendações dos profissionais de saúde. Assim, quando o mesmo está envolvido no plano de cuidados tende a desenvolver um senso de responsabilidade pelo próprio cuidado. Além disso, o profissional que promove uma assistência holística com ênfase na responsabilidade compartilhada, na promoção da autonomia da pessoa e da família consegue maiores resultados.[35-37]

Desta forma, é imperativo uma assistência sistematizada, tendo seu início na avaliação criteriosa da pessoa a partir da anamnese e do exame físico, do qual devem-se considerar aspectos nutricionais, oxigenação, eliminação, sono e repouso, comorbidades associadas, idade, sexo, polifarmácia, parâmetros laboratoriais, atividades laborativas e de lazer, dentre outros.

Uma pessoa com qualquer tipo de lesão se torna muitas vezes vulnerável a situações como desemprego e isolamento social, implicando em efeitos negativos para os projetos de vida. Com isso acabam surgindo sentimentos como ansiedade, tristeza, raiva e vergonha, interferindo, deste modo, no estado de equilíbrio mental, na autoimagem, na autoestima, no autocuidado e, consequentemente, em sua qualidade de vida (QV), sendo esse um fenômeno relevante para o cuidado em saúde.[33]

Além disso, a menor adaptação ou aceitação da sua condição e o receio pelo estigma de estar com a lesão pode levar a pessoa a desenvolver problemas relacionados com o isolamento social, o receio de se expor e até mesmo de olhar a ferida. Essa condição pode causar constrangimento nas pessoas, levando-as ao isolamento social, com sentimentos de solidão e depressão.

AVALIAÇÃO GERAL DA FERIDA

Os profissionais que prestam cuidado ao paciente com lesões devem estar capacitados para realizar uma avaliação efetiva das feridas. Nessa avaliação, devem ser considerados fatores como causa e tempo de existência da ferida e presença ou não de infecção. Além disso, é preciso avaliar a dor, a presença de edema, a extensão e a profundidade da ferida, além de características relacionadas com o leito da ferida, a pele perilesional e o exsudato. Esta avaliação deve ser contínua, pois é fundamental acompanhar a evolução do processo cicatricial, a cobertura utilizada na ferida, devendo o profissional de saúde estar apto a realizar esta avaliação e seu acompanhamento.

A cicatrização é um processo fisiológico e dinâmico que busca restaurar a continuidade dos tecidos. Portanto, para a avaliação da ferida apresentamos na Figura 4-1 os critérios mínimos dessa avaliação que deve ser realizada pelo enfermeiro para ajudar na tomada de decisão sobre o manejo adequado da ferida de acordo com suas características. Cada etapa será detalhada, seguindo os pressupostos da ferramenta *TIMERS*.

AVALIAÇÃO DA PESSOA COM FERIDA

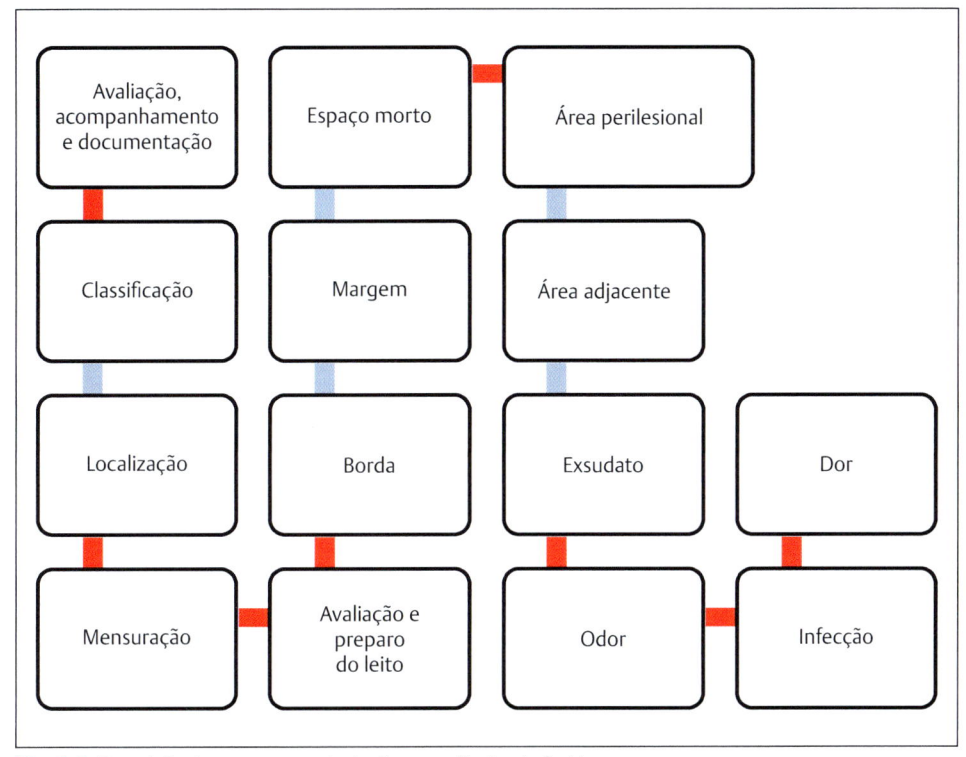

Fig. 4-1. Descrição dos aspectos principais na avaliação de feridas.

Classificação da Ferida

Quando a estrutura da pele é rompida surge uma ferida, que pode atingir a epiderme, a derme, o tecido subcutâneo, a fáscia muscular, chegando até a expor estruturas profundas.

Nesse sentido é necessário entender a classificação dos tipos de feridas, para compreender sua fisiopatologia e assim propor as melhores alternativas e intervenções para esse tratamento (Quadro 4-4).[38-40]

Localização da Ferida

O local onde a ferida está localizada se configura em um importante tópico que deve ser abordado durante a sua avaliação, tendo em vista que esta representa um dos fatores que podem dificultar o processo de cicatrização.[31,41] Isso porque se deve levar em consideração feridas em regiões anatômicas que podem apresentar riscos potenciais para contaminação, como, por exemplo, região sacrococcígea; ou que interferem na mobilidade, como aqueles presentes nos membros inferiores.

Quadro 4-4. Avaliação de Feridas Conforme Etiologia/Fisiopatologia

Tipos de classificação	
Etiologia	Patológicas: causadas por fatores endógenos ou lesões secundárias a doenças de base. P. ex., úlceras vasculogênicas.
	Iatrogênicas: resultantes de procedimentos ou tratamentos. P. ex., lesões causadas por radioterapia.
	Intencionais ou cirúrgicas: feridas previsíveis, realizadas sob condições assépticas ou de acordo com uma necessidade terapêutica específica. P. ex., incisão cirúrgica.
	Acidentais ou traumáticas: resultantes de traumas, violências, acidentes ou situações imprevisíveis. P. ex., lesões causadas por acidentes de trânsito.
	Causadas por agentes externos: resultantes do contato da pele com substâncias inflamáveis, causticantes. P. ex., queimaduras com álcool doméstico.
Evolução	Agudas: Feridas recentes. Geralmente com tempo menor do que 30 dias. P. ex., incisão cirúrgica.
	Crônicas: Feridas longas instaladas a mais de 30 dias.[38] Falta de melhora cicatricial em 4 semanas e a falta de restauração do resultado funcional após 3 meses.[39,40] P. ex., lesão por pressão estágio 3. Ferida persistente, que pode até ser considerada incurável.[31]
	Difícil cicatrização: Feridas que apresentam fatores que dificultam ou impedem a cicatrização, que vão desde os que estão diretamente relacionados com o agravo como presença de exsudação, esfacelos, biofilme e até a localização anatômica.[31]
Complexidade	Simples: feridas superficiais, com boa resposta aos tratamentos convencionais. P. ex., incisão cirúrgica.
	Complexas: geralmente acometem além da derme, epiderme e do tecido subcutâneo, ossos/tendões e outros. P. ex., úlceras vasculogênicas.
Espessura	Ferida superficial: envolvimento somente da epiderme. P. ex., escoriação.
	Ferida de espessura parcial: envolve a destruição da epiderme e da derme. P. ex., úlcera vasculogênica.
	Ferida de espessura total: para além da epiderme, derme e subcutâneo há a destruição de tecidos musculares e estruturas adjacentes. P. ex., lesão por pressão estágio 4.

Adaptado de Geovanini T. 2014[38]

Mensuração da Ferida

A mensuração da ferida é um parâmetro importante para a avaliação e o acompanhamento do processo de reparo tecidual. Deve ser realizada pelo menos mensalmente, embora as melhores práticas evidenciem que a avaliação do estado da ferida deve ser semanal ou até com mais frequência.[30]

As medidas da ferida devem ser realizadas **somente após** limpeza e preparo do leito tecidual.

Há várias formas de realizar essa mensuração utilizando para tal uma régua e o auxílio de dispositivos como sonda, *swab*, instrumentos como pinças, seringa de 1 mL, decalque de maneira a traçar com pincel o formato da ferida em um acetato transparente, fotografias, ou *softwares,* como, por exemplo: Digimizer, Klonk e outros.

A métrica é feita utilizando o maior comprimento eixo x-longitudinal multiplicado pela maior largura eixo y-transversal formando um ângulo de 90° entre os eixos. Se houver profundidade utiliza-se o maior comprimento eixo x-longitudinal multiplicado pela maior largura eixo y-transversal, conforme especificado previamente, multiplicando-se pela maior profundidade eixo z.

Assim teremos as medidas de:

- *Área:* multiplicar maior comprimento (diâmetro x) pela maior largura (diâmetro y) para obter a área em cm^2.
- *Volume:* multiplicar maior comprimento (diâmetro x) pela maior largura (diâmetro y) e pela maior profundidade (diâmetro z), para obter o volume em cm^3.

> Você sabia que:
>
> A profundidade da ferida é um preditor significativo da cicatrização final e do tempo de cicatrização?[42]

Para fins de possibilitar uma melhor avaliação, sugere-se englobar as descrições adicionais, se necessário:

- Dano tecidual sem solução de continuidade na superfície da ferida.
- Dano superficial, com abrasão.
- Bolha ou cratera rasa.
- Lesão plana/nivelada com a superfície da pele e/ou elevado acima da mesma.
- Presença ou não de tuneilização.
- Presença de cratera profunda com ou sem descolamento de tecidos adjacentes.
- Sem possibilidade de visualização das camadas de tecidos devido à presença de necrose.
- Comprometimento de estruturas de suporte tais como tendão, cápsula de articulação e outros.

Avaliação e Preparo do Leito Tecidual

Os tipos de tecidos encontrados no leito da ferida classificam-se em viáveis e inviáveis (Quadro 4-5).[43-48] Deve-se proceder o registro do(os) tipo(s) de tecido(s) presente(s) e a porcentagem (%) de cada tipo de tecido visível no leito, a fim de descrever da melhor forma como este se apresenta.

Recomendamos utilizar para mensurar os quatro quadrantes no sentido do relógio, onde cada quadrante terá o valor de 25% correspondente ao leito tecidual. Nessa técnica considera-se o sentido cefalocaudal do paciente e se faz uma analogia a um relógio,[49] onde a posição 12 horas é direcionada no sentido cefálico da pessoa e a posição 6 horas no sentido podálico (Fig. 4-2).[49]

Quadro 4-5. Características do Leito da Ferida Conforme TIMERS

Tissue (tecido não viável)	Tecidos viáveis	Tecidos inviáveis
	■ **Granulação:** crescimento de pequenos vasos sanguíneos e de tecido conectivo para preencher feridas de espessura total. O tecido é saudável quando é brilhante, vermelho vivo e granular. Quando o suprimento vascular é pobre, o tecido apresenta-se com coloração rosa pálido ou esbranquiçado para o vermelho opaco. ■ **Epitelização:** as células epiteliais migram, a partir das bordas, sobre a área cruenta, da ferida e dos folículos pilosos próximos, induzindo a contração e a neo epitelização da ferida e, assim, reduzindo a sua superfície. Os queratinócitos, localizados na camada basal da epiderme residual ou na profundidade de apêndices dérmicos, revestidos de epitélio, migram para cobrir a ferida. As células epiteliais movem-se, aos saltos e desordenadamente, até as bordas, aproximando-as. A epitelização envolve uma sequência de alterações nos ceratinócitos da ferida: separação, migração, proliferação, diferenciação e estratificação.[43]	■ **Necrose de liquefação:** tecido desvitalizado e morto. Pode ser caracterizado em: a) tecido amarelo, não aderido, fino, mucinoso, espalhado por todo o leito e facilmente separado do tecido da ferida; b) tecido amarelo, frouxamente aderido, espesso, viscoso, com pedaços de fragmentos, aderido ao leito da ferida; c) tecido de coloração branca/ou acinzentada. ■ **Necrose de coagulação:** tecido desvitalizado e morto. Pode ser caracterizado em: a) tecido preto, macio e aderido, saturado de umidade, firmemente aderido ao leito da ferida. b) tecido preto, firme e duro, fortemente aderido ao leito e às bordas da ferida (como uma crosta dura). ■ **Hipergranulação:** caracteriza-se por um excesso de tecido de granulação, que se forma para além do nível do leito da ferida, gerando tensão nas bordas, impedindo a migração das células epiteliais basais e consequentemente dificultando a cicatrização.[44,45] Geralmente, apresenta-se com coloração vermelho escuro, pálido ou violáceo, edematoso, friável, que sangra facilmente de forma espontânea ou após a aplicação de uma ligeira pressão, com moderado a elevado exsudado, aparência macia para além da superfície da ferida e não costuma causar desconforto ou dor.[46-48]

Fonte: elaborado pelos autores, 2022.

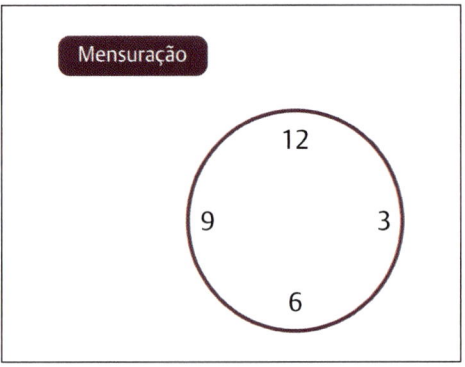

Fig. 4-2. Graduação do relógio de ponteiros para avaliação de feridas. (Fonte: elaborada pelos autores; 2023.)

A técnica do relógio, além de ser utilizada para avaliação do leito tecidual, pode também ser empregada para avaliar a presença de túneis, descolamentos e *sinus*.

> O leito sempre deve ser avaliado SOMENTE APÓS a limpeza criteriosa da ferida! Esse processo de limpeza criteriosa é chamado de higiene da ferida e, conforme o último consenso, deve ser desenvolvido em quatro passos ou etapas.[32]

Passo 1: Limpeza da Pele e Ferida(s)

Inicialmente limpar a pele ao redor da ferida para remover sujidades, pele morta e calosidades para descontaminá-la utilizando gaze ou compressas e, de preferência, um antisséptico adequado ao pH da pele, antimicrobiano ou surfactante.

A seguir, limpar o leito da ferida para remover tecido desvitalizado, detritos e biofilme. Para tal, usar força suave, conforme necessidade e tolerância da pessoa; limpando a pele de 10-20 cm ao redor da ferida, no sentido das áreas mais "limpas" (mais distantes da ferida) para as mais "sujas" (mais próximas e na própria ferida). Para limpeza do leito tecidual recomenda-se a técnica de irrigação conforme ilustrado na Figura 4-3.

Passo 2: Desbridamento Pró-Ativo

Essa etapa da limpeza objetiva remover tecidos necróticos, desvitalizados e/ou infectados, hiperqueratose, corpos estranhos, crostas e biofilmes a cada troca de curativo, utilizando força e esfregaço de forma adequada. Diferente da limpeza, realizada no Passo 1, que objetiva remover resíduos metabólicos soltos e sujidades.

O desbridamento é importante no preparo do leito da ferida, a fim de oferecer condições propícias para indução do processo de reparação tecidual e para que o tratamento implementado seja eficiente. O tecido inviável no leito atrasa a cicatrização porque prolonga a resposta inflamatória, impede a formação de tecido de granulação e epitelização e pode ser fator predisponente para a formação de biofilmes.

Portanto, para efetividade do Desbridamento **pró-ativo**, deve-se:

- Remover todo o tecido desvitalizado aderido/detritos e biofilme deixando o leito da ferida em uma condição que seja favorável ao uso eficaz de curativos antimicrobianos e/ou antibiofilmes.
- Remover continuamente tecidos desvitalizados até que ocorra um sangramento onde o paciente consente e tolera, sem prejudicar os tecidos viáveis. Se houver tecidos de granulação, proceder a limpeza utilizando a técnica de irrigação.

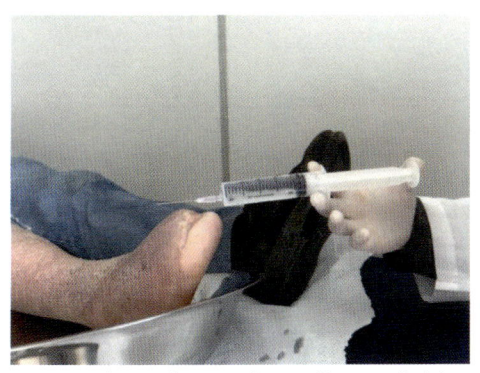

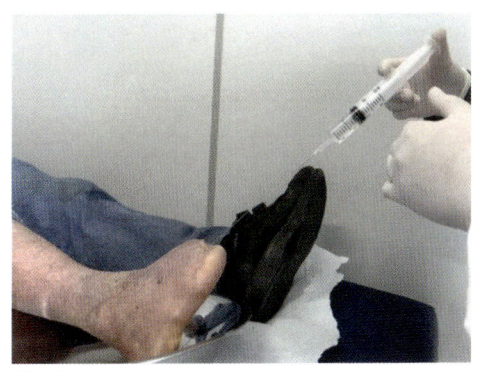

Fig. 4-3. Técnica de irrigação para limpeza do leito tecidual.

Outros métodos de desbridamento incluem: autolítico, enzimático, mecânico, instrumental conservador (enfermeiro precisa ser capacitado), ultrassônico ou biológico (larval) e podem depender da configuração e do nível de habilidade.[50,51] Esses podem ser utilizados em associações.

Para definir o tipo de desbridamento a ser utilizado, o enfermeiro deve realizar avaliação global da pessoa entre outros fatores, como: tipo e quantidade de tecido inviável, tempo disponível para o procedimento, custo do desbridamento, contexto em que se prestam os cuidados, alergias da pessoa, prognóstico da situação clínica e plano de tratamento, opinião e desejos da pessoa, maceração da ferida, trauma tecidual, hemorragia, presença de infecção, área da ferida, capacitação do profissional de saúde, tipo de exsudado, profundidade da ferida, tuneilização e cavidade, dentre outros.[52]

Dentre as possibilidades de desbridamento, as mais utilizadas são:

1. *Autolítico:* método seletivo que promove meio úmido e manutenção da temperatura da ferida gerando ambiente favorável para que as enzimas presentes no leito da ferida e os macrófagos realizem a lise e fagocitose do tecido necrótico. Exemplos: hidrogéis, hidrocoloides, alginatos, hidrofibras, espumas, coberturas impregnadas com antissépticos.
2. *Enzimático:* semelhante ao autolítico, mas utiliza enzimas exógenas. Essa escolha deve ser baseada no tipo de tecido presente e pH da pele. Exemplos: colagenase e papaína.
3. *Mecânico:* método não seletivo podendo ser realizado por fricção, irrigação, hidroterapia, úmido-seco. Nesse caso, utiliza-se a força física para remover o tecido inviável, seja essa produzida pela fricção mediante utilização de pinça e gaze, ou pela retirada da gaze aderida ao leito da ferida e ainda através de hidroterapia que força a remoção desses tecidos.
4. *Instrumental conservador:* método que utiliza instrumentos cortantes (bisturi e tesoura), realizado exclusivamente por médicos e enfermeiros treinados.
5. *Ultrassônico:* nesse caso utiliza-se um sistema ultrassônico para remoção de tecidos necróticos, biofilme, tecido mole, ossos ou superfícies de implantes infeccionados, mesmo em áreas de difícil acesso; onde se estabelece a criação de energia gravitacional diretamente em contato com a pele.[53]
6. *Biológico (larval):* também conhecido como larvaterapia ou terapia de Maggot, consiste na utilização de larvas de moscas esterilizadas sobre lesões complexas, com presença de tecido necrosado na finalidade de otimizar a cicatrização das mesmas.
7. *Cirúrgico:* refere-se àquele desenvolvido pelo médico executado em centro cirúrgico e usado nas situações em que é necessária a anestesia do doente para o procedimento, situações urgentes em que se tem de desbridar grandes áreas de ferida; como queimaduras e fasceíte necrotizante.[52,54-56]

Passo 3: Remodelagem da Borda

O objetivo dessa etapa consiste em remover bordas necróticas, crostosas, tecido hiperceratótico, epíboles, tecido seco e calosidades, pois é comum a borda alojar o biofilme.[31]

Da mesma forma como foi realizado no passo dois, deve-se remodelar a borda removendo-a continuamente, se necessário, até que ocorra um sangramento preciso (no qual o paciente consente e tolera, sem prejudicar tecidos viáveis). Exemplos de abordagens apropriadas para este fim e que podem depender da configuração ou do nível de habilidade do enfermeiro, incluem desbridamentos: mecânico, instrumental conservador (enfermeiro precisa ser capacitado), ultrassônico, biológico/larval.

Uma estratégia eficaz nessa etapa do cuidado é atentar para que as bordas se alinhem ao leito, possibilitando a contração da ferida a partir do avanço epitelial.[31]

Passo 4: Realização do Curativo

Para abordar o biofilme residual são indicados curativos antibiofilmes e/ou produtos/coberturas com agentes antimicrobianos. Além disso, esta conduta evita contaminação e recolonização, portanto, a reformação do biofilme. Deve-se nesse processo gerenciar a umidade da ferida, mediante controle da exsudação.

> Antes de aplicar um curativo, após a pele limpa e seca, adotar medidas para manter ou proteger a pele perilesional, aplicando um creme de barreira.

Infecção da Ferida

Tradicionalmente, a avaliação de uma ferida infectada, independente se superficial, de compartimento superficial ou profundo (Quadro 4-6), dá-se por meio da observação visual para identificação de sinais clínicos visíveis no leito, nas estruturas mais profundas e na pele circundante. Dessa forma, pode-se aplicar a intervenção antimicrobiana adequada.[57]

Apesar de a biópsia ser o padrão-ouro, nem sempre é acessível, especialmente nos serviços públicos de saúde. Muitos marcadores laboratoriais, incluindo proteína C-reativa, procalcitonina, presepsina e atividade de protease bacteriana foram quantificados para auxiliar no diagnóstico de infecção. Além disso, modalidades de imagem como radiografia simples, tomografia computadorizada, ressonância magnética, ultrassonografia, imagem no domínio da frequência espacial, termografia, imagem de autofluorescência e biossensores surgiram para diagnóstico de infecção de ferida em tempo real e mostraram suas vantagens únicas no diagnóstico de infecção de ferida mais profunda.[58]

No entanto, pacientes com feridas fortemente colonizadas e infectadas são frequentemente assintomáticos, levando a uma baixa precisão diagnóstica.[58] Cabe destacar que, nas feridas complexas, a infecção pode ser confundida com a fase inflamatória prolongada, porque, na maioria das vezes, os sinais de infecção são por vezes muito semelhantes aos da inflamação prolongada.[57]

Como os tratamentos divergem para cada tipo de comprometimento tecidual, há necessidade de diferenciação do plano acometido. Logo, a infecção local e profunda/ao redor pode ser diagnosticada com os sinais clínicos NERDS e STONEES validados, respectivamente.[59-61]

Quadro 4-6. Características Relacionadas com o Processo Infeccioso de Feridas Conforme TIMERS

Infection (infecção/inflamação)	▪ Contaminação: presença de bactérias não proliferativas. ▪ Colonização: presença de bactérias replicantes sem danos teciduais. ▪ Infecção: bactérias replicantes, com dano tecidual. Resposta autoimune com sinais/sintomas clássicos. Pode ser: local (compartimento superficial); disseminada ou sistêmica (compartimento profundo). Há presença de biofilme e por isso há necessidade de antimicrobiano tópico, nos casos de infecção local e antimicrobiano sistêmicos, nas outras duas situações. Você sabia que nos casos de contaminação e colonização não é indicado o uso de antimicrobiano?

Fonte: elaborado pelos autores, 2022.

Para o diagnóstico de infecção é necessário que a ferida apresente pelo menos três dos sinais num dos níveis. Ou seja, se a ferida apresentar três ou mais dos cinco sinais NERDS, está comprometido o compartimento superficial; se a ferida apresentar três ou mais dos sete sinais STONEES, está comprometido o compartimento profundo, conforme detalhamento apresentado no Quadro 4-7.[60,61]

Para que o diagnóstico de infecção se concretize é necessário que a ferida apresente pelo menos três dos sinais em um dos níveis supracitados, conforme apresentado no Quadro 4-8. Ou seja, se a ferida apresentar três ou mais dos sinais NERDS, há comprometimento do compartimento superficial. Se a ferida apresentar três ou mais dos sinais STONES está comprometido, possivelmente, o compartimento profundo. Se a ferida apresentar pelo menos dois sinais, como exsudato e odor fétido, o resultado pode ser ambíguo, visto que, pode estar afetado o compartimento superficial ou o profundo ou ambos, sendo necessário uma avaliação clínica rigorosa e observação da resposta clínica ao tratamento.[60]

Quadro 4-7. Diagnóstico de Infecção em Feridas Conforme NERDS & STONEES

NERDS corresponde a cinco sinais de infecção local dos tecidos superficiais (denominado compartimento superficial) da ferida, em que o tratamento é tópico.
N: *Nonhealing wounds*. Ferida não cicatriza, apesar das melhores práticas.
E: *Exudative wounds*. Feridas exsudativas (não há controle do exsudato).
R: *Red and bleeding wound surface granulation tissue*. Tecido de granulação vermelho, sangrante.
D: *Debris yellow or black necrotic tissue on the wound surface*. Debris amarelo ou preto no leito da ferida.
S: *Smell or unpleasant odor from the wound*. Odor desagradável no leito da ferida (avaliar após a limpeza).
STONES corresponde a sete sinais relacionados com infecção dos tecidos profundos (denominados compartimentos profundos), nos quais o tratamento tópico deve ser associado ao sistêmico.
S: *Size is bigger*. A ferida aumenta de tamanho, apesar das melhores práticas.
T: *Temperature is increased*. Elevação de temperatura na pele ao redor da ferida.
O: *Os probe to or exposed bone*. Exposição óssea ou osso é tocado por sonda.
N: *New or satellite areas of breakdown*. Novas lesões, lesões satélites.
E: *Exsudate*. Aumento do exsudato, eritema e edema.
S: *Smell*. Odor desagradável (avaliar após a limpeza).

Adaptado de Sibbald RG, *et al*. Sibbald RG, *et al*. 2007 e 2011[1,60,61]

Quadro 4-8. Sinais Clínicos de Infecção de Feridas Conforme NERDS & STONEES

Infecção superficial	Infecção profunda	Infecção sistêmica
Não cicatrização da ferida	Aumento do tamanho	Febre
Exsudato	Aumento da temperatura	Rigidez
Granulação friável	Exposição óssea	Hipotermia
Detritos (debris)	Deterioração da ferida	Hipotensão
Odor fétido	Exsudato	Falência multiorgânica
	Eritema e edema	
	Odor	

Adaptado de Menoita E, *et al*.[57]

Avaliação do Exsudato

Líquido rico em proteínas e células é um dos elementos fisiológicos do processo de cicatrização. Na fase inflamatória, o aumento da permeabilidade vascular faz com que extravase do meio intracelular para o extracelular, para a manutenção do leito úmido.[61]

Aspectos relacionados à exsudação da ferida fornecem subsídios para identificar a progressão ou regressão no processo de cicatrização. Deve-se avaliar: o tipo, a coloração e quantidade deste (Quadro 4-9).

Algumas coberturas interagem com a drenagem da ferida produzindo um gel ou um líquido que pode confundir a avaliação. Antes de fazer a avaliação do tipo de exsudato limpar cuidadosamente a ferida.

Quadro 4-9. Tipo e Características Relacionadas com o Exsudato de Feridas Conforme TIMERS

Moisture (manutenção do meio úmido)	Tipo	Coloração	Quantidade
	Sanguinolento: fino, vermelho brilhante (característico de lesão vascular) **Serossanguinolento**: fino, aguado, de vermelho pálido para róseo **Seroso**: fino. Aguado, claro (origem plasmática) **Purulento**: fino ou espesso, de marrom opaco para amarelo (resultante de leucócitos e microrganismos. A coloração varia conforme agente infeccioso) **Purulento pútrido**: espesso, de amarelo opaco para verde, com forte odor	Amarelado Esbranquiçado Esverdeado Amarronzado Avermelhado	Existem várias formas de avaliar a quantidade de exsudação, embora esse aspecto seja um tanto subjetivo de avaliar na prática. O ideal seria através da determinação do percentual da cobertura envolvida com o exsudato **Seco ou ausente**: não há exsudação **Escasso**: exsudato não mensurável **Baixa ou pequena**: tecidos da ferida molhados, umidade distribuída uniformemente na ferida, drenagem envolve > 25% da cobertura **Média ou moderada**: tecidos da ferida saturados, a drenagem pode ou não estar distribuída uniformemente na ferida, a drenagem envolve > 25% para < 75% da cobertura **Alta ou grande**: tecidos da ferida banhados em fluidos, drenagem abundante, pode ou não estar distribuída uniformemente na ferida; a drenagem envolve > 75% da cobertura

Fonte: elaborado pelos autores, 2022.

Borda e Margem da Ferida

Aspectos relacionados com a borda e a margem da ferida fornecem subsídios para identificar se a adequada retração destas está acontecendo para o propício processo de cicatrização. As células epiteliais migram através do leito da ferida para cobrir a sua superfície consoante à epitelização. Por isso as bordas das feridas devem estar íntegras, úmidas, alinhadas com a base da ferida, a fim de favorecer esse processo.[62]

Define-se como borda o contorno da lesão em até 1 cm para fora, no máximo. É necessário avaliar algumas características associadas, conforme apresentado no Quadro 4-10.[63]

Uma margem saudável apresenta coloração rósea, mas pode não ter uma definição clara e uniforme. No entanto, uma margem que não avança pode estar apresentando descolamento ou hipertrofia ao mesmo tempo.

Muitos profissionais de saúde possuem dificuldades em definir a topografia de uma ferida. Alguns ainda consideram borda e margem da ferida como sinônimos. Para tanto, a Figura 4-4 apresenta essas delimitações.

Quadro 4-10. Tipo e Características Relacionadas das Bordas de Feridas Conforme TIMERS

Edge	Tipologia	Característica do tecido
(epitelização das bordas da lesão)	■ **Aderida ou não aderida:** se está ou não alinhada ao leito tecidual. Se não está aderida pode ocorrer descolamento. ■ **Definida ou indefinida:** se há definição entre as margens do leito tecidual ou não. ■ **Regular ou irregular:** apresenta-se regular quando está de forma única, contínua e uniforme em todo o entorno da ferida.	■ **Maceração:** tecido entumecido e esbranquiçado presente em virtude do excesso de umidade. ■ **Desidratação/ressecamento:** presente pela falta de umidade. ■ **Descolamento:** descreve a destruição tecidual que subjaz à pele íntegra. Deve-se considerar a direção (conforme técnica do relógio) e profundidade desse descolamento, não esquecendo de utilizá-lo no cálculo da área e/ou volume da ferida. ■ **Epíbole:** enrolamento de bordas sobre si mesma.[63]

Fonte: elaborado pelos autores, 2022.

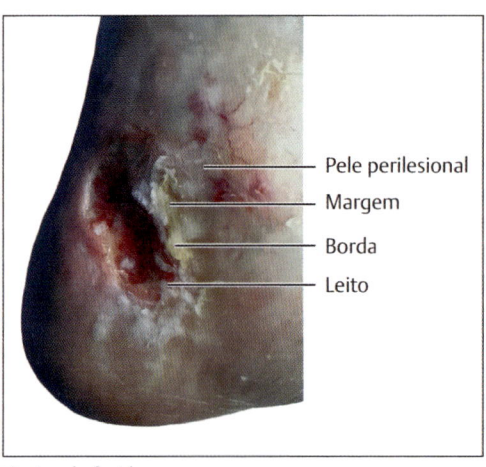

Fig. 4-4. Delimitação anatômica da ferida.

> **ATENÇÃO PARA O ESPAÇO MORTO DA FERIDA!**[64]
>
> Um túnel, que é um canal que se estende de um ponto a outro no leito da ferida, resulta em espaço morto. Isso acontece possivelmente porque algumas lesões têm ângulos profundos entre a borda e o leito, o que acaba formando uma cavidade.

Área Perilesional e Adjacente da Ferida

Atualmente tem-se discutido sobre a área perilesional, a qual é negligenciada tanto na limpeza quanto na prevenção. Uma das causas disso pode ser pela dificuldade dos profissionais em identificar a área, pela falta de definição clara e fidedigna.

O último consenso das melhores práticas para prevenção e manejo de complicações com a pele perilesional aponta que o termo "periferida" é frequentemente usado para descrever a área ao redor de uma ferida;[65] no entanto, não existe uma definição ou consenso claro para delinear onde começa e termina essa área. Isso também pode variar dependendo do tipo de ferida e implicações envolvidas. Sendo assim a "periferida" refere-se à área ao redor da ferida e esta área pode ou não ser demarcada visualmente.

Na literatura, a perilesão tem sido referida como a zona defensiva que contém a ferida e é definida como a área dentro de 4 cm da borda da ferida.[64,65] No entanto, deve-se notar que é impossível quantificar esta área de acordo com a distância, pois o tamanho da área pode estar relacionado com a patologia subjacente da ferida, curativo, dispositivo, tratamento (p. ex., radiação) ou outros fatores (p. ex., condições da pele, microbioma da pele, hipersensibilidade, dermatite atópica).

Como tal, o painel de especialistas concordou que a definição de perilesional é a área ao redor de uma ferida que pode ser afetada por fatores relacionados com a ferida e/ou patologia subjacente.[65]

Deve-se avaliar nessa pele: coloração, presença de edema, temperatura, endurecimento, descamação e hiperpigmentação. E ainda descrever presença de: maceração, escoriação, ressecamento, calosidades, hiperqueratose, eczema e outros.[66]

> Queratose, essa camada externa contém uma proteína protetora de consistência firme denominada queratina. O espessamento da pele faz parte da sua proteção normal contra o atrito, a pressão e outras formas de irritação local (Fig. 4-5).

> Outro aspecto importante para descrever é a presença de eczema, que é um tipo de dermatite atópica, onde estão presentes células eritematosas, edemaciadas que podem ser acompanhadas de vesículas que progridem para crostas. Apresenta-se espessa e com prurido intenso (Fig. 4-6).

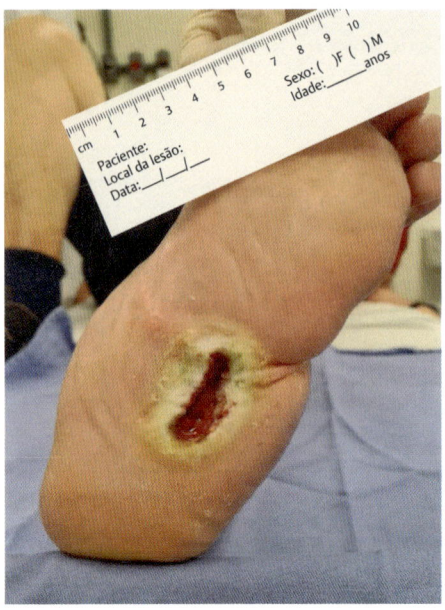

Fig. 4-5. Hiperqueratose em paciente com pé de Charcot.

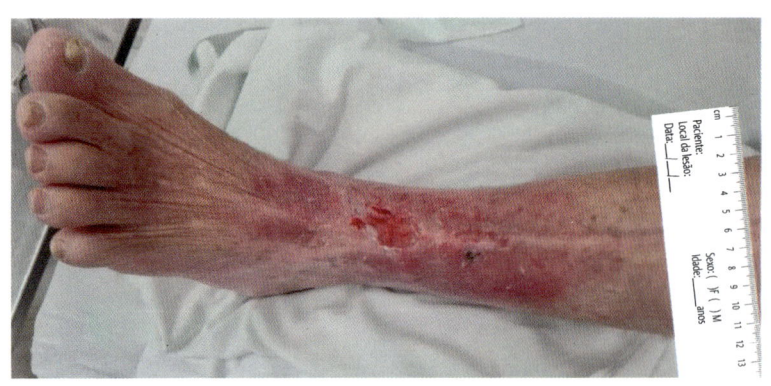

Fig. 4-6. Eczema em paciente com úlcera vasculogênica.

Avaliação do Odor da Ferida

Aspectos relacionados com o odor da ferida fornecem subsídios para identificar progressão ou regressão no processo de cicatrização. Há várias escalas para sua avaliação, sendo a maioria delas com foco para as feridas oncológicas.[67] No Quadro 4-11 apresentamos alguns instrumentos para avaliação do odor.[68-70]

Quadro 4-11. Instrumentos para Avaliação de Odor em Feridas

Instrumentos sugeridos	Avaliação
Escala gradual de odor[68]	I: Odor sentido ao abrir o curativo. II: Odor sentido sem abrir o curativo. III: Odor fétido e nauseante.
Sistema TELER[69]	5: Sem odor. 4: Odor é detectado na remoção do curativo. 3: Odor evidente ao retirar a roupa. 2: Odor evidente a distância de "um braço". 1: Odor evidente ao entrar no quarto. 0: Odor é evidente ao entrar em casa/ala ou clínica.
Odor Intensity Referencing Scale (OIRS)	0: Sem odor.[70] 1: Quase imperceptível. 2: Ligeiro. 3: Moderado. 4: Forte. 5: Muito forte.

* Validados e adaptados transculturalmente para a língua portuguesa
Fonte: elaborado pelos autores, 2022.

Você sabia que o odor presente na ferida deve ser avaliado após o processo de higiene e limpeza da ferida? Após esse procedimento, se o odor for persistente, pode estar relacionado com o processo de infecção.

Avaliação da Dor

A presença de dor ocasionada pela ferida pode ser multifatorial, principalmente a depender de sua etiologia. Deve-se em casos de dor: atentar para infecção, promover trocas de curativos atraumáticos, ser cauteloso durante a realização de desbridamentos. Para além dos fatores fisiológicos, há que se considerar outros aspectos que interferem diretamente nessa condição, como fatores emocionais e sociais.

Mesmo que não intencionalmente, o enfermeiro acaba por vezes negligenciando esse cuidado, uma vez que comumente seu foco está no tratamento da ferida especificamente. Além disso, muitas vezes, não utiliza um instrumento validado para proferir tal avaliação.[71]

A inadequada avaliação da dor dificulta dentre outros, a realização do curativo e demais procedimentos relacionados, com prejuízo à cicatrização.

Portanto, a analgesia prévia ao curativo, conforme prescrição médica, é necessária em alguns casos, para que se possam remover do leito da ferida o curativo antigo, os agentes inflamatórios, corpos estranhos e tecidos desvitalizados com o mínimo de desconforto ao paciente. Há que se ressaltar que, a dor é um dos preditores de agravamento das feridas.

No caso de pacientes que não conseguem se comunicar, os profissionais devem atentar para sinais e sintomas que estejam relacionados a quadro álgicos, como sudorese, taquicardia, tensão muscular, posição antálgica e fácies de dor. A avaliação do paciente com dor, portanto, deve ser sistemática.[72,73]

Registros Fotográficos

Além da utilização de instrumentos avaliativos, os registros fotográficos são uma importante estratégia de documentação para monitoração e acompanhamento da evolução da ferida.

Para conhecimento e orientações específicas para o registro fotográfico de feridas recomendamos a leitura do *Guide to Good Practice, Wound Management Photography, do Institute of Medical Illustrators National Guideline*.[74]

Sobre a frequência desses registros, o *guideline* sugere que nos casos de feridas agudas estes sejam realizados a cada troca de curativo, ao passo de que para lesões crônicas, como a cicatrização ocorre de uma forma mais lenta, que essas fotos sejam realizadas a cada 2 a 4 semanas. De qualquer modo, o registro deve ser realizado sempre que houver alguma característica importante na ferida.

> É indispensável o consentimento do paciente para proceder ao registro fotográfico!
> Atenção especial deve ser dada nos casos de crianças, adolescentes, adultos ou idosos com alterações cognitivas.
> Outro aspecto ético relevante é em relação ao compartilhamento de fotos de pacientes, especialmente em grupos sociais!

Abaixo propomos uma forma para proceder em relação a esses registros.

1. Realizar fotos de pacientes somente após autorização do mesmo ou seu responsável legal, mediante assinatura de termo de autorização/consentimento. O artigo 20 do código civil assegura a pessoa a proibir o uso de sua própria imagem.[75]
2. Sobre o equipamento fotográfico, o ideal é que seja realizado com máquina digital semiprofissional, com lente de distância focal de 60, 90 ou 100 mm; com registro automático de data e horário pela câmera.[76]
3. A iluminação do ambiente deve ser controlada, de modo a não incidir luz sob a ferida e o fundo da imagem, que deve ser neutro para destacar a ferida (fundos verde, azul ou preto são boas opções).
4. Não utilizar filtros ou *flash*, pois a imagem deve ser a mais real possível.
5. A respeito da medição da ferida, recomenda-se atenção especial aos riscos de infecção. Independente do sistema utilizado para mensuração, este deve estar na foto. Se utilizar régua, o ideal é que esta "acompanhe" a curvatura da lesão, ou seja, posicionada na face lateral (ao "lado" da lesão) ou medial ("abaixo" da lesão).
6. A máquina deve estar distante de 40 a 60 cm da lesão, em angulação de 90°. Senão há erro de tangência e isso pode reduzir em 10% o cálculo do tamanho da lesão.
7. A foto é bidimensional. Não dá para "ver" o volume da ferida, caso exista. Ou seja, não conseguimos avaliar descolamentos, túneis ou profundidade. Isso precisa estar na descrição! A descrição é tridimensional!
8. Padronização sequencial para os registros fotográficos:
    - 1ª foto: é feita à distância, a fim de identificar a região corporal onde se localiza a ferida. Em lesões articulares deve-se sempre localizar a parte proximal e distal (perfil articular anatômico).
    - 2ª foto: corresponde à imagem da área da ferida sem a métrica. Pode ser utilizado a função *zoom*.
    - 3ª foto: corresponde à imagem da área da ferida com a métrica. Registrar iniciais do paciente ou código, data e mensuração.

CONCLUSÃO

O enfermeiro deve realizar avaliação global da pessoa, compreender e aplicar as etapas de cuidados que envolvem a preparação do leito da ferida.

Para tanto, deverá conhecer acrônimos, instrumentos e escalas preditivas para avaliação das lesões. Dessa forma poderá gerenciar esses aspectos e ter sucesso em relação à utilização da laserterapia na adjuvância do tratamento da pessoa com ferida(s).

REFERÊNCIAS BIBLIOGRÁFICAS

1. Sibbald RG, Elliott JA, Persaud-Jaimangal R, Goodman L, Armstrong DG, Harley C, *et al.* Wound Bed Preparation 2021. Advances in skin & wound care. 2021;34(4):183-195.
2. Sibbald RG, Orsted HL, Coutts PM, Keast DH. Best practice recommendations for preparing the wound bed, Update 2006. Wound Care Canada. 2006;4(1):15-29.
3. Ousey K, Schofield A. Made Easy: Wound bed preparation [Internet]. 2021 [cited 2023 Mar 10]. Available from: https://www.woundsinternational.com/resources/details/made-easy-wound-bed-preparation
4. Halim AS, Khoo TL, Saad AZ. Wound bed preparation from a clinical perspective. Indian J Plast Surg. 2012;45(2):193-202.
5. Beitz JM. Wound healing. In: Doughty DB, McNichol LL, editors. Wound Ostomy and Continence Nurses Society core curriculum: Ostomy management. Philadelphia (US): Walters Kluwer; 2016. páginas 24-38.
6. Harries RL, Bosanquet DC, Harding KG. Wound bed preparation: TIME for an update. International Wound Journal. 2016;13(S3):8-14.
7. Atkin L, Bućko Z, Conde Montero E, Cutting K, Moffatt C, Probst A *et al.* Implementing TIMERS: the race against hard-to-heal wounds. J WoundCare 2019; 28(3 Suppl 3):S1–S49.
8. Jaszarowski, K. A., & Murphree, R. W. (2016). Wound cleansing and dressing selection. In D. B. Doughty & L. L. McNichol (Eds.), Wound, Ostomy and Continence Nurses Society core curriculum: Wound management (pp. 131–144). Philadelphia, PA: Wolters Kluwer
9. Petrie K, Cox CT, Becker BC, MacKay BJ. Clinical applications of acellular dermal matrices: A review. Scars Burn Heal. 2022; 19 (8:20595131211038313).
10. Finlayson K, Edwards H, Courtney M. The impact of psychosocial factors on adherence to compression therapy to prevent recurrence of venous leg ulcers. J Clin Nurs 2010; 19(9-10):1289-1297.
11. Ojea AR, Madi O, Neto RML, Lima SE, Carvalho BT, Oeja MAJMR *et al.* Beneficial Effects of Applying Low-Level Laser Therapy to Surgical Wounds After Bariatric Surgery. Photomed Laser Surg. 2016;34(11):580-584.
12. Aragón-Sánchez J, Quintana-Marrero y, Aragón-Hernández C, Hernández-Herero M J. ImageJ: A Free, Easy, and Reliable Method to Measure Leg Ulcers Using Digital Pictures. Int J Low Extrem Wounds. 2017;16(4):269-273.
13. Bilgin M, Günes Uy. A comparison of 3 wound measurement techniques. J Wound Ostomy Cont. 2014;40(6):590-593.
14. Li S, Mohamedi A. H, Senkowsky J, Nair A, Tang L. Imaging in Chronic Wound Diagnostics. Adv Wound Care. 2020;9(5):245–263.
15. Bates-Jensen BM, Vredevoe DL, Brecht ML. Validity and reliability of the Pressure Sore Status Tool. Decubitus. 1992;5(6):20-28.
16. Bates-Jensen B, Sussman C. Tools to measure wound healing. In: Sussman C, Bates-Jensen B, editors. Wound Care, a Collaborative Practice Manual for Health Professionals, 4 ed. Baltimore (US): Lippincott Williams and Wilkins; 2012. p. 131-72.
17. Ratliff CR, Rodeheaver GT. Use of the PUSH tool to measure venous ulcer healing. Ostomy Wound Manage. 2005;51(5):58-63.
18. Alves DFS, Almeida AO, Silva JLG, Morais FI, Dantas SRPE, Alexandre NMC. Translation and Adaptation of the Bates-Jensen Wound Assessment Tool for the Brazilian culture. Texto Contexto Enferm. 2015;24(3):826-833.
19. Maklebust J. Push Tool reality check: audience response. Adv Wound Care 1997; 10(5):102-126.

20. Thomas DR, Rodeheaver GT, Bartolucci AA, Franz RA, Sussman C, Ferrer BA et al. Ulcer Scale for Healing: derivation and validation of the PUSH Tool. The PUSH Task Force. Adv Wound Care 1997;10(5):96-101.
21. Santos VLCG, Azevedo MA, Silva TS, Carvalho VMJ, Carvalho VF. (2005). Adaptação transcultural do pressure ulcer scale for healing (PUSH) para a língua portuguesa. Rev. Latino-Amer. Enferm. 2005;13(3):305-313.
22. Cuzzell JZ. Fórum de cuidados de feridas o novo código de cores RyB. AJN American Journal of Nursing. 1988;88(10):1342-1346.
23. Vieira Santos ICR, Junior JLS, Ribeiro LL, Xavier RF, Almeida RB, Morato JEM. Usability of wound classification system by color – ryb wound classification system. Ciência, Cuidado e Saúde. [Internet] 2017 [cited 2023 Jan 6];16(4). Available from: https://periodicos.uem.br/ojs/index.php/CiencCuidSaude/article/view/34436/pdf
24. Sibbald RG, Williamson D, Orsted HL, Campbell K, Keast D, Krasner D, et al. Preparing the wound bed--debridement, bacterial balance, and moisture balance. Ostomy Wound Manage. 2000;46(11):14-22, 24-8, 30-35.
25. Sibbald RG, Orsted H, Schultz GS, Coutts P, Keast D. International Wound Bed Preparation Advisory Board; Canadian Chronic Wound Advisory Board. Preparing the wound bed 2003: focus on infection and inflammation. Ostomy Wound Manage. 2003;49(11):24-51.
26. Keast DH, Bowering CK, Evans AW, Mackean GL, Burrows C, D'Souza L. MEASURE: A proposed assessment framework for developing best practice recommendations for wound assessment. Wound Repair Regen. 2004;12(3 Suppl):S1-S17.
27. Leaper DJ, Schultz G, Carville K, Fletcher J, Swanson T, Drake R. Int Wound J 2012; 9 (Suppl. 2):14–15.
28. Restrepo-Medrano JC, Soriano JV. Development of a wound healing index for chronic wounds. Gerokomos. 2011;22(4):176-183.
29. Krasner D. Wound healing scale, version 1.0: a proposal. Adv Wound Care. 1997;10(5):82-85.
30. Sussman C, Bates-Jensen B. Wound Care. A collaborative practice manual for health professionals. 3rd Ed. Philidelphia: Wolters Kluwer/Lippincott Williams & Wilkins; 2007.
31. Murphy C, Atkin L, Vega de Ceniga M, Weir D, Swanson T. Documento de consenso internacional. Incorporando a higiene de feridas em uma estratégia proativa de cicatrização de feridas. J Cuidados com Feridas 2022;31:S1–S24.
32. Murphy C, Atkin L, Vega de Ceniga M, Weir D, Swanson T. Documento de consenso internacional. Incorporando a higiene de feridas em uma estratégia proativa de cicatrização de feridas. J Cuidados com Feridas 2022;31:S1–S24.
33. Costa IG, Camargo-Plazas P. The impact of diabetic foot ulcer on individuals' lives and daily routine: A qualitative study informed by social constructivism and symbolic interactionism frameworks. Journal of Wound, Ostomy and Continence Nursing. 2023;50(1):73-77.
34. Dantas JS, Silva ACO, Augusto FS, Agra G, Oliveira, JS, Ferreira LM, et al. Qualidade de vida relacionada à saúde de pessoas com feridas crônicas e fatores associados. Texto Contexto Enferm [Internet]. 2022 [cited 2022 Dec 2]; 31:e20220010. Available from: https://doi.org/10.1590/1980-265X-TCE-2022-0010pt
35. Morais GF da C, Oliveira SH dos S, Soares MJGO. Avaliação de feridas pelos enfermeiros de instituições hospitalares da rede pública. Texto Contexto Enferm [Internet]. 2008 [cited 2022 Dec 2];17(1):98–105. Available from: https://www.scielo.br/j/tce/a/vpfJ5vXCGSqxQ5yv6pr8NDt/abstract/?lang=pt#
36. Garcia T de F, Silva PGA, Barcelos BJ, Miranda M das GR de, Alonso C da S, Abreu MNS, et al. Criteria to evaluate the quality of alginate wound dressings. Rev Bras Enferm [Internet]. 2021 [cited 2022 Nov 10];74(4):e20201091. Available from: https://www.scielo.br/j/reben/a/ctvkdsR9rdF4FQ3FB6GH6XN/?lang=pt#
37. Costa IG, Jones-Bonofiglio K. Promoting autonomy, empowerment and self-management in patients with wounds. Wound Care Canada. 2022;19(2): 28-31.
38. Geovanini T. Tratado de feridas e curativos. São Paulo: Rideel; 2014

39. Mihai MM, Preda M, Lungu I, Gestal MC, Popa MI, Holban AM. Nanocoatings for ChronicWound Repair - Modulation of Microbial Colonization and Biofilm Formation. Int. J. Mol. Sci. 2018;19(4):1-20.
40. Rahim K, Zaleha S, Zhu X, Hui L, Basit A, Franco OL. Bacterial contribution in chronicity of wounds. Microbial Ecology. 2017;73(3):710-21.
41. Miyahara CTS, organizer. Guia Prático Feridas Crônicas [E-Book on the Internet]. Guarapuva: Unicentro; 2021[cited 2022 Dec 1]. Available from: https://www.passeidireto.com/arquivo/107410111/guia-pr-tico-feridas-cronicas-unicentro-61-fd-40-dcdb-78-c
42. Sheehan P, Jones P, Caselli A, Giurini JM, Veves A. Percent change in wound area of diabetic foot ulcers over a 4-week period is a robust predictor of complete healing in a 12-week prospective trial. Diabetes Care. 2003;26(6):1879-1882.
43. Mimi Leong MD, Linda G, Philips MD. Cicatrização. In: Townsend CM, Beauchamp D, Evers BM, Mattos KL. Sabiston Tratado de Cirurgia. 17a.ed. Amsterdã: Elsevier; 2005. p. 183-207.
44. Dunford C. Hypergranulation Tissue. Journal of Wound Care. 1999;8(10):506-507.
45. Vuolo J. Hypergranulation: exploring possible management options. British Journal of Nursing. 2010;l19(6):S4-S8.
46. Atkin L. Chronic wounds: the challenges of appropriate management. Br J Community Nurs. 2019;24(Sup9):S26-S32.
47. Gomes C. Approaching Wounds With Hypergranulation. Journal of Aging & Inovation. 2013;2(2):16-24.
48. Moncrieff M. It´s time to manage hypergranulation. Newsletter of the South Australian Wound Management Association. 2009;69:45.
49. Oliveira BGRB, Castro JBA, Andrade NC. Técnicas Utilizadas na Aferição de Feridas e Avaliação do Processo Cicatricial. Saúde Coletiva. 2005;02(6):57-62.
50. Girondi JBR, Soldera D, Evaristo SM, Locks MOH, Amante LN, Vieira AS. Desbridamento de feridas em idosos na atenção primária em saúde. Enfermagem em Foco [Internet]. 2019 [cited 2023 Jan 3];10(5). Available from: http://revista.cofen.gov.br/index.php/enfermagem/article/view/2669
51. Korelo RIG, Fernandes LCF. Ultrassom terapêutico para cicatrização de feridas: revisão sistemática. ConScientiae Saúde. 2016;15(3):518-529.
52. Ramos P, Alves P, Mota F, Malta D, Almeida A, et al. (2018). Decisão clínico no desbridamento de feridas. Gondomar, Portugal: Associação Portuguesa de Tratamento de Feridas; 2018.
53. Mofazzal Jahromi MA, Sahandi Zangabad P, Moosavi Basri SM, Sahandi Zangabad K, Ghamarypour A, Aref AR, Karimi M, Hamblin MR. Nanomedicine and advanced technologies for burns: Preventing infection and facilitating wound healing. Adv Drug Deliv Rev. 2018;1(123):33-64.
54. Richardson M. The benefits of larval therapy in wound care. Nurs Stand. 2004;19(7):70-72.
55. Mello RDAAD, Espinosa ADM, Souza CJD. (2021). Desbridamento biológico: o uso da terapia larval em feridas complexas. Revista Multidisciplinar em Saúde. 2021;2(3):53.
56. Viana LP, Cunha FV, Vador RMF, Menêses TMF. The Nurse's performance in the application of Larval Therapy for lesions of difficult healing. Brazilian Journal of Health Review. 2020;3(6):16945-16958.
57. Menoita E, Seara A, Santos V. Plano de Tratamento dirigido aos Sinais Clínicos da Infeção da Ferida. Journal of Aging & Inovation. 2014;3(2): 62-73.
58. Li S, Renick P, Senkowsky J, Nair A, Tang L. Diagnostics for Wound Infections. Adv Wound Care. 2021;10(6):317-327.
59. Serena TE, Harrell K, Serena L, yaakov RA. Real-time bacterial fluorescence imaging accurately identifies wounds with moderate-to-heavy bacterial burden. J Wound Care. 2019;28(6):346-357.
60. Sibbald RG, Woo Ky, Queen D. Wound bed preparation and oxygen balance--a new component? Int Wound J. 2007;4 Suppl 3(Suppl 3):9-17.
61. Sibbald RG, Goodman L, Woo Ky, Krasner DL, Smart H, Tariq G, et al. Special considerations in wound bed preparation 2011: an update©. Adv Skin Wound Care. 2011;24(9):415-436.

62. Bryant R, Nix D. Acute and Chronic Wounds. Amsterdã: Elsevier; 2023.
63. Moraes JT, Borges EL, Lisboa CB, Cordeiro DCO, Rosa EG, Rocha NA. Conceito e classificação de lesão por pressão: atualização do national pressure ulcer advisory panel. Enferm. Cent. O. Min. 2016; 6(2):2292-2306.
64. Dowsett C, Swanson T, Karlsmark T. A focus on the Triangle of Wound Assessment – addressing the gap challenge and identifying suspected biofilm in clinical practice. Wounds International. 2019:10(3):34-39.
65. LeBlanc K, Beeckman D, Campbell K, et al. Best practice recommendations for prevention and management of periwound skin complications. Wounds International; 2021. Available online at: www.woundsinternational.com
66. Holloway S, Mahoney K. Periwound skin care considerations for older adults. Br J Community Nurs. 2021;26(Sup6):S26-S33.
67. Souza MAO, Souza NR, Melo JTS, Xavier MACA, Almeida GL, Santos ICRV. Odor evaluation scales for odor in neoplastic wounds: an integrative review. Rev Bras Enferm. 2018;71(5):2552-2560.
68. Williams C. Role of CarboFlex in the nursing management of wound odour. Br J Nurs[Internet]. 2001 [cited 2023 Jan 11];10(2):122-125. Available from: http://www.magonlinelibrary.com/doi/pdf/10.12968/bjon.2001.10.2.5395
69. Browne N, Grocott P, Cowley S, Cameron J, Dealey C, Keogh A et al. Wound Care Research for Appropriate Products-WRAP: validation of the TELER method involving users. Int J Nurs Stud [Internet]. 2004 [cited 2023 Fev16];41(5):559-571. Available from: http://www.journalofnursingstudies.com/article/S0020-7489(03)00209-8/pdf
70. Shirasu M, Nagai S, Hayashi R, Ochiai A, Touhara K. Dimethyl trisulfide as a characteristic odor associated with fungating câncer wounds. Biosci Biotechnol Biochem [Internet]. 2009;73(9):2117-20. Available from: https://www.jstage.jst.go.jp/article/bbb/73/9/73_90229/_pdf/-char/en
71. Ferreira SAdC, González CVS, Thum M, et al. Terapia tópica para controle da dor em feridas neoplásicas malignas: revisão de escopo. SciELO Preprints [Internet]. 2022 [cited 2022 Dec 15]. Available from: 10.1590/scielopreprints.4518.https://europepmc.org/article/ppr/ppr531142
72. Gardner SE, Abbott LI, Fiala CA, Rakel BA. Factors associated with high pain intensity during wound care procedures: A model. Wound Repair Regen. 2017;25(4):558-563.
73. Araújo TM, da Silva ASJ, Brandão MGSA, Barros LM, Veras VS. Virtual reality in pain relief during chronic wound dressing change. Rev esc enferm USP [Internet]. 2021 [cited 2023 Mar 25];55:e20200513. Available from: https://doi.org/10.1590/1980-220X-REEUSP-2020-0513.
74. Rose-McGuckin K. Wound Management Photography. 2022 [cited 2023 Jan 11]. Available from: https://www.imi.org.uk/wp-content/uploads/2019/04/2019_Apr_IMINatGuidelines_Wound-Management.pdf
75. Brasil. Lei 10406/2002. Institui o Código Civil. Brasília, DF: Casa Civil; 2002 [cited 2023 Jan 5]. Available from: https://www.planalto.gov.br/ccivil_03/leis/2002/l10406compilada.htm

O USO TERAPÊUTICO DO *LASER* DE BAIXA INTENSIDADE

CAPÍTULO 5

Renata de Almeida Silva
Ronivaldo Pinto Ferreira
Vanessa Viol de Oliveira
Maria Clara Salomão e Silva Guimarães

RESUMO

Ao concluir a leitura desse capítulo é esperado que o leitor aprofunde seu conhecimento sobre a morfologia e a cicatrização da pele, relacionando esses conceitos aos efeitos biológicos da fotobiomodulação e o benefício da associação dessa terapia adjuvante na reparação tecidual. Terá ainda conhecimento sobre as diversas indicações clínicas do uso da laserterapia de baixa intensidade nos atendimentos em saúde.

Palavras-Chave: *fotobiomodulação; laser de baixa intensidade; cicatrização de feridas; enfermagem.*

INTRODUÇÃO

A pele é um órgão de extrema importância para o organismo pois funciona como uma barreira física contra o meio externo, além de desempenhar diversas funções vitais de comunicação e controle que garantem a homeostase do corpo.[1] É importante destacar que se trata de um órgão que vive em constante transformação.[2]

Quando acontece um rompimento na integridade dessa barreira há o surgimento de uma ferida, o que representa eventos que afetam a fisiologia da pele, em especial aquelas que acometem a camada dérmica. Para o restabelecimento da função de barreira, o organismo desempenha processos para desencadear a cicatrização. O processo de cicatrização apresenta a finalidade de cura das feridas e restabelecimento da homeostasia da pele e se desenvolve em fases, com uma evolução natural, desde que não existam fatores que o desarmonizem e que contribuam para que o mesmo se torne crônico.[3]

Quanto melhor o processo de cicatrização, mais rápido a pele restabelece sua função protetora possibilitando o retorno à homeostase do organismo. A associação da fotobiomodulação no tratamento das feridas promove a modulação da fase inflamatória, favorecendo, ainda, as fases proliferativa e de remodelação.[4]

Dessa forma, esse capítulo irá discorrer sobre a associação da fotobiomodulação no processo mais rápido e competente de cicatrização das feridas.

CARACTERIZAÇÃO MORFOLÓGICA E FUNCIONAL DA PELE

A pele é o maior órgão do corpo humano e recobre cerca de 7.500 cm² da superfície de indivíduo adulto. Esse órgão é visto como uma proteção estática entre o organismo e

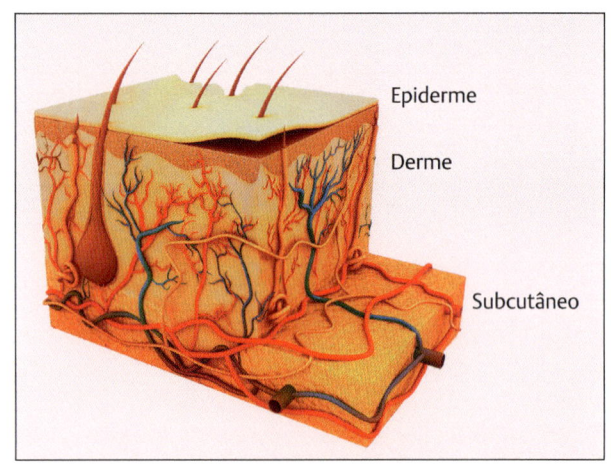

Fig. 5-1. Camadas da pele. (Fonte: elaborada pelos autores; 2023.)

o mundo exterior, sendo suas principais funções a de regulação térmica, tanto pelo isolamento quanto pela transpiração, envolvimento no funcionamento do sistema nervoso e na regulação do teor de água, e proteção do organismo de lesões mecânicas, microrganismos, substâncias e radiações presentes no ambiente.[5,6]

Geralmente, apenas quando a pele está doente, com cicatrizes ou envelhecida, percebe-se a sua importância nas atividades diárias. Ainda, ela nos fornece informações da fisiologia sistêmica do corpo por meio de sinais físicos, como rubor, sudorese e palidez, e pode nos informar sobre estados patológicos.[5,6]

Na pele se encontra uma estrutura com duas camadas distintas, a epiderme e a derme; e, logo abaixo da derme, um tecido subcutâneo (Fig. 5-1). Esse não faz parte da pele, mas representa a região de união entre a pele e outros órgãos.[6]

A epiderme é composta por tecido epitelial estratificado pavimentoso e queratinizado, considerada a camada superficial e biologicamente mais ativa, pois a camada basal do epitélio (estrato basal) está em constante renovação. É compactada densamente pelas células epiteliais a uma profundidade entre 75 e 150 m – até 600 μm de espessura nas palmas das mãos e solas dos pés.[6,7]

A flexibilidade da camada epidérmica se dá pela presença de corneócitos de dimensões de 30 a 40 μm de diâmetro e espessura de 0,1 a 1,0 μm embutidos em uma matriz multifacetada de lipídios (Fig. 5-2). O alto teor de lipídios, provenientes de ceramidas, colesterol e ácidos graxos originados pelo estrato granuloso, é responsável pela firmeza e lucidez parcial da epiderme. Já a membrana basal é um complexo conjunto de colágeno IV, laminina, nidogênio, perlecan, proteoglicanos de sulfato de heparina e moléculas juncionais que está envolvida na junção dermoepidérmica que define e também adere a epiderme e a derme, proporcionando uma forte barreira mecânica contra patógenos.[6,7]

Sendo a primeira barreira de proteção do organismo, a epiderme é composta por quatro tipos de células ligadas entre si com funções diferentes. São elas os queratinócitos – responsáveis pela produção de queratina – , os melanócitos – que têm a função de produzir melanina –, as células de Merkel – que conferem a sensação de tato – e as células de Langerhans – responsáveis pela fagocitose e ativação dos linfócitos T.[5-7]

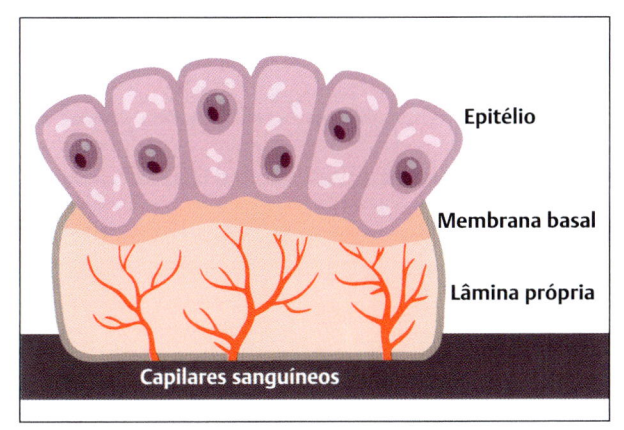

Fig. 5-2. Estruturas da epiderme. (Fonte: elaborada pelos autores; 2023.)

Como já citado anteriormente, a pele pode apresentar reações de doenças sistêmicas, e essas reações são, na sua maioria, manifestadas na epiderme.[5,6] Exemplificando essa colocação, em uma revisão sistemática sobre as manifestações cutâneas apresentadas durante a infecção causada pelo vírus SARS-CoV-2 (Covid-19), pesquisadores descobriram que a enzima conversora de angiotensina 2 (ECA2) foi expressa na pele, principalmente nos queratinócitos. Isso fornece uma evidência de infecção percutânea ou entrada de vírus em pacientes através da pele e as manifestações decorrentes na epiderme.[8]

Já a derme é um tecido conjuntivo que sustenta a epiderme, tem geralmente menos de 2 mm de espessura, mas pode ter até 4 mm – como, por exemplo, o dorso de um adulto – e fornece a maior parte da resistência mecânica da pele. As forças de cisalhamento e a resistência à ruptura da derme são de 5 a 15 MPa* na face e até 27 MPa na pele do dorso. Substâncias como o colágeno e a elastina, que conferem elasticidade à pele, estão localizadas nessa camada. A predominância encontrada de colágenos são o tipo I (80-90%) e o tipo III (10-20%), embora o tipo IV e outros colágenos também sejam identificados nesta região. A configuração das fibras de colágeno da derme forma amarras verticais visíveis ou "retináculo cútis" que dá origem às calhas – linhas de Langer – vistas na superfície epidérmica. Já as fibras elásticas da derme se degradam com a idade e não são substituídas.[6,9,10]

É também na camada da derme, especificamente na derme reticular, camada mais profunda, formada por tecido conjuntivo denso não modelado, devido a uma inflamação contínua, que ocorrem as cicatrizes hipertróficas e queloides. E essa inflamação da derme reticular, que começa imediatamente após a lesão inicial, só se torna visível na epiderme aproximadamente 3 meses após a ocorrência da lesão.[11]

Já o tecido subcutâneo consiste principalmente de tecido conjuntivo frouxo que, dependendo do local, forma camadas deslizantes ou grandes bolsas de tecido adiposo que isolam e protegem a pele. É uma área rica em proteoglicanos e glicosaminoglicanos, que

---

* Mega Pascal: Pressão exercida por uma força de 1 newton, uniformemente distribuída sobre uma superfície plana de 1 metro quadrado de área, perpendicular à direção da força. Mega Pascal (MPa) = 1 milhão de Pascal = 10,1972 kgf/cm². Isso quer dizer que se há uma resistência característica de 25 MPa, significa que o objeto resiste a 250 quilos de carga por cm².

atraem fluido para dentro do tecido, conferindo-lhe propriedades semelhantes às mucosas. Os tipos de células encontradas são fibroblastos, células adiposas e macrófagos que têm um papel particular na homeostase dos adipócitos na obesidade, possivelmente associados à remodelação tecidual, podendo estimular a termogênese da gordura durante a exposição a frio e exercício.[6,12]

Os adipócitos são organizados em lóbulos com os septos fibrosos, rico suprimento sanguíneo e linfático entre eles. Essa característica microvascular age como um reservatório ativo para o fluido intersticial que pode modificar ativamente a rigidez estrutural do tecido. A composição de glicosaminoglicano, hialurona e proteoglicano da matriz atua como uma esponja para o fluido intersticial quando as pressões osmóticas capilares são excedidas, por exemplo, durante a inflamação. O edema tecidual é limitado pelos componentes fibrosos deste tecido, que tem demonstrado ter um papel ativo no aumento ou diminuição da pressão do compartimento intersticial através da tensão do citoesqueleto que as células exercem sobre as fibrilas de colágeno. A integridade desses microvacúolos é, portanto, importante para a homeostase da distribuição de fluidos no corpo.[12,13]

Mas todas essas estruturas podem sofrer diferenças. No Quadro 5-1 são apresentadas essas especificidades.

Quadro 5-1. Diferenças e Características na Dinâmica da Pele

Diferenças	Características
Localização no corpo humano	Apesar de terem concentrações semelhantes de colágeno, estudos mostraram que certas partes do corpo variam em termos de frouxidão, espessura e extensibilidade, indicando que a estrutura dérmica ou hipodérmica influencia o módulo de elasticidade geral nesses locais[14]
Raça	O estrato córneo na pele africana é mais espesso, mas com menor teor de lipídios e água que a epiderme caucasiana. A pele africana também tem um número maior de mastócitos, o que pode ser um fator inflamatório para a maior incidência de cicatrizes hipertróficas e queloides. A pele asiática é a mais fina e com maior teor de lipídios e água, sendo a face de asiáticos e causeanos, a que tem menos poros e arquitetura de poros mais lisa do que a observada na pele hispânica e africana[15,16]
Sexo	A pele é mais espessa nos homens do que nas mulheres, e a perda de estrogênio na menopausa faz com que esta fique ainda mais fina. Os homens têm mais amarras fibrosas, com menores compartimentos lobulares de gordura, enquanto as mulheres têm lóbulos maiores com menos septações fibrosas e quando apresentam espessamento das septações fibrosas por meio de alteração fibrosa vascular ou linfática, ou a gordura satura os compartimentos fibrosos, ocorre ondulações da celulite[17,18]
Idade	Com o avançar da idade, o número de canais topográficos cutâneos diminui, resultando em regiões de platôs maiores fazendo com que as linhas visíveis se dobrem e se aprofundem. Há enrijecimento do estrato córneo, com perda de ecogenicidade e enfraquecimento da derme superior que leva ao aparecimento de rugas. O colágeno torna-se mais escasso e menos solúvel na pele envelhecida, mas mais espessa e solúvel na pele danificada pelo sol. Estudos encontraram uma perda generalizada do volume da pele de 30% aos 50 anos para 52% aos 80 anos. Xerose, hiperplasia melanocítica e telangiectasia são comuns nessa fase[19,20]

Fonte: elaborado pelos autores, 2022.

Quadro 5-1. (Cont.) Diferenças e Características na Dinâmica da Pele

Diferenças	Características
Doenças associadas	Acantose e aumento das fibras nervosas intraepidérmicas são sinais característicos da dermatite atópica[21,22] Na síndrome de Stevens-Johnson e epidermólise bolhosa há a perda da integridade da junção dermoepidérmica[21,22] Na obesidade, as alterações histológicas incluem matriz acelular degradada, manchas de inflamação, arquitetura anormal do colágeno, perda de elastina e áreas de tecido cicatricial que eventualmente levam à pele fibrótica, inelástica e endurecida, com tendência à ulceração[21,22] Queimaduras e sepse grave podem resultar no "encharcamento" do compartimento do tecido muito rapidamente na fase aguda da lesão levando à perda de fluido do "terceiro espaço"[21,22] Nas doenças bacterianas graves podem ocorrer trombose e celulite. Condições fibróticas, como desmoplasia, esclerodermia e alterações na radioterapia, podem ter mudanças dramáticas na mobilidade e profundidades da arquitetura da pele[21,22] A *diabetes melito* não controlada aumenta o risco de microangiopatia e suas complicações associadas, e torna a pele suscetível a várias infecções[23] Na hipertensão arterial sistólica há uma difusão diminuída de nutrientes através do espaço intersticial, acarretando desnutrição da pele e tecido subcutâneo. A alteração na parede dos vasos leva ao aparecimento de edema associado ao endurecimento da pele e manchas dérmicas de hemossiderina, provocando alterações da cor marrom-amarelada, que culminam com alterações dos tecidos[24] Na insuficiência renal crônica distúrbios relacionados com o estado de uremia crônica ou a própria técnica de diálise reflete em reações cutâneas: xerose, distúrbios de pigmentação, prurido, palidez, unhas e cabelos danificados[25]

Fonte: elaborado pelos autores, 2022.

Em relação à fotobiomodulação nas estruturas da pele, sua absorção acontece pelas hemoglobinas, dentro dos capilares, após a transmissão e espalhamento no tecido irradiado. Os capilares têm a função de permitir a troca de substâncias entre o sangue e os tecidos adjacentes. É através deles, portanto, que as células conseguem receber oxigênio e nutrientes necessários para o seu funcionamento. Esses capilares estão presentes em todas as estruturas do corpo humano, especialmente na camada reticular da derme.[26]

Dessa forma, é preciso que o profissional de saúde tenha conhecimento do padrão de microarquitetura da pele para compreender como tratar feridas e a utilização de terapias adjuvantes, como o *laser* de baixa intensidade, no processo cicatricial e funcional desse órgão.

PROCESSO DE CICATRIZAÇÃO DE FERIDA

As feridas são definidas como uma ruptura da estrutura anatômica normal, podendo ser causadas por vários fatores como traumas físicos, químicos, mecânicos ou desencadeadas por um distúrbio clínico.[27]

O processo de cicatrização dessas lesões consiste em quatro fases altamente integradas e sobrepostas: hemostasia, inflamação, proliferação e remodelação do tecido (Fig. 5-3).[27] Essas fases e suas funções biofisiológicas devem ocorrer em uma sequência adequada, em dado momento, e continuar por uma duração específica em uma intensidade ótima. O profissional de saúde precisa entender que existem vários fatores que podem afetar a cicatrização de feridas e que interferem em uma ou mais fases desse processo, causando reparo tecidual inadequado.

Hemostasia
- Constrição vascular
- Agregação plaquetária
- Degranulação e formação de fibrina (trombo)

Proliferação
- Reepitelização
- Angiogênese
- Síntese de colágeno
- Formação de matriz extracelular

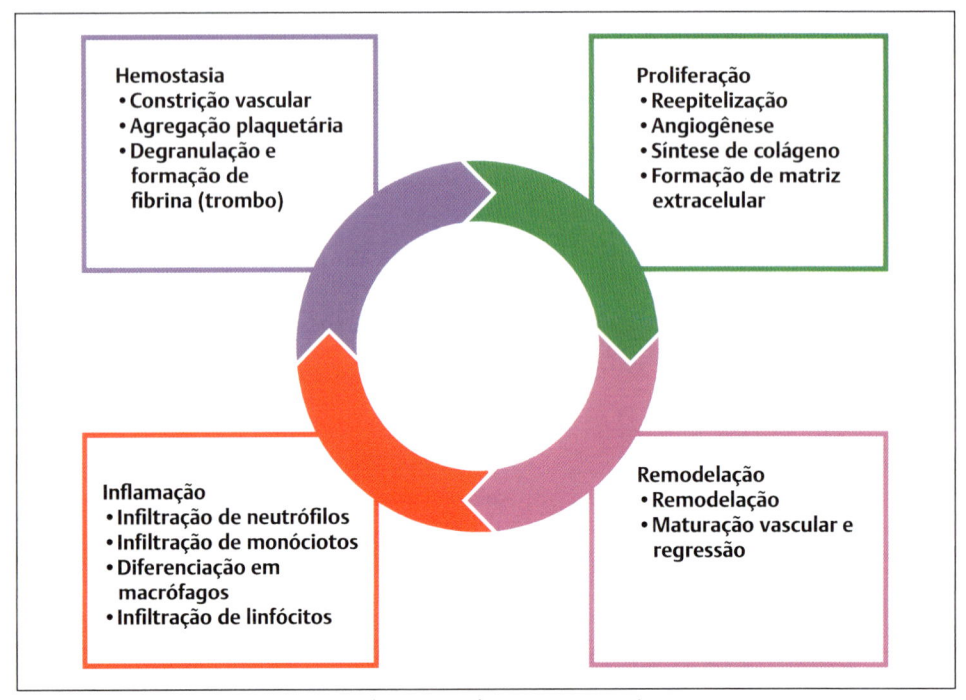

Inflamação
- Infiltração de neutrófilos
- Infiltração de monóciotos
- Diferenciação em macrófagos
- Infiltração de linfócitos

Remodelação
- Remodelação
- Maturação vascular e regressão

Fig. 5-3. Fases da cicatrização. (Fonte: elaborada pelos autores; 2023.)

As feridas que apresentam cicatrização prejudicada, incluindo as agudas tardias e as de difícil cicatrização, geralmente, não progrediram nas fases esperadas de cicatrização. Tais feridas frequentemente entram em um estado de inflamação patológica devido a um processo de cicatrização adiado, incompleto ou descoordenado.[27] Uma grande quantidade de pesquisas tem sido direcionada para a compreensão dos fatores críticos que influenciam as feridas de cicatrização deficiente.

A cicatrização de feridas é um processo dinâmico que consiste em quatro fases contínuas, sobrepostas e precisamente programadas. Os eventos de cada fase devem acontecer de forma precisa e regulada. Interrupções, alterações ou prolongamento no processo podem levar à cicatrização retardada ou a uma ferida que não cicatriza.[27]

A cicatrização ideal envolve os eventos: hemostasia rápida; inflamação apropriada; diferenciação, proliferação e migração de células mesenquimais para o local da ferida; angiogênese adequada; reepitelização imediata; síntese adequada, reticulação e alinhamento do colágeno para fornecer força ao tecido em cicatrização.[28,29]

A primeira fase da hemostasia começa imediatamente após o ferimento, com constrição vascular e formação de coágulos de fibrina. O coágulo e o tecido circundante da ferida liberam citocinas pró-inflamatórias e fatores de crescimento, como fator de crescimento transformador (TGF-β), fator de crescimento derivado de plaquetas (PDGF), fator de crescimento de fibroblastos (FGF) e fator de crescimento epidérmico (EGF). Uma vez controlado o sangramento, as células inflamatórias migram para a ferida (quimiotaxia) e promovem a fase inflamatória, caracterizada pela infiltração sequencial de neutrófilos, macrófagos e linfócitos.[28,30,31] Uma função crítica dos neutrófilos é a eliminação de micróbios invasores e detritos celulares na área, embora essas células também produzam substâncias como proteases e espécies reativas de oxigênio (ROS), que causam alguns danos adicionais aos espectadores.

Os macrófagos desempenham vários papéis na cicatrização de feridas. Na lesão inicialmente liberam citocinas, as que promovem a resposta inflamatória mediante recrutamento e ativação de leucócitos adicionais. Os macrófagos também são responsáveis por induzir e eliminar células apoptóticas – incluindo neutrófilos – e à medida que vão eliminando essas células, passam por uma transição fenotípica para um estado reparador, o qual estimula os queratinócitos, fibroblastos e angiogênese, a fim de promover a regeneração tecidual.[27] Desta forma, os macrófagos promovem a transição para a fase proliferativa da cicatrização.

Por conseguinte, os linfócitos T migram para as feridas seguindo as células inflamatórias e os macrófagos, e atingem o pico durante a fase de proliferação tardia/remodelação precoce. O papel destes não é completamente compreendido, e trata-se de uma área atual de vasta investigação científica. Nessa perspectiva, estudos sugerem que a infiltração tardia de células T, juntamente com a diminuição da concentração de células T no local da ferida, está associada à cicatrização prejudicada, enquanto outros relataram que as células CD 4+ (células T auxiliares) têm um papel positivo na cicatrização de feridas e as CD8+ (células T-supressoras citotóxicas), papel inibitório.[32,33] Pesquisa em camundongos deficientes em células T e B evidencia que a formação de cicatrizes é diminuída pela ausência de linfócitos.[34]

Além disso, as células T gama-delta da pele regulam muitos aspectos da cicatrização de feridas, incluindo a manutenção da integridade do tecido, defesa contra patógenos e regulação da inflamação. Essas células também são chamadas de células T epidérmicas dendríticas (DETC), devido à sua morfologia dendrítica única. DETC são ativados por queratinócitos estressados, danificados ou transformados e produzem fator de crescimento de fibroblastos 7 (FGF-7), fatores de crescimento de queratinócitos e fator de crescimento semelhante à insulina-1, para apoiar a proliferação de queratinócitos e a sobrevivência celular. O DETC também gera quimiocinas e citocinas que contribuem para o início e a regulação da resposta inflamatória durante a cicatrização. Enquanto o *cross-talk* entre células T gama-delta da pele e queratinócitos contribui para a manutenção de uma pele normal e cicatrização de feridas.

Camundongos com deficiência ou falta de células T gama-delta da pele tiveram atraso no fechamento da ferida e uma diminuição na proliferação de queratinócitos no local da ferida.[35,36]

A seguir há a fase proliferativa, que se sobrepõe à inflamatória, e é caracterizada pela proliferação epitelial e migração sobre a matriz provisória dentro da ferida – reepitelização. Na derme reparadora, fibroblastos e células endoteliais são os tipos de células mais proeminentes presentes e suportam o crescimento capilar, a formação de colágeno e de tecido de granulação no local da lesão. No leito da ferida, os fibroblastos produzem colágeno, bem como glicosaminoglicanos e proteoglicanos, que são os principais componentes da matriz extracelular (MEC). Após proliferação robusta e síntese de MEC (Fig. 5-4), a cicatrização entra na fase final de remodelação, que pode durar anos. Nesta fase ocorre a regressão de muitos dos capilares recém-formados, de modo que a densidade vascular da ferida volte ao normal. A lesão também sofre contração física durante todo o processo de cicatrização, que se acredita ser mediada por fibroblastos contráteis, os miofibroblastos.[28,31]

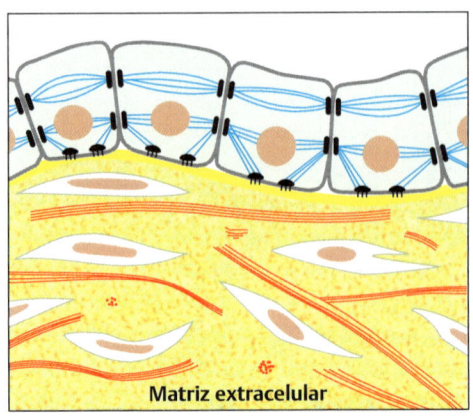

Fig. 5-4. Matriz extracelular. (Fonte: elaborada pelos autores; 2023.)

Destaca-se que o papel das células-tronco (CT) na cicatrização e na regeneração tecidual é um tópico de crescente atenção de pesquisa, com foco no papel das células-tronco adultas, como as epidérmicas e aquelas derivadas da medula óssea (BMDCs). As células-tronco epidérmicas residem na área do bojo dos folículos pilosos e na camada basal da epiderme e dão origem aos queratinócitos que migram e reepitelizam as feridas. A pele normal também é um órgão-alvo para BMDCs.

Duas populações principais de células-tronco estão presentes na medula óssea: CT hematopoiética (HSC) e CT mesenquimais (MSC). As BM-MSCs são capazes de se diferenciar em uma variedade de tipos de células, incluindo adipócitos, osteoblastos, condrócitos, fibroblastos e queratinócitos.[37,38] As células progenitoras endoteliais (EPCs) derivadas da linhagem HSC são células-chave que contribuem para a neovascularização. Ambos BM-MSCs e EPCs estão envolvidos no processo de cicatrização de feridas cutâneas. A hipóxia induzida por feridas desencadeia a mobilização de CPEs da medula óssea para a circulação, desempenhando um papel significativo no processo de neovascularização.[38]

Vários tipos de células diferentes estão envolvidos no processo de cicatrização de feridas e, como descrito acima, as atividades celulares podem variar durante os diferentes estágios de reparo tecidual. A complexidade e a coordenação do processo de cura são grandes obstáculos para as abordagens terapêuticas, uma vez que qualquer terapêutica deve ser efetivamente sequenciada para o estágio apropriado.[27]

Os estágios de comprometimento tecidual são apresentados da seguinte forma:[27]

- *Estágio I:* comprometimento da epiderme apenas, sem perda tecidual.
- *Estágio II:* ocorre perda tecidual e comprometimento da epiderme, derme ou ambas.
- *Estágio III:* Há comprometimento total da pele e necrose do tecido subcutâneo, entretanto não atinge a fáscia muscular.
- *Estágio IV:* há extensa destruição de tecido, chegando a ocorrer lesão óssea ou muscular ou necrose tissular.

Ainda em relação ao processo de cicatrização, é importante registrar que existem três formas pelas quais uma ferida pode cicatrizar e dependem da quantidade de tecido lesado ou danificado e da presença ou não de infecção: primeira intenção, segunda intenção, terceira intenção ou fechamento primário retardado (Quadro 5-2).

Quadro 5-2. Formas da Cicatrização Normal

Formas	Descrição
Primeira intenção	É o tipo de cicatrização que ocorre quando as bordas são retidas ou aproximadas. Há perda mínima de tecido, ausência de infecção e edema mínimo. A formação de tecido de granulação não é visível. Exemplo: ferida operatória.
Segunda intenção	Neste tipo de cicatrização ocorre perda excessiva de tecido, com a presença ou não de infecção, e aproximação primária das bordas não é possível. Portanto, a lesão é deixada aberta para ter o fechamento por meio de contração e epitelização.
Terceira intenção	Designa a aproximação das margens da ferida – pele e subcutâneo – após o tratamento aberto inicial. Isto ocorre principalmente quando há presença de infecção na ferida, que deve ser tratada primeiramente, para então ser suturada posteriormente.

Adaptado de Guo S, et al.[27]

FATORES QUE AFETAM A CICATRIZAÇÃO DE FERIDAS

Múltiplos fatores podem levar à cicatrização prejudicada de feridas. Em termos gerais, os fatores que influenciam esse processo podem ser categorizados em locais e sistêmicos. Como apresentado no Quadro 5-3, os fatores locais são aqueles que influenciam diretamente as características da própria ferida, enquanto os fatores sistêmicos são condições relacionadas com o estado geral de saúde ou doença da pessoa, que afetam sua capacidade de reconstituição tecidual. Muitos desses fatores estão relacionados e os fatores sistêmicos atuam por meio dos efeitos locais.[27]

Quadro 5-3. Fatores que Afetam a Cicatrização de Feridas

Fatores locais
▪ Oxigenação
▪ Corpo estranho
▪ Insuficiência venosa
Fatores sistêmicos
▪ Hormônios
▪ Estresse
▪ Doenças: diabetes, queloides, fibrose, distúrbios hereditários
▪ Obesidade
▪ Medicamentos: esteroides, quimioterapia, glicocorticoides, anti-inflamatórios não esteroides e outros
▪ Etilismo
▪ Tabagismo
▪ Condições imunocomprometidas: câncer, radioterapia e outros
▪ Desnutrição

Adaptado de Guo S, et al.[27]

USO DA FOTOBIOMODULAÇÃO NO PROCESSO DE CICATRIZAÇÃO

A fotobiomodulação, quando aplicada em feridas cutâneas, é capaz de promover importantes efeitos fisiológicos propiciando a redução da fase inflamatória, favorecendo a angiogênese e a produção de componentes da matriz extracelular e sua organização. Além de reduzir a área da lesão e acelerar o processo de cicatrização, a laserterapia tem a vantagem de ser facilmente administrada. Esses benefícios auxiliam na promoção da qualidade de vida do paciente e na minimização de possíveis complicações,[27] como resolução anti-inflamatória, neoangiogênese, proliferação epitelial e fibroblastos, síntese e deposição de colágeno, revascularização e contração da ferida.

Os efeitos benéficos dessa terapia contemplam efeito proliferativo, pois aumentam a neoangiogênese; a síntese de fibroblastos, colágenos e adenosina trifosfato; o efeito fibrinolítico, que facilita a fibrinólise; o efeito antiedematogênico, pois facilita o retorno venoso e linfático; o efeito anti-inflamatório, pois interfere na síntese de prostaglandinas; o efeito analgésico, no qual ocorre liberação de substâncias quimiotáxicas que estimulam a liberação de endorfinas; o efeito bactericida, devido ao aumento da quantidade de interferon; e a ação direta na membrana bacteriana.[39]

Embora alguns estudos tenham demonstrado os efeitos da radiação do *laser* de baixa intensidade nos tecidos, a literatura ainda é bastante conflitante em relação aos mecanismos responsáveis pela atividade mitótica e os parâmetros ideais para estimular a cicatrização do tecido epitelial. Mais pesquisas são necessárias para investigar a melhor intensidade do *laser* no processo de cicatrização, bem como entender como isso funciona no nível celular.[40,41]

Grande parte dos estudos acerca da temática mostram que a fotobiomodulação teve efeitos positivos na cicatrização de feridas. Porém, observou-se que o protocolo de aplicação do *laser* nas feridas difere entre as pesquisas no que diz respeito ao comprimento de onda, potência de saída, irradiação, tempo de aplicação, dose e quantidade de aplicações, confundindo a comparação direta entre estudos e estabelecimento de ótimos parâmetros de irradiação para o tratamento de feridas.[40-44]

EFEITOS BIOLÓGICOS DA FOTOBIOMODULAÇÃO NO TECIDO HUMANO

O processo de reparo do tecido em uma lesão constitui uma reação dinâmica, a qual compreende diferentes e sucessivos eventos, tais como: inflamação, proliferação celular e síntese de elementos constituintes da matriz extracelular, incluindo as fibras colágenas, elásticas e reticulares. Esses eventos estabelecem uma reação restauradora da destruição ou perda tecidual, podendo ser realizado pela substituição de um tecido idêntico ao original, caracterizando a regeneração, ou por neoformação de um tecido, que substitui o que foi perdido ou lesionado com alteração da arquitetura tecidual, caracterizando a cicatrização.[45,46]

Uma terapêutica adjuvante na biomodulação desse processo de reparo tecidual é a aplicação do *laser* de baixa intensidade. Quando empregada nos tecidos e nas células, não é fundamentada em aquecimento, ou seja, a energia dos fótons absorvidos não é transformada em calor, mas em efeitos fotobiológicos, fotoquímicos e/ou fotofísicos. Quando a luz do *laser* interage com as células e tecidos, na dose adequada, certas funções celulares podem ser estimuladas, como os linfócitos, mastócitos, o aumento na produção de adenosina trifosfato (ATP) mitocondrial e a proliferação de vários tipos de células, promovendo, assim, efeitos anti-inflamatórios. Comprimentos de onda na faixa de 500 a 700 nm são adequados para tratar traumas de tecidos superficiais pela sua baixa penetração e alta absorção; enquanto comprimentos de onda entre 800 e 1.000 nm são adequados para lesões de tecidos mais profundos pela baixa absorção e alta penetração.[47,48]

Mas primeiramente, é preciso entender esse processo terapêutico no tecido humano. As interações luz-tecido são classificadas em quatro processos: absorção, reflexão, espalhamento e transmissão. Para fins de especificação dos benefícios terapêuticos, essas interações podem ser amplamente divididas em produtivas – absorção e espalhamento ou não produtivas – reflexão e transmissão. Tais interações são determinadas pelas propriedades físicas da luz – comprimento de onda, pulso, energia total, duração e composição do tecido –, que irão determinar a eventual eficácia terapêutica.[49,50]

A efetividade da penetração da luz no tecido humano está associada aos espectros de absorção de três principais cromóforos biológicos: melanina na epiderme, hemoglobina (oxiemoglobina e desoxiemoglobina) no sangue dentro da derme e da água nos tecidos.

Os comprimentos de onda azuis (435-500 nm) são absorvidos por melanina, sangue e porfirinas, enquanto os de onda vermelha (620-750 nm) penetram mais profundamente, já que estão sujeitos a menor absorção pelo sangue e melanina. Esses cromóforos principais têm o menor impacto – absorção – nos comprimentos de onda do infravermelho próximo (750-950 nm), onde a água se torna mais importante. Se não houver cromóforos específicos de comprimento de onda relevantes nos tecidos, os fótons passam pelo tecido como transmissão total sem produzir quaisquer efeitos biológicos (não produtivos).[51] Entre as moléculas, observou-se que o colágeno dérmico é predominantemente responsável pela dispersão da luz.[49]

Existem três mecanismos moleculares que fornecem uma justificativa biológica para intervenções da fotobiomodulação em contextos fisiopatológicos no tecido humano (Fig. 5-5):[52,53]

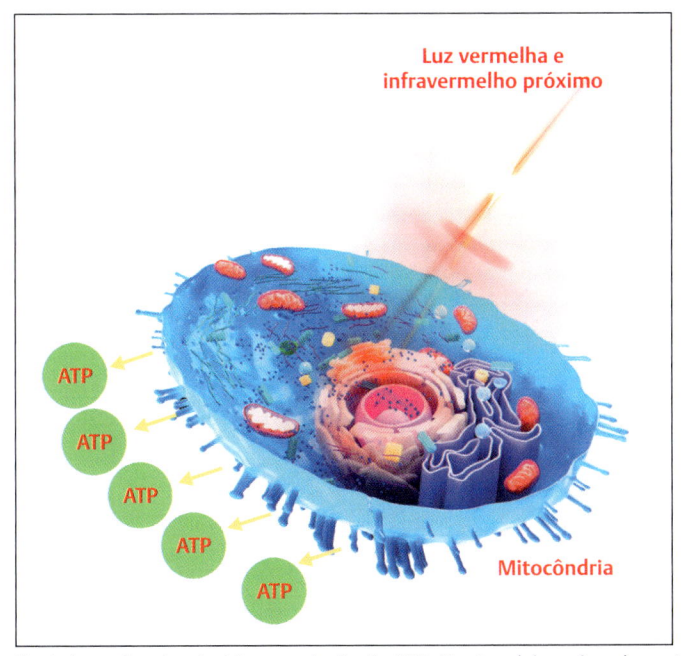

Fig. 5-5. Absorção da luz pela mitocôndria e produção de ATP. (Fonte: elaborada pelos autores; 2023.)

- Absorção de comprimentos de onda específicos de luz por uma enzima-chave da cadeia respiratória dentro da mitocôndria, a citocromo C oxidase.
- Receptores e transportadores de membrana celular modulados por luz, como as opsinas – grupo de proteínas sensíveis à luz, potencial de receptor transitório vaniloide tipo 1-V1 – canal de cálcio, e receptor de hidrocarboneto aril – regulação de processos biológicos e resposta imune.
- Ativação de um fator de crescimento transformador (TGF-β), na proliferação e na diferenciação celular.

No entanto, outros mecanismos podem ser específicos para tecidos como o ósseo e a cartilagem. No tecido ósseo, as evidências sugerem um aumento da densidade óssea e de marcadores da expressão de osteogênese como a osteocalcina (proteína da matriz óssea produzida pelos osteoblastos) e o fator de transcrição Runx2 (gene essencial para a diferenciação osteoblástica que ativa e/ou reprime outros genes envolvidos na formação do tecido ósseo). Portanto, o comprimento de onda aplicado deverá ser entre 780 e 950 nm para poder penetrar no tecido ósseo.[54,55]

Já no tecido cartilaginoso, o efeito terapêutico da fotobiomodulação é sobre os condrócitos. Essas células são responsáveis pela manutenção da matriz e pelo controle metabólico da cartilagem na qual se encontram, no entanto, essa homeostase é destruída durante a patogênese de doenças da cartilagem.[56] A fotobiomodulação pode reforçar a formação e a circulação do líquido sinovial e intersticial, melhorar a nutrição e a lubrificação dos condrócitos e exercer um efeito bioestimulador direto nessas células.[57]

No sistema vascular, a fotobiomodulação ativa a proliferação das células endoteliais, resultando na formação de numerosos vasos sanguíneos, na produção aumentada do tecido de granulação, no relaxamento da musculatura vascular lisa e contribuindo, assim, para os efeitos analgésicos da terapia.[46]

Os efeitos da fotobiomodulação em outros tecidos, em humanos, necessitam de mais estudos com especificações de parâmetros bem descritos. É preciso compreender os protocolos clínicos de dosagem para garantir a máxima eficácia e segurança desta potente ferramenta clínica e sua combinação com outras técnicas e tratamentos.[48] Além do mais, o alvo biológico e a etiologia da doença devem ser abordados para se obter o máximo benefício terapêutico reprodutível desses mecanismos nos tecidos.[49]

LIGHT EMITTING DIODE (LED)

O termo LED vem do inglês *light emitting diode*, que significa diodo emissor de luz, formado por junções positivas e negativas que, quando polarizadas diretamente, fazem com que os elétrons atravessem a barreira de potencial e se recombinem com as lacunas dentro do dispositivo. Após a recombinação espontânea dos pares elétron-buraco, ocorre a emissão simultânea de fótons.[47]

O mecanismo físico pelo qual emite luz é espontâneo. Os diodos emissores de luz convertem a corrente elétrica em um espectro de luz, através de um processo chamado eletroluminescência. Esse tipo de emissor geralmente opera com saídas na faixa de miliwatts e, portanto, normalmente são configurados em pequenos *chips* ou conectados a pequenas lâmpadas.[41,58]

O diodo é um dispositivo feito a partir de materiais semicondutores, como o silício ou o germânio e no aparelho de LED sua função é deixar passar a corrente elétrica em apenas uma polaridade. É habitualmente reservado a dispositivos para sinais baixos, com correntes iguais ou menores a 1 ampere (A).[58]

Fontes como o *laser* diferem das de LED por causa de uma característica conhecida como coerência. Esta característica está relacionada com os mecanismos de emissão estimulada, com a luz *laser* sendo formada por ondas de mesma frequência, direção e fase. Alguns pesquisadores acreditam que a coerência desempenha um papel na produção de benefícios derivados da fototerapia, e o LED (não coerente) seria menos eficiente que o *laser* (coerente). Esse tipo de emissão de luz do tipo não coerente perde sua intensidade à medida que a luz for se distanciando do ponto de origem.[58,59]

Apesar disso, pesquisadores apontam que a fotobiomodulação, seja por *laser* ou LED, é uma modalidade terapêutica eficaz para promover a cicatrização de feridas cutâneas. Os efeitos biológicos promovidos por esses recursos terapêuticos são semelhantes e estão relacionados com diminuição de células inflamatórias, aumento da proliferação de fibroblastos, estimulação da angiogênese, formação de tecido de granulação e aumento da síntese de colágeno. Além desses efeitos, os parâmetros de irradiação também são semelhantes entre LED e *laser*. É importante ressaltar que os efeitos biológicos são dependentes de tais parâmetros, principalmente comprimento de onda e dose, destacando a importância de se determinar um protocolo de tratamento adequado.[41]

Uma revisão sistemática de ensaios clínicos randomizados apresentou que a terapia com LED representa uma modalidade emergente para alterar a biologia da pele e mudar o paradigma de gerenciamento das condições deste órgão. O uso do LED em acne vulgar, herpes simplex e zóster e cicatrização aguda de feridas recebe grau de recomendação B. Outras doenças da pele receberam grau de recomendação C ou D nos estudos dessa revisão. As limitações de alguns estudos incluem tamanhos de amostra de pacientes pequenos (n < 20), cegamento ausente, sem placebo simulado e parâmetros de tratamento variados.[60]

É preciso que pesquisas continuem a explorar o uso de LEDs para tratar doenças da pele e que sejam realizadas comparações de custo e efetividade na reabilitação de pacientes.

APLICAÇÕES CLÍNICAS DA FOTOBIOMODULAÇÃO

O interesse a respeito do uso da luz *laser* e sua interação com o tecido humano tem sido objeto de estudos.[61-63]

O uso da fotobiomodulação, tem permeado a multidisciplinaridade, sendo uma tecnologia já utilizada por diversos profissionais, como médicos, dentistas, fisioterapeutas, enfermeiros, físicos, biólogos, engenheiros, fonoaudiólogos, entre outros.[61]

> Enquanto terapia adjuvante no tratamento de lesões cutâneas é apontada como um poderoso aliado no processo de cicatrização, tendo como principais efeitos biológicos a modulação do processo inflamatório, a neoangiogênese, a proliferação da epitelização e fibroplasia, a síntese e a deposição de colágeno, a revascularização e a contração da ferida.[64]

Dessa forma, o uso da fotobiomodulação é benéfica no processo de cicatrização de feridas cutâneas cicatrizáveis, de etiologias diversas:[41]

- Estudos de revisão integrativa apontam o efeito benéfico do uso da fotobiomodulação no processo de cicatrização de lesões por pressão.[42,43]
- O uso no tratamento de úlceras venosas demonstrou-se benéfico, não só conferindo celeridade ao processo de cicatrização, como contribuindo diretamente sobre a qualidade de vida dos portadores de insuficiência venosa crônica.[44]

- O uso da fotobiomodulação no tratamento de queimaduras, associado ao uso de células--tronco mesenquimais, é benéfica, acelerando o processo de cicatrização e proporcionando a formação de um tecido com características mais próximas a um tecido sadio.[65]
- O uso em feridas cirúrgicas mostra-se benéfico, com ação terapêutica na cicatrização mais rápida, associada ao menor risco de infecções e complicações e, consequentemente, menores gastos aos serviços de assistência à saúde.[3]

Importante destacar que no campo do tratamento de feridas, as diversas etiologias de feridas apresentam padrão-ouro para seu tratamento, sendo importante a implementação dessas medidas indicadas junto ao uso da fotobiomodulação, para melhor resposta terapêutica.

Na odontologia, há benefícios no tratamento das mucosites orais, na recuperação das complicações pós-operatórias como trismo, edema, dor e parestesia.[62,63]

> A abordagem do tratamento das mucosites não é exclusiva dos odontólogos, sendo área de vasta atuação também de enfermeiros.

Na fonoaudiologia, também há diversas indicações da associação da fotobiomodulação na terapêutica de alguns acometimentos, como na disfunção temporomandibular, paralisia facial, em disfagias por disfunção motora e nos processos que requerem cicatrização tecidual, como nas disfunções orais por agressões, nas cirurgias e nas fissuras mamilares.[61]

> A atuação no tratamento de lesões de mama não é exclusiva dos profissionais fonoaudiólogos, sendo também campo para atuação dos enfermeiros, principalmente daqueles capacitados em consultoria de aleitamento materno.

Dentro da reabilitação fisioterápica, o uso da luz é intensamente disseminada, mostrando efeitos benéficos quando utilizada a fotobiomodulação com uso do *laser* no comprimento de onda infravermelho e sua efetividade na diminuição da dor nos diversos acometimentos inflamatórios osteoarticulares. Sua associação a exercícios físicos mostra resultados positivos relacionados com melhora da dor e ganho de força muscular.[66] Também são descritos efeitos benéficos da luz nos comprimentos de onda vermelho e infravermelho em processos de reparo da cartilagem em doenças articulares crônico-degenerativas.[67]

Apesar de já disseminada em várias áreas de atuação nos atendimentos à saúde, muito há de se dedicar ainda no campo de estudos dos benefícios da fotobiomodulação e suas aplicações clínicas.

CONSIDERAÇÕES FINAIS

A cicatrização de feridas, como um processo biológico normal no corpo humano, é alcançada através de quatro fases precisas e altamente programadas. Para que uma ferida cicatrize com sucesso, todas essas devem ocorrer sequencialmente e no tempo adequado. Vários fatores podem interferir em uma ou mais fases desse processo, causando cicatrização prejudicada. Atualmente, existem inúmeros recursos adjuvantes que atuam no processo de cicatrização e reparo tecidual, dentre os quais destacamos a fotobiomodulação.

Essa modalidade, quando aplicada em feridas cutâneas, é capaz de promover importantes efeitos fisiológicos, como resolução anti-inflamatória, neoangiogênese, proliferação epitelial e fibroblastos, síntese e deposição de colágeno, revascularização e contração da ferida.

É necessário que o enfermeiro tenha compreendido sobre os efeitos biológicos da fotobiomodulação e o benefício da associação dessa terapia adjuvante na reparação tecidual em conjunto com o tratamento padrão-ouro.

Novos estudos, envolvendo essa tecnologia, deverão ser realizados. Entretanto, fica destacado seu potencial em acelerar o processo de cicatrização, em especial quando associado às boas práticas no tratamento de lesões de pele.

REFERÊNCIAS BIBLIOGRÁFICAS

1. Isaac C, Ladeira PRS, Rego FMP, Aldunate JCB, Ferreira MC. Processo de cura das feridas: cicatrização fisiológica. Rev Med. 2010;89(3/4):125-31.
2. Bernardo AFC, Silva KDS, Silva DPD. Pele: Alterações Anatômicas e Fisiológicas do Nascimento à Maturidade. Revista Saúde em Foco. 2019;11;1221-33.
3. Ferreira AGA. Aplicação do Laser de Baixa Intensidade no Processo de Cicatrização de Feridas Cirúrgica: Padronização dos Parâmetros Dosimétricos [master's thesis]. Belo Horizonte: Escola de Engenharia, Universidade Federal de Minas Gerais; 2016.
4. Souza RG, Batista KNM. Laser therapy in wound healing associated with diabetes mellitus – Review. An. Bras. Dermatol [Internet]. 2016 [cited 2022 Ago 15];91(4). Available from: https://doi.org/10.1590/abd1806-4841.20163778.
5. Rigopoulos D, Larios G, Katsambas A. Skin signs of systemic diseases. Clin Dermatol. 2011;29(5):531-540.
6. Wong R, Geyer S, Weninger W, Guimberteau JC, Wong JK. The dynamic anatomy and patterning of skin. Exp Dermatol. 2016;25(2):92-98.
7. Breitkreutz D, Koxholt I, Thiemann K, Nischt R. Skin basement membrane: the foundation of epidermal integrity--BM functions and diverse roles of bridging molecules nidogen and perlecan. Biomed Res Int [Internet]. 2013 [cited 22022 Ago 30];179784. Available from: https://pubmed.ncbi.nlm.nih.gov/23586018/
8. Zhao Q, Fang X, Pang Z, Zhang B, Liu H, Zhang F. COVID-19 and cutaneous manifestations: a systematic review. J Eur Acad Dermatol Venereol. 2020;34(11):2505-2510.
9. Gallagher AJ , Ni-Anniadh A , Bruyere K et al . Propriedades de tração dinâmicas da pele humana [Internet]. 2012 [cited 2022 Nov 10]. Available from: http://www.ircobi.org/wordpress/downloads/irc12/pdf_files/59.pdf
10. Mikesh LM, Aramadhaka LR, Moskaluk C, Zigrino P, Mauch C, Fox JW. Proteomic anatomy of human skin. J Proteomics. 2013;84:190-200.
11. Russo B, Brembilla NC, Chizzolini C. Interplay Between Keratinocytes and Fibroblasts: A Systematic Review Providing a New Angle for Understanding Skin Fibrotic Disorders. Front Immunol. 2020;11:648.
12. Guimberteau JC, Delage JP, McGrouther DA, Wong JK. The microvacuolar system: how connective tissue sliding works. J Hand Surg Eur 2010;35(8):614-622.
13. Reed RK, Lidén A, Rubin K. Edema and fluid dynamics in connective tissue remodelling. J Mol Cell Cardiol. 2010;48(3):518-523.
14. Kovalev AE, Dening K, Persson BN, Gorb SN. Surface topography and contact mechanics of dry and wet human skin. Beilstein J Nanotechnol. 2014;5:1341-1348.
15. Dong X, Mao S, Wen H. Upregulation of proinflammatory genes in skin lesions may be the cause of keloid formation (Review). Biomed Rep. 2013;1(6):833-836.
16. Langton AK, Sherratt MJ, Sellers WI, Griffiths CE, Watson RE. Geographical ancestry is a key determinant of epidermal morphology and dermal composition. Br J Dermatol. 2014;171(2):274-282.
17. Chen L, Dyson M, Rymer J, Bolton PA, Young SR. The use of high-frequency diagnostic ultrasound to investigate the effect of hormone replacement therapy on skin thickness. Skin Res Technol. 2001;7(2):95-97.

18. Hexsel DM, Abreu M, Rodrigues TC, Soirefmann M, do Prado DZ, Gamboa MM. Side-by-side comparison of areas with and without cellulite depressions using magnetic resonance imaging. Dermatol Surg. 2009;35(10):1471-1477.
19. Branchet MC, Boisnic S, Frances C, Robert AM. Skin thickness changes in normal aging skin. Gerontology. 1990;36(1):28-35.
20. Pailler-Mattei C, Debret R, Vargiolu R, Sommer P, Zahouani H. In vivo skin biophysical behaviour and surface topography as a function of ageing. J Mech Behav Biomed Mater. 2013;28:474-483.
21. Tominaga M, Takamori K. Itch and nerve fibers with special reference to atopic dermatitis: therapeutic implications. J Dermatol. 2014;41(3):205-212.
22. Shiroff AM, Herlitz GN, Gracias VH. Necrotizing soft tissue infections. J Intensive Care Med. 2014;29(3):138-144.
23. Salari N, Hosseinian-Far A, Hosseinian-Far M, Kavoussi H, Jalali R, Vaisi-Raygani A, et al. Evaluation of skin lesions in diabetic patients: a systematic review and meta-analysis. Journal Of Diabetes & Metabolic Disorders. 2020;19(2):1909-1916.
24. Martinez-Zapata MJ, Vernooji RWM, Simancas-Racinas D, Tuma SMU, Stein AT, Carriles RMMM, et al. Phlebotonics for venous insufficiency. Cochrane Database Of Systematic Reviews [Internet]. 2020 [cited 2022 Set 7];11:CD003229. Available from: 10.1002/14651858.CD003229.pub4.
25. Dahbi N, Hocar O, Akhdari N, Amal S, Bassit N, Fadili W, et al. Manifestations cutanées chez les hémodialysés chroniques. Néphrologie & Thérapeutique. 2014;10(2):101-105.
26. Xu Y, Lin Y, Gao S, Shen J. Study on mechanism of release oxygen by photo-excited hemoglobin in low-level laser therapy. Lasers Med Sci. 2018;33(1):135-139.
27. Guo S, DiPietro LA. Factors Affecting Wound Healing. Journal of Dental Research. 2010;89(3):219-229.
28. Gosain A, DiPietro LA. Aging and wound healing. World J Surg. 2004;28:321-326.
29. Mathieu D, Linke J-C, Wattel F. Non-healing wounds. In: Mathieu DE, editor. Handbook on hyperbaric medicine. Netherlands: Springer; 2006. p. 401-427.
30. Broughton G 2nd, Janis JE, Attinger CE. The basic science of wound healing. Plast Reconstr Surg. 2006;117(7):12S-34S.
31. Campos AC, Groth AK, Branco AB. Assessment and nutritional aspects of wound healing. Curr Opin Clin Nutr Metab Care. 2008;11:281-288.
32. Swift ME, Burns AL, Gray KL, DiPietro LA. Age-related alterations in the inflammatory response to dermal injury. J Invest Dermatol. 2001;117:1027-1035.
33. Park JE, Barbul A. Understanding the role of immune regulation in wound healing. Am J Surg. 2004;187:11-16
34. Gawronska-Kozak B, Bogacki M, Rim JS, Monroe WT, Manuel JA. Scarless skin repair in immunodeficient mice. Wound Repair Regen. 2006;14:265-276
35. Jameson J, Havran WL. Skin gammadelta T-cell functions in homeostasis and wound healing. Immunol Rev.2007;215:114-122
36. Mills RE, Taylor KR, Podshivalova K, McKay DB, Jameson JM. Defects in skin gamma delta T cell function contribute to delayed wound repair in rapamycin-treated mice. J Immunol. 2008;181:3974-3983.
37. Cha J, Falanga V. tem cells in cutaneous wound healing. Clin Dermatol. 2007;25:73-78.
38. Rea S, Giles NL, Webb S, Adcroft KF, Evill LM, Strickland DH, et al. Bone marrow-derived cells in the healing burn wound—more than just inflammation. Burns. 2009;35:356-364.
39. Benvindo GV, Braun G, Carvalho AR, Bertolini GRF. Efeitos da terapia fotodinâmica e de uma única aplicação de laser de baixa potência em bactérias in vitro. Fisioterapia e Pesquisa. 2008 [cited 2022 Ago 25];15(1). Available from: https://www.scielo.br/j/fp/a/WjYPKyHCLmwPh3g3jqgcvzz/?lang=pt
40. Loreti EH, Pascoal VLW, Nogueira BV, Ian V, Pedrosa DF. Use of Laser Therapy in the Healing Process: A Literature Review. Photomedicine and Laser Surgery. 2015;33(2),104-116.

41. Chaves ME, Araújo AR, Piancastelli AC, Pinotti M. Effects of low-power light therapy on wound healing: LASER x LED. An Bras Dermatol. 2014;89(4):616-623.
42. Silva MES, Vasconcelos TCL. Fotobiomodulação no tratamento de lesões por pressão: uma revisão integrativa. Research, Society and Development [Internet]. 2022 [cited 2022 Nov 19];11(15):e298111537403. Available from: https://rsdjournal.org/index.php/rsd/article/view/37403.
43. Macedo SPR, Mota MAS, Fagundes CF, Souza MR, Navarro RS. Efeitos da fotobiomodulação no tratamento de úlceras por pressão: Revisão integrativa. Research, Society and Development [Internet]. 2021 [cited 2023 Jan 11];10(2):e32810212597. Available from: http://dx.doi.org/10.33448/rsd-v10i2.12597.
44. Sales RS, Dantas JBL, Medrado ARAP. Uso da fotobiomodulação laser no tratamento de úlceras venosas: uma revisão sistemática. Arquivos de Ciências da Saúde da UNIPAR. 2022;26(1):65-73.
45. Pugliese LS, Medrado AP, Reis SR, Andrade ZA. The influence of low-level laser therapy on biomodulation of collagen and elastic fibers. Pesqui Odontol Bras. 2003;17(4):307-313.
46. Lins RDAUC, Dantas EM, Lucena KCCR, Catão MHCV, Garcia AFG, Neto LGC. Efeitos bioestimulantes do laser de baixa potência no processo de reparo. Anais Brasileiros de Dermatologia. 2010;85(6): 849-855.
47. Anders JJ, Lanzafame RJ, Arany PR. Low-level light/laser therapy versus photobiomodulation therapy. Photomed Laser Surg 2015;33(4):183-184.
48. Kuffler DP. Photobiomodulation in promoting wound healing: a review. Regen Med. 2016;11(1):107-122.
49. Mosca RC, Ong AA, Albasha O, Bass K, Arany P. Photobiomodulation therapy for wound care: a potent, noninvasive, photoceutical approach. Adv Skin Wound Care. 2019;32(4):157-167.
50. Zhu Y, Xu G, Yuan J, Jo J, Gandikota G, Demirci H. et al. Light Emitting Diodes based Photoacoustic imaging and potential clinical applications. Sci Rep. 2018;8(1):9885.
51. Chung H, Dai T, Sharma SK, Huang YY, Carroll JD, Hamblin MR. The nuts and bolts of low-level laser (light) therapy. Ann Biomed Eng 2012;40(2):516–33.
52. Karu TI1, Pyatibrat LV, Kolyakov SF, Afanasyeva NI. Absorption measurements of a cell monolayer relevant to phototherapy: reduction of cytochrome C oxidase under near IR radiation. J Photochem Photobiol B 2005;81(2):98–106.
53. Arany PR, Cho A, Hunt TD, Sidhu G, Shin K, Hahm E, et al. Photoactivation of endogenous latent transforming growth factor-beta1 directs dental stem cell differentiation for regeneration. Sci Transl Med. 2014;6(238):238ra69.
54. Kulkarni S, Meer M, George R. Efficacy of photobiomodulation on accelerating bone healing after tooth extraction: a systematic review. Lasers Med Sci. 2019;34(4):685-692.
55. Kheiri A, Amid R, Kheiri L, Namdari M, Mojahedi M, Kadkhodazadeh M. Effect of Low- Level Laser Therapy on Bone Regeneration of Critical-Size Bone Defects: A Systematic Review of In Vivo Studies and Meta-Analysis. Arch Oral Biol. 2020;117:104782.
56. Sandell LJ, Aigner T. Articular cartilage and changes in arthritis. An introduction: cell biology of osteoarthritis. Arthritis Res. 2001;3(2):107-113.
57. Kushibiki T, Tajiri T, Ninomiya Y, Awazu K. Chondrogenic mRNA expression in prechondrogenic cells after blue laser irradiation. J Photochem Photobiol B. 2010;98(3):211-215.
58. Schubert EF. Light emitting diodes. New York: Cambridge University Press; 2018.
59. Viera Alemán C, Purón E, Hamilton ML, Santos Anzorandia C, Navarro A, Pineda Ortiz I. Evaluation of motor and sensory neuroconduction of the median nerve in patients with carpal tunnel syndrome treated with non-coherent light emitted by gallium arsenic diodes. Rev Neurol. 2001;32(8):717-720.
60. Jagdeo J, Austin E, Mamalis A, Wong C, Ho D, Siegel DM. Light-emitting diodes in dermatology: A systematic review of randomized controlled trials. Lasers Surg Med. 2018;50(6):613-628

61. Gomes CF, Schapochnik A. O uso terapêutico do LASER de Baixa Intensidade (LBI) em algumas patologias e sua relação com a atuação na Fonoaudiologia. Rev. Distúrbios da Comunicação.2017;29(3):570-578.
62. Dompe C, Moncrieff L, Matys J, Grzech-Lesniak K, Kocherova I, Brvja A, et al. Photobiomodulation—Underlying Mechanism and Clinical Applications. Journal of Clinical Medicine. 2020; 9(6):1724.
63. Olkoski LE, Bonai N, Pavleski MD, Filho OM, Luciano AA, Frigo L, et al. Laserterapia de baixa intensidade e seus efeitos sobre a dor, edema, trismo e parestesia: uma revisão integrativa da literatura. Research, Society and Development. 2021;10(2):e9210212159.
64. Andrade FSSD, Clark RMO, Ferreira ML. Effects of low-level laser therapy on wound healing. Rev. Col. Bras. Cir. 2014;41(02):129-133.
65. Andrade ALM. Efeitos da Fotobiomodulação a Laser (660nm) associada às células tronco mesenquimais em queimaduras de espessura total: estudo in vitro e in vivo [dissertation]. São Carlos: Universidade Federal de São Carlos; 2019.
66. Ferreira ES, Santos ETA, Leal SS. Efeitos da fotobiomodulação e exercícios na dor e força muscular na osteoartrose de joelho: Uma revisão sistemática. Research, Society and Development. 2021;10(7): e2010716668.
67. Araújo AR. Efeitos do laser de baixa potência sobre a regeneração da cartilagem na osteoartrose. Fisioterapia Brasil. 2011;12(2):139-146.

RACIOCÍNIO CLÍNICO PARA O USO DA FOTOBIOMODULAÇÃO

CAPÍTULO 6

Carlos Henrique Silva Tonazio
Junia Cordeiro dos Santos
Renata de Almeida da Silva
Susiane Sucasas Frison
Bruno Luiz Rodrigues Esteves
Jéssica Tamara Dayrell Coelho

RESUMO

Esse capítulo tem como objetivo descrever os aspectos físicos da luz, para que o enfermeiro seja capaz de entender os preceitos que envolvem a dosimetria na fotobiomodulação. Para tanto serão revisados conceitos essenciais como energia e fluência, além de aspectos relacionados com a técnica de aplicação da fotobiomodulação a fim de promover resultados clínicos satisfatórios no tratamento de feridas.

Palavras-chaves: *fotobiomodulação; terapia a laser; feridas; cicatrização de feridas; raciocínio clínico; dosimetria.*

INTRODUÇÃO

Neste capítulo serão discutidos os principais aspectos que envolvem os protocolos clínicos para o tratamento de feridas com o uso da fotobiomodulação.

Comumente os enfermeiros utilizam protocolos clínicos para subsidiar suas condutas terapêuticas. O protocolo clínico estabelece critérios para diagnósticos e/ou tratamento, com utilização de medicamentos, produtos e ainda, quando cabível, suas posologias, mecanismos de controle clínico, além da avaliação dos resultados clínicos.[1]

Não obstante, questionamos a utilização estanque desses protocolos quando a temática é a fotobiomodulação, na adjuvância do tratamento de feridas. Infere-se que esse tipo de protocolo pode limitar, dificultar e, às vezes, impedir de se atingirem os melhores resultados, principalmente quando não há a individualização do tratamento.

No entanto, não defendemos o pressuposto de que protocolos clínicos são desnecessários! Mas então, "para que servem os protocolos?" Essa pergunta pode ser facilmente respondida.

Os protocolos direcionam e contribuem para o julgamento clínico do enfermeiro, auxiliando na tomada de decisão. No que se refere ao uso da fotobiomodulação para o tratamento de feridas, é evidente que as pessoas são diferentes e possuem necessidades distintas, portanto, é preciso compreender os parâmetros técnicos do dispositivo usado para aplicação dessa terapia, além de como essa tecnologia funciona e, no caso da luz, como se dá a sua interação com o tecido biológico, além dos fatores que poderão impedir ou afetar o seu melhor aproveitamento.

Nesse contexto, é fundamental que o enfermeiro entenda os fatores intervenientes na definição da "dose ideal". Para tanto é necessário que haja clara compreensão do que é a dosimetria e quais os aspectos que envolvem a "janela terapêutica".

DOSIMETRIA

A dosimetria é um conceito relevante para o raciocínio clínico do enfermeiro, na medida em que ela permite estabelecer uma dose apropriada para o paciente em determinado momento, uma vez que a eficácia da Laserterapia de Baixa Intensidade (LBI) está intimamente relacionada com a quantidade de luz que atinge o tecido-alvo.[2]

Para compreender melhor a dosimetria, alguns autores dividem os parâmetros em duas partes: a) parâmetros de irradiação, que corresponde ao "medicamento", ou seja, estão diretamente relacionados com a fonte emissora da luz (equipamento), a saber: comprimento de onda (nm), potência (W ou mW), área do feixe (cm^2) e estrutura de pulso; e b) parâmetros de "dose" como: energia (J), densidade de energia (J/cm^2), cronologia de tratamento e tempo (s) de irradiação, e área (cm^2), que podem ser controlados pelo operador.[3]

A maioria dos equipamentos para FBM já apresenta as configurações necessárias relacionadas com o "medicamento" e a "dose", cabendo ao prescritor a definição do comprimento de onda (660 ou 808 nm) e o quanto de energia (J) serão necessários para a realização do tratamento.

Nesse contexto é fundamental que o profissional compreenda alguns conceitos relacionados com os parâmetros de irradiação do *laser*, conforme apresentado no Quadro 6-1.[4]

Quadro 6-1. Conceitos Relacionados com os Parâmetros de Irradiação do *Laser*

Parâmetros	Unidade de medida	Conceito
Potência (P)	Watts (W)	Fluxo de fótons que corresponde à energia emitida por uma fonte em unidade de tempo. É a taxa de entrega da energia, 1 W = 1 J/s
Energia (E)	Joules (J)	É a quantidade de fótons, ou seja, a energia depositada no tecido
Tempo de exposição (T)	Segundos (s)	É a quantidade de energia dispensada (potência média) a uma área específica a ser tratada
Tamanho do spot	Centímetros quadrados (cm^2)	Trata-se do local de saída do feixe de luz
Frequência ou taxa de repetição (Hz)	Hertz (HTZ)	É a duração em que o feixe é ativado em segundos
Densidade de potência ou irradiância	W/cm^2	É a potência de saída da luz, por unidade de área. Corresponde à grandeza física que avalia a possibilidade de dano microtérmico
Densidade de energia ou fluência	J/cm^2	É a quantidade de energia por unidade de área transferida à matéria (tecido ou células em cultura)

Adaptado de Mosca RC, et al.[4]

Relacionando os conceitos acima descritos, é possível verificar que cada um deles apresenta uma fórmula para a obtenção de determinado resultado, conforme será apresentado a seguir.

- Potência do dispositivo (P)

$$P = E/T$$

Onde:
P = potência (W ou mW)
E = energia emitida (J)
T = tempo de emissão (s)

Nesse caso, um equipamento cujo tempo de emissão de 1 J (energia) é de 10 segundos (tempo), ao colocar essa informação na fórmula obteremos:

$$P = 1/10 = 0,1 \text{ W ou } 100 \text{ mW}$$

*Note que para a conversão de W para mW é necessário multiplicar o valor por 1.000, como no exemplo acima. Para a conversão de mW para W é necessário realizar a divisão do valor encontrado por 1.000.

- Energia (J)

$$E = P\,T$$

Onde:
E = energia emitida (J)
P = potência (W ou mW)
T = Tempo de emissão (s)1

Portanto, se um dispositivo apresentar 100 mW de potência e um tempo de entrega de 10 segundos, obter-se-á:

$$E = 0,1 \times 10 = 1J$$

*Note que foi realizada a conversão da potência do equipamento de mW para W, ou seja: 100 mW/1.000 = 0,1W.

Os principais fabricantes nacionais de laser de baixa intensidade, utilizados para o tratamento de feridas, apresentam 100 mW de potência e tempo de emissão de 1 joule (J) em 10 segundos (s).

- Densidade de Potência ou Irradiância (DP)

$$DP = P/A$$

Onde:
DP = Densidade de potência ou irradiância (W/cm^2 ou mW/cm^2)
P = Potência (W ou mW)
A = Área de irradiação (cm2) – corresponde à área do feixe da fonte emissora de luz

- DP = 100 mW/0,5 cm^2
- DP = 200 mW/cm^2
- DP = 100 mW/0,4 cm^2
- DP = 250 mW/cm^2

- Densidade de Energia ou Fluência (DE)

$$F = \frac{P \times T}{A}$$

Onde:
F = fluência (J/cm²)
P = potência (W/mW)
T = tempo de aplicação (s)
A = área de irradiação (cm²)

F = 0,1 × 10/0,03 = 33,33 J/cm²

Para facilitar o raciocínio clínico sobre esses aspectos relacionados com a dosimetria apresenta-se o exemplo a seguir:

> Um dispositivo de *laser* de baixa intensidade com potência de 40 mW, entrega de Energia em 5 s e área de *spot* 1cm²
> E = P × T → 0,04 × 5 = 0,2 J
> F = P × T/A → 0,04 × 5/1 = 0,2 J/cm²
> Já um dispositivo com a mesma potência (40 mW), o mesmo tempo de entrega de Energia (5 s) e apresentando uma área menor, de 0,01 cm², entregará uma fluência muito maior. Observe:
> E = P × T → 0,04 × 5 = 0,2 J
> F = P × T/A → 0,04 × 5/0,01 = 20 J/cm²

Nesse exemplo é possível ter um fator confundidor, já que a Energia (E) e o Tempo (T) foram os mesmos e o que alterou foi apenas a área do *spot*. Daí a importância de se conhecer os parâmetros usados para realmente entender o que se entrega em termos de Energia e Fluência.

A densidade de Energia/Fluência está intimamente relacionada com a área de saída do feixe de luz do dispositivo, ou seja, a área do spot. Observe os exemplos no Quadro 6-2.

Sabe-se que se parâmetros incorretos forem aplicados, o tratamento provavelmente será ineficaz. A resposta esperada segue a Lei de Arndt-Schultz, onde estímulos fracos são capazes de acelerar o metabolismo celular e estímulos fortes são capazes de inibi-lo.

Quadro 6-2. Exemplificação dos Principais Conceitos Relacionados com o Cálculo de Dosimetria do LBI

Características de um dispositivo de laserterapia de baixa intensidade:
- Potência: 100 mW - Spot: 0,03 cm²
Como saber quantos Joules temos em uma fluência de 10 J/cm² e 50 J/cm²?
E = P × T, onde E = energia; P = potência e T = tempo F = E/A, onde F = Fluência; E = energia e A = área do *spot* Portanto, 10 J/cm² = E/0,03 cm², portanto, E = 0,3 J 50 J/cm² = E/0,03 cm² portanto, E = 1,5 J Desta forma, fica claro que a energia alterará de acordo com a área do *spot* do dispositivo usado

Fonte: elaborado pelos autores, 2022.

Outras causas de falhas no tratamento podem ocorrer, sempre quando os termos são mal utilizados ou relatados erroneamente, como são o caso da Energia (J) e da Densidade de energia (J/cm²), ambos referidos como sinônimos para dose em algumas literaturas, quando, na verdade, representam conceitos e cálculos diferentes, como apresentado anteriormente.[5,6]

Além disso, a dosimetria engloba as características específicas do paciente, da fisiologia e das condições dos tecidos que serão irradiados. Todos esses parâmetros estão inter-relacionados e são considerados um desafio no âmbito das pesquisas e na abordagem clínica.[7]

As interações da luz com o tecido podem ser categorizadas em quatro processos: absorção, reflexão, espalhamento e transmissão.

Quando essas interações são classificadas para fins terapêuticos, podem ser categorizadas em produtivas (absorção e dispersão) e improdutivas (reflexão e transmissão), conforme descrito no Quadro 6-3.

Os comprimentos de onda entre 435-500 nm (azul) são absorvidos pela melanina, sangue e porfirinas, por serem cromóforos localizados na superfície. Comprimentos de onda entre 620-750 nm (vermelho) penetram mais profundamente, pois estão sujeitos à menor absorção pelo sangue e pela melanina. No comprimento de onda entre 750-950 nm (infravermelho próximo) a água é o cromóforo mais importante. Assim, os comprimentos de onda vermelho e azul são os preferidos para o tratamento de tecidos superficiais por sua baixa penetração e alta absorção, enquanto o infravermelho próximo ao visível é preferido para tratar tecidos mais profundos devido à sua baixa absorção e alta penetração.[4]

Dito isso, começaremos a discutir os princípios para a aplicação técnica da fotobiomodulação.

Quadro 6-3. Efeitos Produtivos e Não Produtivos da Luz no Tecido

Efeitos produtivos da luz	
Absorção	Resultado direto da transferência de energia contida no fóton para o tecido biológico por meio dos cromóforos (p. Ex.: melanina, hemoglobina, porfirinas, citocromo C oxidase).
Dispersão	Resultado da heterogeneidade dos tecidos biológicos. Ocorre quando o fóton incidente muda a sua direção de propagação com base em diferenças nos índices de refração. A dispersão permite que a luz incidente se espalhe, mas reduz progressivamente a penetração, limitando assim a profundidade dos tratamentos. O colágeno dérmico é predominantemente responsável pela dispersão da luz.
Efeitos não produtivos da luz	
Reflexão	Pode variar com o ângulo do feixe de luz, com a menor reflexão ocorrendo quando o feixe de tratamento é perpendicular ao tecido.
Transmissão	É a passagem não interativa de um fóton através do tecido biológico. Isso geralmente é visto com fótons de alta energia e não é usado diretamente para esta terapia.

Adaptado de Mosca RC, et al.[4]

PRINCÍPIOS PARA APLICAÇÃO DA FOTOBIOMODULAÇÃO

Vimos que a dose tem papel importante no tratamento, mas também que é fundamental conhecer e saber diferenciar conceitos, como a Energia (E) e Fluência (F).

Nesta perspectiva, seria necessário percorrer um longo caminho para se pensar em possibilidades de protocolos clínicos.

Em capítulos anteriores compreendemos os aspectos físicos da luz, seu comportamento no processo de cicatrização/reparo tecidual, a necessidade de identificar e implementar o padrão ouro no tratamento das diversas etiologias das principais lesões. Além disso, vimos a importância de se ter domínio dos aspectos relacionados com a dosimetria para individualizar o tratamento. Esses conhecimentos fortalecerão a prática do enfermeiro no uso da fotobiomodulação, efetivando assim seu escopo de atuação no tratamento de feridas.

Outro aspecto fundamental para se refletir é que, devido ao desenvolvimento da indústria, disponibilizando diversos dispositivos de *laser* e com múltiplos parâmetros, há um aumento dos vieses em publicações promovendo discrepâncias nos protocolos usados. Tais parâmetros impactam no resultado clínico dos tratamentos propostos por enfermeiros.

Portanto, conhecer a potência do aparelho, área de *spot*, técnica de irradiação, comprimento de onda, frequência de aplicação e outros, causará total divergência entre as doses praticadas e assim, influenciará nos desfechos clínicos para cada tratamento e em cada tipo de lesão.

Dito isto, pode-se entender o protocolo clínico como um eixo norteador para a prática clínica. Portanto, os parâmetros dosimétricos devem ser bem definidos, sendo responsabilidade do prescritor a definição da dose ideal de acordo com os objetivos terapêuticos estabelecidos.[8,9]

Os parâmetros utilizados na fotobiomodulação, através do LBI, têm que ser suficientes para a promoção de reações celulares a fim de produzir adenosina trifosfato (ATP) e produtos mitocondriais como proteínas, ácido ribonucleico (RNA) e nicotinamida adenina dinucleotídeo (NADH).

Para tanto, existe uma janela terapêutica relacionada com o comprimento de onda, que está na faixa do espectro eletromagnético, sendo a luz vermelha e infravermelha próximas ao visível, a saber, a faixa de 600 a 1.100 nm, usadas neste processo.[3,4]

O LBI teve suas primeiras aplicações na cicatrização de feridas, por agir modulando e estimulando esse processo, sendo útil em todas as fases da cicatrização.[3]

> **Como já ressaltado anteriormente, a fotobiomodulação pode ser usada para:**
>
> - Modular a inflamação;
> - Promover a analgesia;
> - Estimular a cicatrização;
> - Controlar a carga microbiana.

Apesar de essa terapia ser usada há mais de 50 anos, ainda há questionamentos e falta de consenso sobre os parâmetros ideais a serem empregados.[10]

Embora seja clara a necessidade de usar o menor estímulo para se obter os melhores resultados, os profissionais de saúde ainda têm dúvidas nas definições da irradiância e fluência, sendo sugeridas fluências que oscilam entre 3 a 10 J/cm^2 para feridas mais superficiais e 10 a 50 J/cm^2 para alvos mais profundos.[10]

> Isso quer dizer que, onde há maior perda de estruturas da pele haverá necessidade de aumentar a energia oferecida.

Todavia, para compreender o que determina fluência (F) e energia (E) são necessários dados do dispositivo como: potência (P); tempo (t) e área do *spot* (A). Para exemplificar esses conceitos, consulte o Quadro 6-1.

Alguns pesquisadores apontam a dose através da irradiância (densidade de potência), informando que podem ser usadas entre 5 e 150 mW/cm^2 e aplicações entre 30 a 60 segundos por ponto.[11] Essa informação também pode parecer subjetiva, sendo necessários outros parâmetros para melhor definição sobre qual energia deve ser utilizada.

Assim, fica evidente que a fluência sugerida ou as descritas na literatura sofrerão variações a depender do dispositivo, sua potência e área do seu *spot* (Fig. 6-1).

Encontram-se algumas recomendações (Quadro 6-4) relacionadas com a dosimetria na fotobiomodulação, entretanto, esses parâmetros privilegiam lesões de tendinopatias e

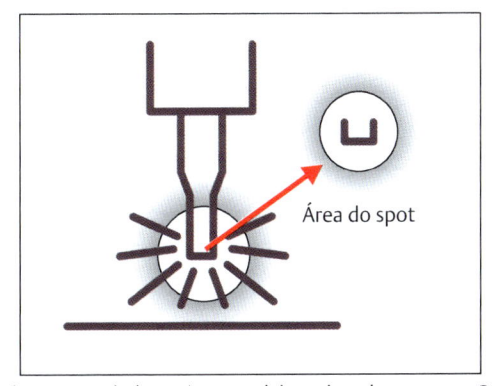

Fig. 6-1. Área do *spot* do dispositivo de *laser*. (Fonte: elaborada pelos autores; 2023.)

Quadro 6-4. Recomendações de Dosimetrias para Fotobiomodulação World Association of Laser Therapy, 2010

	Diagnóstico		
Tendinopatias (áreas afetadas)	**Sítios de aplicação**	**Joules (infravermelho de 780 a 860 nm)**	**Observações**
Síndrome do túnel do carpo	2-3	8	Mínimo 4 Joules por ponto
Epicondilite lateral	1-2	4	Máximo 100 mW/cm^2
Bíceps úmero	1-2	6	Máximo 100 mW/cm^2
Supraespinhoso	2-3	8	Mínimo 4 Joules por ponto
Infraespinhoso	2-3	8	Mínimo 4 Joules por ponto
Trocanter iliotibial	1-2	4	Máximo 100 mW/cm^2
Tendão de Aquiles	2-3	8	Máximo 100 mW/cm^2
Fascite plantar	2-3	8	Mínimo 4 Joules por ponto

Adaptado de World Association Laser Teraphy[12]

artrites, com o comprimento de onda na faixa do infravermelho próximo ao visível.[12] No entanto, não há recomendações nesse documento sobre as lesões cutâneas.

Um aspecto importante citado por este órgão é que a dose (energia) deverá ser reduzida à medida que haja melhora do processo tratado.

Logo, essa recomendação é compatível com a prática clínica dos autores deste livro, o que nos permite desenvolver um raciocínio para elaboração de doses individualizadas.

Seguindo estes princípios, o enfermeiro assume a responsabilidade com o tratamento instituído e deverá observar os resultados clínicos com as doses estabelecidas. Novamente, apoiados na lei de Arndt-Schultz, objetivamos a aplicação de doses menores, com os melhores resultados, sendo necessárias adequações das mesmas ao longo do tratamento.[10]

TÉCNICA DE APLICAÇÃO DA FOTOBIOMODULAÇÃO EM FERIDAS

Com relação à técnica de aplicação, apesar de a literatura descrever as formas pontual e de varredura, como já apresentado em outro capítulo dessa obra, recomendamos que para o tratamento de feridas seja realizada a técnica pontual, com leve pressão (Fig. 6-2). A técnica de varredura é indicada para os casos de uso do *laser* de alta intensidade, a fim de não promover queimaduras.

Tal recomendação se deve ao fato de que há vários processos que interferem na interação luz-tecido biológico. Por exemplo, a energia de entrega programada, a cada 1 cm de profundidade, é absorvida apenas em 36,8% do seu total. Isso nos remete ao fato de que a técnica de aplicação é fundamental para o maior aproveitamento da luz. Portanto, quanto maior a distância entre o dispositivo e o alvo, maior será a perda e, consequentemente, menor será a energia recebida, implicando nos resultados desejados.[13]

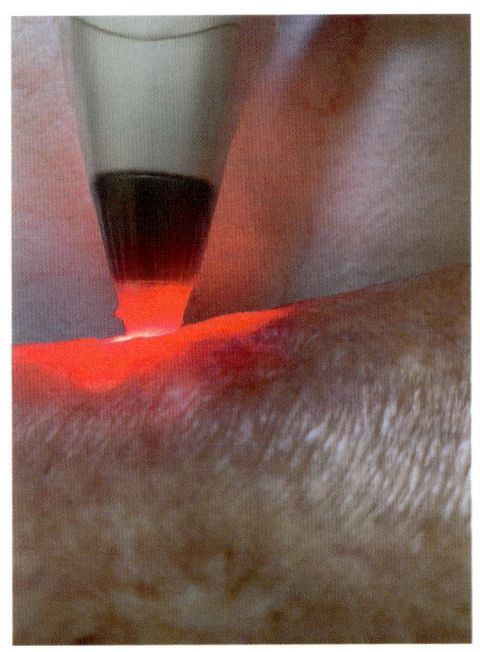

Fig. 6-2. Técnica de aplicação do *laser* de baixa intensidade: pontual, por contato e sob leve pressão. (Fonte: elaborada pelos autores; 2023.)

Como justificativa para a utilização da técnica de aplicação pontual, por contato e sob leve pressão, temos ainda que, devido a processos físicos como a reflexão e transmissão, a cada 2,4 cm de profundidade apenas 10% dessa energia é aproveitada e em 5 cm o aproveitamento é de 1%. Ou seja, quanto mais o *probe* estiver distante do alvo, mais essa luz será "perdida".[14]

Ainda se destaca que a aplicação da luz deverá ser feita no leito e também na área periferida. Ao se aplicar no leito poderá haver uma distância de 0,5 a 1 cm entre cada ponto de aplicação e na área periferida deverá ser aplicada 1 cm da borda e 2 cm entre cada ponto (Fig. 6-3).

É imperativo reforçar que a fotobiomodulação é uma terapia adjuvante e que todas as etapas precedentes que envolvem o tratamento de feridas devem ser seguidas para o sucesso da terapia e obtenção dos efeitos desejados, conforme relembramos no Quadro 6-5. Logo, trata-se de um cuidado integral e não somente da aplicação da luz.[15]

O sucesso do uso da fotobiomodulação no tratamento de feridas está condicionado ao preparo do profissional com relação a uma abordagem sistêmica e à capacidade de individualização do tratamento.

É evidente, pelos resultados publicados, que a fotobiomodulação é uma possibilidade real e promissora para a cicatrização de feridas recalcitrantes. Esses achados reforçam a necessidade de se produzir pesquisas mais robustas e com melhor detalhamento metodológico, principalmente no que se refere à entrega da luz, qual comprimento de onda usado, a potência do dispositivo, a área do *spot*, o tratamento padrão ouro recomendado e a técnica de aplicação.[4]

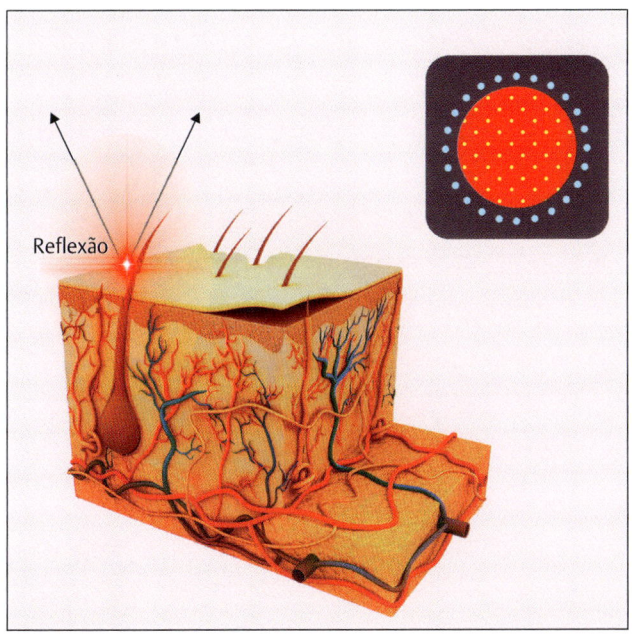

Fig. 6-3. Técnica de aplicação do *laser* de baixa intensidade na área periferida e no leito tecidual. (Fonte: elaborada pelos autores; 2023.)

Quadro 6-5. Etapas do cuidado local com ferida

Etapas do cuidado local	Detalhamento do cuidado
1. Limpeza da ferida	- Escolher a solução ideal consoante aos sinais clínicos de presença de biofilme para uso de solução surfactante. - Não usar água de torneira para limpeza de feridas de difícil cicatrização. - Considerar limpeza de pele adjacente em lesões de difícil cicatrização de 10 a 20 cm além das margens.
2. Desbridamento	- Escolher o método adequado para os objetivos terapêuticos. Em caso de suspeita clínica de biofilme privilegiar o desbridamento conservador com lâmina, a ser realizado pelo enfermeiro com qualificação para o desenvolvimento da técnica.
3. Remodelamento de bordas	- Desbridar bordas. - Instituir medidas para solucionar os problemas apresentados: solapamento, maceração, hiperceratose e epibolia.
4. Coberturas	- Selecionar a cobertura ideal para os fins terapêuticos almejados. - Realizar gestão do exsudato com coberturas absortivas. - Considerar o uso de prata sempre que indicado. - Em casos de suspeita de biofilme, considerar as coberturas disponíveis para gestão do biofilme.

Fonte: Adaptado[15]

CONCLUSÃO

A fotobiomodulação deve ser considerada a partir da compreensão da luz, do seu mecanismo de ação e dos fatores que possam favorecer ou inibir o melhor aproveitamento da luz. A compreensão dos aspectos físicos, dos conceitos que envolvem a dosimetria e a forma como essa luz será entregue são fatores fundamentais para se atingir os objetivos propostos.

Ainda há uma lacuna na literatura científica para o estabelecimento de protocolos, devendo ser considerados os aspectos individuais da pessoa e da ferida para a prescrição do tratamento adequado.

REFERÊNCIAS BIBLIOGRÁFICAS

1. Ministério da Saúde. Protocolos Clínicos e Diretrizes Terapêuticas – PCDT [Internet]. 2021 [cited 2022 Nov 15]. Available from: https://www.gov.br/saude/pt-br/assuntos/protocolos-clinicos-e-diretrizes-terapeuticas-pcdt.
2. Castro JR, Pereira FS, Chen L, Arana-Chavez E, Ballester RY, DiPietro LA, et al. Improvement of full-thickness rat skin wounds by photobiomodulation therapy (PBMT): A dosimetric study. J Photochem Photobiol B. 2020 [cited 2022 Dec 10];206:111850. Available from: 10.1016/j.jphotobiol.2020.111850.
3. Hamblin MR, Ferraresi C, Huang YY, Freitas LC, Carrol JD. Low-Level Light Therapy: Photobiomodulation. Singapura: Pan Stanford Publishing Pte. Ltd.; 2017.
4. Mosca RC, Ong AA, Albasha O, Bass Kathryn MD, Arany P. Photobiomodulation Therapy for Wound Care: A Potent, Noninvasive, Photoceutical Approach. Advances in Skin & Wound Care. 2019;32(4):157-67.
5. Freitas KABS, Lima TO, Minicucci EM, Batista da Silva KA, Vigliassi AP. Associação da fotobiomodulação e da hialuronidase tópica no extravasamento e infiltração de antineoplásicos. Estudo retrospectivo. Revista Nursing. 2020;23(271):4971-4.

6. Chung H, Dai T, Sharma SK, Huang YY, Carrol JD, Hamblin MR. The nuts and bolts of low-level laser (light) therapy. Ann Biomed Eng. 2012;40(2):516-633.
7. Fonseca RRS, Ramos UD, Menezes SAF, Pereira Neto ARL, Oliveira PGFP. Uso da terapia fotodinâmica antimicrobiana em pacientes diabéticos tipo 2 com periodontite crônica: relato de caso. Periodontia [Internet]. 2018 [cited 2022 Nov 13]; 28(3):68-72. Available from: https://pesquisa.bvsalud.org/portal/resource/pt/biblio-946693.
8. Nadhreen AA, Alomoudi NM, Elkhodary HM. Low-level laser therapy in dentistry: extra-oral applications. Niger J Clin Pract. 2019 Oct;22(10):1313-8.
9. Magalhães AC, Yoshimura EM. Light–tissue interaction and light dosimetry. In: Hamblin, MR, Sousa MVP, Agrawal T, editors. Handbook of low-level laser therapy. Singapore: Pan Stanford Publishing; 2017. p. 118-31.
10. Zein R, Selting W, Hamblin MR. Review of light parameters and photobiomodulation efficacy: dive into complexity. Journal of Biomedical Optics. 2018 [cited 2022 Dec 19];23(12):120901. Available from: https://doi.org/10.1117/1.JBO.23.12.120901.
11. Zecha JAEM, Raber-Durlacher JE, Nair RG, Epstein JB, Sonis ST, Elad S, et al. (2016). Low level laser therapy/photobiomodulation in the management of side effects of chemoradiation therapy in head and neck cancer: part 1: mechanisms of action, dosimetric, and safety considerations. Supportive Care in Cancer. 2016;24(6), 2781-92.
12. World Association Laser Teraphy. Dosage Recomendations [Internet]. 2010 [cited 2022 Nov 15]. Available from: https://waltpbm.org/documentation-links/recommendations/
13. Stephens BJ, Jones LR. Tissue optics. In: Hamblin, Hamblin, MR, Sousa MVP, Agrawal T, editors. Handbook of low-level laser therapy. Singapore: Pan Stanford Publishing; 2017. p. 67-86.
14. Henry R. Laser: quantum acunpucture & Therapy. Boulder, USA: New Paradigm Healing; 2017.
15. Murphy C, Atkin L, Swanson T, Tachi M, Tan YK, Vega de Ceniga M, et al. International consensus document. Defying hard-to-heal wounds with an early antibiolm intervention strategy: wound hygiene. J Wound Care 2020;29(Suppl 3b):S1-28.

TERAPIA FOTODINÂMICA ANTIMICROBIANA NO TRATAMENTO DE FERIDAS

Carlos Henrique Silva Tonazio
Juliana Balbinot Reis Girondi
Susiane Sucasas Frison
João Paulo Tardivo

RESUMO

Ao final desse capítulo o leitor será capaz de entender os processos que envolvem o mecanismo de ação da terapia fotodinâmica antimicrobiana (aPDT), assim como suas principais indicações e forma de utilização. Compreenderá, ainda, as propriedades físico-químicas do fotossensibilizador para a eficácia no controle da carga microbiana, relacionando e avaliando os progressos existentes na terapia fotodinâmica aplicada ao tratamento de lesões cutâneas.

Palavras-chave: *fotoquimioterapia; infecção da ferida, terapia antimicrobiana; azul de metileno.*

COMO TUDO COMEÇOU – HISTÓRIA DA TERAPIA FOTODINÂMICA ANTIMICROBIANA

A terapia fotodinâmica antimicrobiana (aPDT) surge como uma estratégia eficaz no tratamento de infecção e no combate à resistência bacteriana, envolvida na formação de biofilmes, amplamente presentes em feridas, especialmente nas feridas de difícil cicatrização.*

Uma ampla gama de estudos evidencia o quanto esses tipos de feridas são suscetíveis a processos infecciosos, principalmente aquelas de longa data e que são muito presentes na prática clínica de enfermeiros, como: pé diabético, lesões por pressão em estágios avançados, úlceras vasculogênicas, deiscência de ferida operatória, queimaduras, entre outras. Em detrimento ao processo de envelhecimento progressivo e acelerado mundialmente, esses tipos de lesões cada vez mais farão parte do cotidiano assistencial de enfermeiros nos mais variados contextos.[1]

Deve-se ter a clareza de que, dependendo do tipo de ferida e dos fatores do hospedeiro, o processo fisiopatológico de cicatrização e reparo tecidual é muito diferente. Nesse ínterim, as feridas de difícil cicatrização não seguem a sequência fisiologicamente ordenada de eventos esperados para o seu fechamento, sendo que a maioria dessas lesões entra em um ciclo vicioso de inflamação e infecção.[2] Assim, tanto o dano tecidual quanto o reparo ficam em desequilíbrio, resultando no alojamento da ferida em um determinado estágio,

---

* Feridas de difícil cicatrização: são aquelas que, apesar das melhores práticas, não evoluem para a cicatrização. De acordo com o Consenso Higiene da Ferida, são aquelas que apresentam biofilme, que é uma barreira para o seu fechamento. Esse documento sugere, ainda, que o termo "feridas de difícil cicatrização" substitua a terminologia "feridas crônicas".

mais frequentemente, no inflamatório. A produção de toxinas bacterianas passa a contribuir para a degradação do colágeno e assim podemos evidenciar um processo onde as células dessas lesões complexas passam a ter taxas de multiplicação mais baixas, semelhantes às células senescentes.[2,3]

A composição do biofilme pode variar de acordo com o tempo de formação da lesão, sua etiologia, com os tipos de bactérias presentes no biofilme e o público-alvo.[4] Os biofilmes polimicrobianos, que estão presentes em aproximadamente 50% destas lesões, prejudicam a cicatrização de forma mais significativa do que os biofilmes monomicrobianos em virtude da sua microbiologia ou *quorum sensing*.[5-7]

Logo, os patógenos mais comuns nas feridas complexas são: bactérias gram-negativas, como *Pseudomonas aeruginosa* e *Escherichia coli*; gram-positivas como *Staphylococcus aureus*, além das aeróbicas *Staphylococcus aureus* resistente à meticilina (MRSA), *Clostridium sp.* e *Bacteroides sp* e o fungo *Candida albicans*.[8-10] Em se tratando de infecções mais profundas, como a osteomielite, podem ser causadas por microrganismos comuns da flora da pele ou por microrganismos multirresistentes como a *Pseudomonas aeruginosa* ou as bactérias da família *Enterobacteriaceae*.[11]

No entanto, como já ressaltado anteriormente, muito relacionada com a formação desse biofilme está a etiologia da ferida. Por exemplo, no pé diabético, os microrganismos mais comuns de serem encontrados formarão uma microbiota polimicrobiana, abrangendo geralmente *Serratia, Morganella, Proteus vulgaris, Haemophilus, Acinetobacter, Enterococcus* e *Staphylococcus aureus* entre outros.[12] Existe também a presença de biofilme em outros tipos de feridas de difícil cicatrização, que impactam no custo de tratamento e despertam para a busca de alternativas de tratamento. Nessas feridas estão comumente presentes *Staphylococcus aureus*, estafilococos coagulase negativa, além de *Enterobacter cloacae, Enterococcus faecalis, Pseudomonas aeruginosas, Peptococcus magnus* e outras bactérias anaeróbicas, sendo a maioria destas bactérias produtoras de biofilme.[13]

Vários consensos, *guidelines* e demais estudos apontam a diversidade de tipos de curativos/coberturas disponíveis atualmente no mercado, além de antissépticos e outros tratamentos adjuvantes. Mas há que se considerar que esses recursos, muitas vezes, ainda são inacessíveis à maior parte da população em nosso país.

Frente a todos esses desafios, a terapia fotodinâmica antimicrobiana (aPDT) converge para uma possibilidade factível, acessível e de baixo custo. Essa técnica vem sendo utilizada desde meados de 1990, inicialmente utilizada para o tratamento de câncer de pele superficial, sendo baseada na foto-oxidação da matéria orgânica; apesar de que a crença inicial era de que sua ação era predominantemente térmica, ampliando-se a visão da ativação fotoquímica a *posteriori*.[14]

Relatos históricos da utilização dessa terapia advêm do século XIX, quando foram descobertos e sintetizados pela primeira vez em 1876, no período da expansão da indústria têxtil na Europa. Cientistas estudaram sobre a ação de toxicidade seletiva ao observar através de microscópio o potencial dos corantes sob bactérias e células de mamíferos. Já em relação ao uso do fotossensibilizador, o destaque se deu para o azul de metileno (AM), haja visto que este foi desenvolvido e muito utilizado para o tratamento da malária em 1891. A partir de então, a aPDT vem sendo estudada no âmbito da saúde, sendo a odontologia e a medicina veterinária as áreas precursoras em sua utilização. Os estudos evidenciam sua aplicabilidade para infecções fúngicas superficiais, especialmente afecções como onicomicose, candidíase oral, e outros.[15,16]

No entanto, uma revisão sistemática realizada apontou que a maior qualidade e quantidade de pesquisas analisadas correspondem ao uso da aPDT em infecções de pele bacterianas superficiais,[17] destacando-se o tratamento de úlceras diabéticas infectadas.[12] Já sobre o uso da aPDT em infecções profundas, os resultados dos estudos ainda são incipientes e, mesmo que positivos, demonstram que outras técnicas terapêuticas devem ser adicionadas para melhorar os resultados desta terapia em infecções não superficiais.[17]

De modo geral, as produções científicas ainda divergem em relação aos parâmetros de utilização e às metodologias avaliativas da aPDT, o que nos remete à necessidade de resultados de pesquisa com maior robustez, a fim de embasar protocolos clínicos para a utilização dessa técnica, especialmente no tratamento de feridas.

FONTES DE LUZ USADAS NA TERAPIA FOTODINÂMICA ANTIMICROBIANA

Para realização dessa terapia é necessário que ocorra a ativação de um fotossensibilizador ou foto absorvente pela luz.

Dentre as principais fontes de luz, até o momento, foram descritos na literatura: *Laser* (argônio, diodo ou neodímio, alumínio, Nd:YAG e outros), LED e lâmpadas de halogênio filtrado (quartzo tungstênio-halogênio ou de xenônio e outros).[18]

O uso do *laser* para aPDT apresenta como vantagens alta eficiência (> 90%) para a entrega da luz e a monocromaticidade, o que confere máxima eficiência de fotoativação. Os *lasers* diodos são muito convenientes e confiáveis, além de mais baratos, quando comparados a outros tipos de *lasers*. Sua principal limitação é que, caso o equipamento apresente apenas um comprimento de onda, será necessário o uso de outros equipamentos com diferentes comprimentos de onda, a depender do tipo de fotossensibilizador utilizado.[18,19]

O uso do LED apresenta como vantagem a possibilidade de irradiação de tecidos superficiais, por ser de fácil acesso, além da facilidade de configuração de matrizes de LED em diferentes geometrias de irradiação. No entanto, são necessários comprimentos de ondas diferentes, assim como o *laser*, de acordo com o fotossensibilizador selecionado.

As lâmpadas de halogênio filtrado podem corresponder a qualquer fotossensibilizador, mas não podem ser eficientemente acopladas em feixes de fibra óptica, sua potência de saída é menor, quando comparada ao *laser*, além de causar aquecimento.[20]

O aquecimento causado por uma determinada fonte de luz deve ser considerado para qualquer aplicação clínica de aPDT em seres humanos.

O tipo da fonte de luz, a energia aplicada e o período de irradiação podem ocasionar aumento de temperatura e danos aos tecidos irradiados.

Portanto, a emissão espectral, a intensidade da fonte de luz, bem como o seu modo de entrega (por meio de fibra óptica ou diretamente) são mais importantes do que o tipo de equipamento utilizado (*laser*, LED ou lâmpada halógena). Contudo, temos que considerar que um pequeno efeito térmico, pode promover aumento do aporte sanguíneo local e, consequentemente, aumenta a oxigenação local e, dessa forma, permite a produção de maior quantidade de espécies reativas de oxigênio.[18]

A concentração do fotossensibilizador é um fator de suma importância para a realização da terapia com sucesso, porém, esse aspecto será apresentado *a posteriori* neste capítulo.

Destarte, a aPDT é classicamente empregada para tratamentos na área da saúde que requerem a penetração eficiente da luz para atingir o tecido-alvo e controlar a carga microbiana. O espectro de absorção do fotossensibilizador para causar penetração mais eficiente do feixe de luz deve estar entre os comprimentos de onda de 600 e 800 nm.

Já o coeficiente de absorção da maioria dos tecidos irradiados é determinado pela concentração de moléculas de absorção de luz, pelos cromóforos, que no caso da aPDT, ganham destaque os exógenos, como o azul de metileno, para que haja a captação e transferência de energia para o oxigênio molecular para a produção das ROS.

> Assim, o comprimento de onda mais adequado neste caso é o vermelho, que corresponde à penetração da luz de 0,5 cm (a 630 nm) a 1,5 cm (a 700 nm), sendo que nas lesões superficiais, o espectro de absorção da luz pelo fotossensibilizador é o mais importante.[20]

FOTOSSENSIBILIZADORES – QUAL USAR NO TRATAMENTO DE FERIDAS?

Qual profissional de saúde não gostaria de encontrar uma tecnologia ou tratamento que fosse capaz de resolver infecções em feridas sem precisar do uso de antibióticos?

Por mais que isso possa parecer utópico para muitos, os estudiosos em fotobiomodulação sabem que isso é uma possibilidade. Para tal existe a terapia fotodinâmica antimicrobiana (aPDT), do inglês, *antimicrobial photodynamic therapy*, que tem sua empregabilidade aumentada e em processo de expansão em diversas áreas da saúde, como uma estratégia para controle de crescimento microbiano. Essa terapia tem-se mostrado efetiva como antibacteriano, antifúngico e antiviral, mesmo naqueles microbios multirresistentes.[21,22]

> A aPDT é uma técnica usada na dermatologia para tratar lesões e tumores superficiais de pele há aproximadamente 100 anos. O seu uso envolve três elementos fundamentais: um fotossensibilizador (FS), uma fonte de luz e oxigênio molecular.[22,23]

É preciso entender que os FS possuem uma classificação bioquímica e estão divididos em três grupos: os de primeira, segunda e terceira geração.

> Suas doses e concentrações podem variar de acordo com cada grupo, sendo necessário o uso de luzes específicas, de acordo com o FS escolhido, para que se tenha o máximo de aproveitamento.[2]

Dentre esses grupos, alguns FS são utilizados mais comumente na prática clínica do enfermeiro devido ao baixo custo, fácil acesso e por ser utilizado na medicina há mais anos, inclusive por via endógena.[21]

Desta forma, se destaca o azul de metileno (AM), utilizado em larga escala no tratamento de feridas.[22,24] Entretanto, podemos citar alguns outros FS, conforme apresentado no Quadro 7-1 que, assim como o AM, esses fotossensibilizadores deverão ser ressonantes com determinado comprimento de onda.

Quadro 7-1. Relação do Fotossensibilizante e o Comprimento de Onda

Classificação	Fotossensibilizador	Banda de absorção	Comentário
Fenotiazínicos	Laranja de acridina Azul de metileno Azul de toluidina	600 nm - 670 nm	O azul de metileno é mais comumente usado no tratamento de feridas e onicomicoses
Porfirinas	Porfirina e derivados Ácido 5-aminolevulínico (ALA derivados da benzoporfirina)	Tipicamente, as porfirinas possuem intensa banda de absorção **na região próxima de 400 nm, chamada banda B, ou de Soret**	ALA 5 comumente usado pela dermatologia para tratamento de tumores superficiais de pele não melanocíticos

Adaptado de Tonazio CHS, 2017.[22]

O AM tem um comportamento excelente para o uso na aPDT aplicado ao tratamento de feridas, uma vez que apresenta baixa toxicidade e ótimo rendimento quântico. Ele tem se mostrado efetivo contra bactérias gram-positivas e negativas, pois é uma substância catiônica, ou seja, possui cargas positivas as quais têm forte atração para o interior dos microrganismos os quais possuem cargas negativas. Sua absorção máxima acontece no comprimento de onda de 660 nm, sendo ideal para o uso no controle de infecções em feridas.[15,22,24]

A eficácia da aPDT está relacionada com alguns fatores, especialmente:[12,21,24]
- Fotossensibilizador adequado.
- Propriedades fotofísicas e fotoquímicas.
- Concentração do fotossensibilizador adequado.
- Comprimento de luz adequado (ressonante com o FS).
- Quantidade de energia entregue.
- Produção adequada de ROS ao ser exposto à luz correta.
- Pré-irradiação correta.
- Dose adequada.
- Ser letal para microrganismos.
- Conhecimento do profissional.

Chamamos atenção para uma reflexão crítica sobre alguns artigos publicados, nos âmbitos nacionais e internacionais, mostrando que é necessária uma baixa concentração para que haja efetivamente a interação entre a luz e o FS. Entendam, nesse sentido, que 1% do AM pode ser uma concentração extremamente alta, o que impedirá a penetração da luz e consequentemente a sua interação com a célula-alvo.

Para melhor compreensão desse processo podemos pensar na ação do protetor solar, que bloqueia os raios ultravioletas, conforme representado na Figura 7-1.

No Quadro 7-2 apresentamos alguns estudos em que a concentração de AM usada foi de 0,01%, ou seja, 100 vezes menor do que 1%.

É evidente que o FS e a luz precisam estar em ressonância para que se tenha a produção de ROS necessárias para causar danos aos microrganismos, sendo também a eficácia dose-dependente. Há descrição de que uma densidade de energia de 200 J/cm^2 para que haja a reação esperada.[21] Considerando um dispositivo de 100 mW de potência com uma área de *spot* de 0,03 cm^2 seria necessário, em média, uma energia de 6 J, alguns protocolos de empresas sugerem 9 J fixo, o que não é concordante com a nossa prática. Dessa forma, é fundamental considerar as características da ferida para estabelecer a dosimetria correta, sendo que a energia está diretamente ligada à potência do dispositivo *versus* o tempo de irradiação.

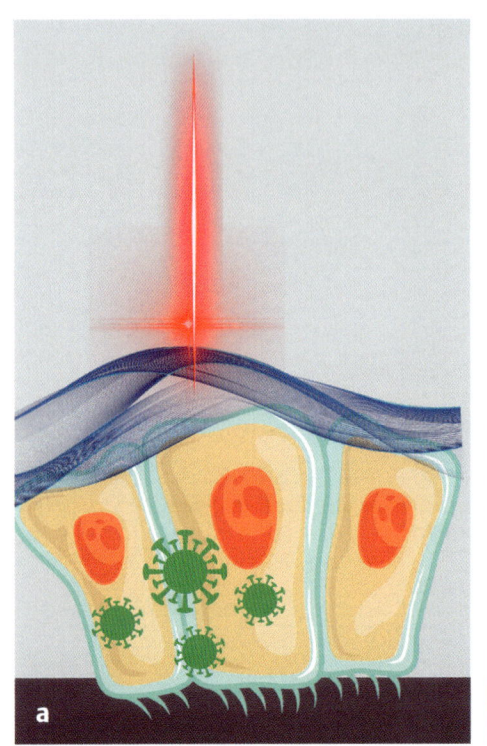

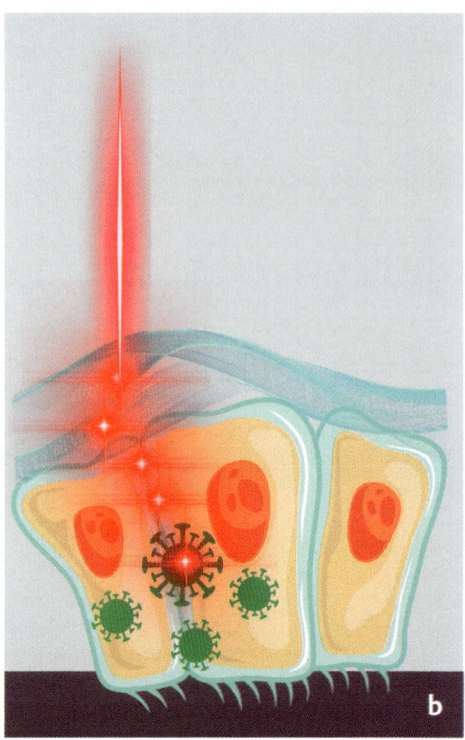

Fig. 7-1. Interação da luz com o azul de metileno. (**a**) Em maior concentração do FS não há penetração da luz; (**b**) com menor concentração do FS ocorre a penetração da luz. (Fonte: elaborada pelos autores; 2023.)

Quadro 7-2. Concentração do Azul de Metileno

Estudo	Descrição	Resultados
Efeitos biológicos produzidos pela terapia fotodinâmica na reparação de feridas diabéticas em humanos[25]	Nesse estudo foram analisados os efeitos da TFD na reparação de úlceras diabéticas em humanos, por meio da avaliação macro e microscópica	O grupo TFD apresentou melhores resultados clínicos nos aspectos avaliados ao se comparar com o grupo-controle. Na análise de microrganismos constatou-se diminuição da ocorrência de *Staphylococcus aureus* em ambos os grupos, embora esse achado tenha sido mais pronunciado no grupo TFD

Quadro 7-2. (*Cont.*) Concentração do Azul de Metileno

Estudo	Descrição	Resultados
Estudo da terapia fotodinâmica no reparo de lesões teciduais: estudo de casos clínicos[26]	O objetivo desta pesquisa foi avaliar a evolução clínica de feridas humanas tratadas e não tratadas com a aPDT. Para tanto foram utilizados 16 indivíduos com duas feridas cada, sendo cada um dividido em dois grupos: 1. grupo aPDT: tratado uma de suas feridas com a aPDT e; 2. grupo-controle: tratando sua outra ferida com terapia convencional com solução fisiológica (0,9%)	Cem por cento das lesões tratadas com aPDT apresentaram redução em sua área e melhora clínica, enquanto no grupo-controle houve 70% de redução das lesões. A evolução clínica das feridas foi mais favorável naquelas em que utilizou-se aPDT tanto no que concerne à redução da área quanto à redução da sensibilidade dolorosa, mostrando-se a terapia fotodinâmica como útil, eficaz e promissora no tratamento de feridas
A Study on the Macroscopic Morphometry of the Lesion Area on Diabetic Ulcers in Humans Treated with Photodynamic Therapy Using Two Methods of Measurement[27]	O objetivo do estudo foi realizar uma avaliação morfométrica macroscópica da área da úlcera diabética em humanos que estavam sob TFD. Foi realizado um estudo experimental, cego e controlado com amostra de 12 pacientes com úlceras diabéticas em membros inferiores; divididos em dois grupos: controle (n = 6) e TFD (n = 6). Todos foram tratados com colagenase/cloranfenicol durante o período experimental, em que 6 deles receberam TFD com corante azul de metileno (0,01%) associado à terapia a *laser* (660 nm, 30 mW, 8 s, 6 J/cm^2, área do feixe de 0,04 mm^2), 3 vezes por semana, totalizando 10 sessões	A redução da área da ferida mostrou que há diferença estatisticamente significativa ($p < 0,05$) entre o grupo-controle e o grupo aPDT, sendo que neste grupo houve maior redução da área da úlcera diabética do que no grupo-controle. Os resultados mostraram que aPDT acelerou a cicatrização
Photobiomodulation and antimicrobial photodynamic therapy as adjunct in the treatment and prevention of osteoradionecrosis of the jaws: A case report[28]	O objetivo deste estudo foi verificar a eficácia da aPDT em paciente com histórico de radioterapia na região de cabeça e pescoço exibindo exposição óssea necrótica associada à fístula e exsudação purulenta em mandíbula, com diagnóstico de osteorradionecrose estágio 3, além de cisto periapical na região anterior da maxila e múltiplos remanescentes radiculares	Os resultados do estudo *in vivo* demonstraram que aPDT pode ser útil no manejo de feridas crônicas infectadas, acelerando o processo de reparo através de uma significativa inibição bacteriana

MECANISMO DE AÇÃO DA TERAPIA FOTODINÂMICA ANTIMICROBIANA

Em feridas infectadas, os alvos da aPDT são a parede e membranas celulares dos micróbios, além dos danos irreversíveis causados no DNA. Esse mecanismo de ação se explica através da ativação do FS pela luz que, nesse caso, recomenda-se o comprimento de onda 660 nm, o qual produzirá oxigênio singleto (Fig. 7-2). Este causará danos às proteínas, fosfolipídios e colesterol dos microrganismos promovendo uma desorganização da membrana, aumentando sua permeabilidade, e, por conseguinte criando um ambiente inóspito, altamente nocivo aos microrganismos infectantes.[24]

Todo esse processo ocorre por meio de duas reações denominadas tipo I e tipo II. Na reação tipo I ocorre transferência de elétrons de hidrogênio ao oxigênio molecular para formar radicais superóxidos que, através da reação de fenton, se transformam em radicais hidroxilas, altamente reativas as ROS. Na reação tipo II, a transferência feita é de energia, a partir do estado tripleto do azul de metileno para o oxigênio molecular para produção de oxigênio singleto. Entretanto, em ambos os processos, as ROS são produzidas e promovem danos irreversíveis aos microrganismos sem, contudo, afetar as células humanas.[15,22]

Além do controle da carga microbiana, a aPDT tem ação na cicatrização das feridas devido a ativação do sistema imunológico atraindo para o local neutrófilos, facilitados pelo TNF-α produzido. Depois, outras células são recrutadas como os monócitos, macrófagos,

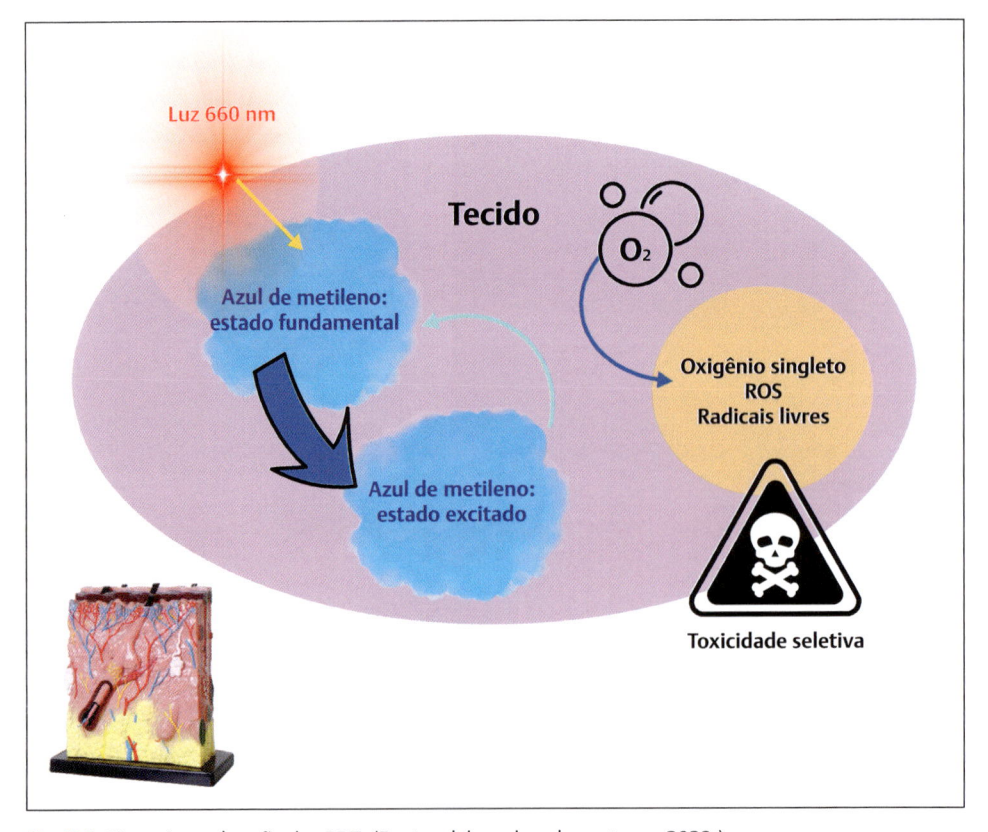

Fig. 7-2. Mecanismo de ação da aPDT. (Fonte: elaborada pelos autores; 2023.)

mastócitos e células mieloides, promovendo ainda a ativação das células T, do tipo CD8+, o que favorecerá a remoção de tecidos inviáveis, acelerando assim o processo de cicatrização.[21,29]

Ou seja, estamos diante de uma terapia que além de promover danos locais aos microrganismos estimula o fortalecimento imunológico, trazendo benefícios ao hospedeiro e ainda colaborando para acelerar o processo de cicatrização. E isso nos parece algo bem promissor para o tratamento de feridas.

Veja os principais efeitos provocados pela aPDT nos microrganismos apresentados no Quadro 7-3.

> Para que esses efeitos aconteçam é necessário, além do FS adequado para o comprimento de onda usado, um tempo de pré-irradiação satisfatório, para que o FS se ligue ao seu alvo.

Nesse período é importante que o FS permaneça estável, no seu estado fundamental, ou seja: "no escuro". Desta forma ele absorverá a luz, saindo do seu estado de baixa energia para um estado excitado, com alta energia, suficiente para produzir as ROS.[30]

Salientamos que a técnica adequada de aplicação é essencial para que ocorram as reações necessárias a fim de causar o efeito esperado, ou seja: os danos nos microrganismos. Observe, esquematicamente, o detalhamento da técnica de aplicação (Fig. 7-3).

Desta forma haverá a morte microbiana pela deposição de compostos fotoativos, que produzirão ROS que promoverão o dano celular, levando à desnaturação proteica e outros danos dentro da parede celular bacteriana. Assim sendo, aPDT emerge como uma promissora terapia adjuvante no controle de infecção em feridas, aliada às melhores práticas no tratamento à pessoa com ferida(s).[30]

Quadro 7-3. Principais Efeitos da aPDT nos Microrganismos

Sítio de ação	Ação	Resultado	Consequência	Efeito
Água	Remoção de H	Formação de OH	Formação de peróxido de H e ânion superóxido (O_2)	Promoção de processo oxidativo
Parede celular Membrana celular Lipídio insaturado Esteroides	Peroxidação	Modificação peptídica	Formação de peróxido de H	Redução da permeabilidade de íons
Peptídeos	Remoção de H	Degradação proteica	Inativação enzimática	Perda do processo de reparo, lise
Proteína viral	Oxidação	Sem ação	Sem ação	Perda da infectividade viral
Cadeia respiratória	Remoções redox	Sem ação	Sem ação	Inibição de respiração
Enzimas citoplasmáticas	Oxidação	Sem ação	Sem ação	Inibição de ribossomos, replicação/viabilidade
Ácidos nucleicos	Oxidação de açúcares	Modificação de bases	Degradação de nucleotídeos	Substituição da base, quebra da cadeia, inibição da reprodução

Adaptado de Soares BM, et al.[16]

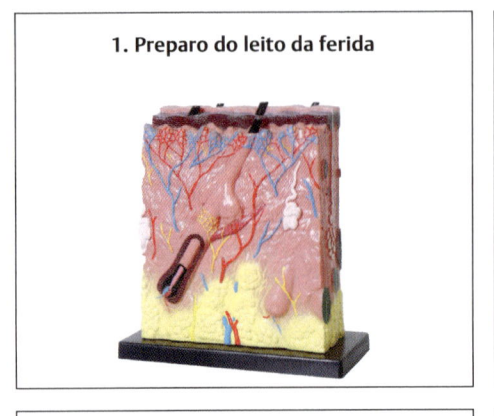

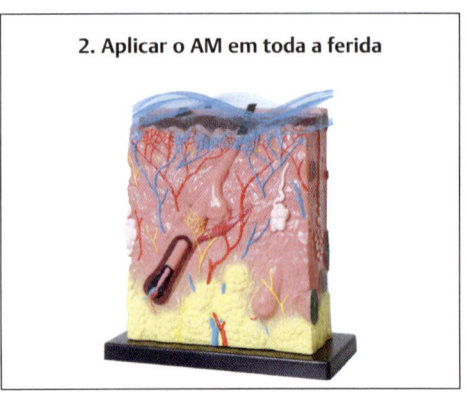

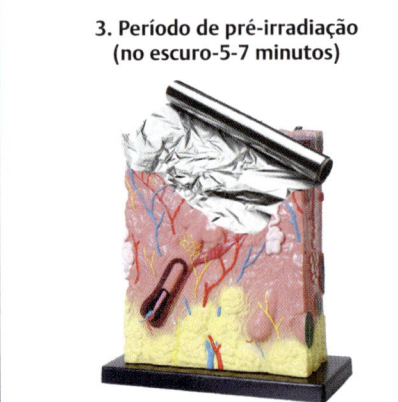

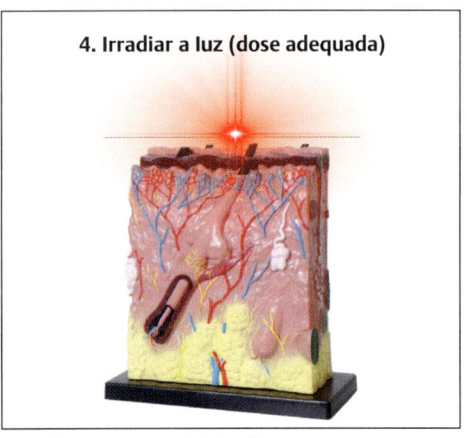

Fig. 7-3. Técnica da aPDT (1) preparo do leito da ferida (melhores práticas); (2) aplicar o AM na concentração adequada em toda a extensão da ferida; (3) período de pré-irradiação e (4) irradiação da luz na dose adequada. (Fonte: elaborada pelos autores, 2023.)

UTILIZAÇÃO CLÍNICA DA TERAPIA FOTODINÂMICA ANTIMICROBIANA

A aPDT vem sendo usada clinicamente há mais de 100 anos e, como já mencionado, a dermatologia foi a precursora em sua utilização no tratamento de lesões e tumores superficiais de pele.[23]

O processo é iniciado com a pré-irradiação (Fig. 7-3), período em que ocorre a ligação do FS ao alvo específico (microrganismo). A seguir é feita irradiação da luz, que converterá o oxigênio molecular em ROS, radicais de hidroxila, peróxido de hidrogênio, ânion superóxido, que são altamente tóxicos para as células devido à sua capacidade de oxidar proteínas, ácidos nucleicos e lipídios insaturados, o que provocará a destruição das células microbianas.[23]

> O enfermeiro poderia se questionar: "essa terapia não seria nociva às células do organismo"?
> A resposta é NÃO!

Primeiro porque a ligação principal do FS ocorre em células com proliferação significativa, isso por si já promove uma certa seletividade. E, como dito anteriormente, há uma atração entre o FS (+) e a célula-alvo (-), devido a suas cargas. Outro fator importante é que, esse processo acontece em diversos sítios dos microrganismos e em um tempo ínfimo, ultrarrápido. Ainda, é necessário destacar que essa terapia pode ser usada diversas vezes, não havendo acúmulo de efeitos tóxicos e o procedimento não é invasivo, podendo ser aplicado em crianças, adolescentes, jovens, adultos e idosos, sempre que houver suspeita clínica de infecção.[12,23]

Há que se considerar que globalmente existe um sério problema com o uso indiscriminado de antibióticos e isso tem causado uma preocupação em relação à resistência microbiana e seus impactos na saúde mundial.[31] Contudo, quando se fala em resistência, há que se ampliar o olhar e entender que o termo "resistência microbiana", se refere à resistência a antibióticos, mas temos ainda a resistência de outros tipos de micróbios, o que nos remete à maior necessidade de alternativas de tratamento que consiga burlar esse sistema de resistência.[31]

Por mais que a indústria farmacêutica desenvolva novos antibióticos para driblar essas resistências, isso acaba sendo uma questão de tempo, para que em algum momento esses novos antibióticos se tornem ineficazes. Diante desse grave cenário, a aPDT, por ser capaz de produzir espécies altamente reativas de oxigênio, através de um processo simples de ativação de um fotossensibilizador pela luz, emerge como uma terapia resolutiva e eficaz, atuando em diversos locais biomoleculares nestes agentes patogênicos.

Desta forma, ela pode contribuir para a inibição do processo de resistência, evitando assim o uso indiscriminado de antimicrobianos além de ter uma ação local efetiva e de baixo custo, promovendo assim economia para o sistema de saúde.[32]

> Reforçamos que a aPDT é uma terapia adjuvante, isto significa que é necessário o domínio do tratamento de feridas em sua totalidade, devendo o profissional deve ser capaz de:
> - Identificar os problemas de saúde-doença da pessoa que possui lesão cutânea.
> - Identificar os "problemas" dessa lesão.
> - Intervir através do uso de tecnologias: coberturas, soluções para higiene e limpeza da ferida, utilização de outras terapias adjuvantes.
> - Tratar a ferida de acordo com a sua etiologia e condições clínicas da pessoa implementando, através das melhores práticas, o padrão ouro para o tratamento de cada tipo de lesão.

Nenhuma tecnologia adjuvante é capaz de produzir efeitos satisfatórios sem que haja um profissional competente gerenciando todo o processo.

> No tratamento de feridas, o enfermeiro tem sido um expoente, se destacando, por sua formação e contínuo aprimoramento.

Em sua formação, existem disciplinas que lhe proporcionam ampla compreensão do processo cicatricial, além de conhecimentos de microbiologia, imunologia, farmacologia, entre outras ciências. Portanto, a formação acadêmica do enfermeiro, subsidia o seu raciocínio clínico para a tomada de decisão no cuidado à pessoa com ferida. Para sedimentar ainda mais o seu campo de atuação, existem as especializações na área de tratamento de feridas como a enfermagem em estomaterapia e dermatologia,[33] ambas proporcionando ao profissional adequada instrumentalização em relação aos aspectos preventivos, curativos, de reabilitação e domínio de tecnologias que lhe possibilita a oferta de um tratamento avançado em feridas, seguro e baseado nas melhores evidências.

Com base no que tem sido discutido neste capítulo, fica nítido que a aPDT pode ser uma grande aliada no tratamento de feridas que apresentam infecção local ou sistêmica, independente do agente causador. Entretanto, novamente alertamos para a necessidade de um profissional habilitado para o tratamento de feridas e capacitado para o uso da fotobiomodulação.[34] Reforçando o pensamento de que, por se tratar de uma terapia adjuvante, os demais aspectos relacionados com o indivíduo e com a ferida devem ser contemplados.

> De uma maneira sucinta a aPDT poderá:[29,35]
> - Reduzir a carga microbiana de feridas, sem causar desequilíbrio à flora ao hospedeiro.
> - Eliminar fungos, vírus e bactérias de feridas.
> - Controlar um amplo espectro de microrganismos.
> - Realizar a supressão de biofilme.
> - Estimular a cicatrização de feridas.
> - Induzir a ativação da resposta do hospedeiro, melhorando a resposta imunológica.
> - Promover a economia no custo do tratamento.
> - Minimizar os problemas relacionados à resistência aos antimicrobianos.

Nesse percurso, vimos qual a função da aPDT, indicações e o seu mecanismo de ação. Agora precisamos conhecer seu uso na prática clínica. Para isso é necessária a clara compreensão do seu mecanismo de ação, além da seleção adequada da fonte de luz, dose ideal, o tipo de FS e sua concentração, para que haja realmente a produção de ROS em um nível ótimo para o controle microbiano desejado.[23,29]

A administração tópica do FS, no caso do azul de metileno, é minimamente tóxica, não sendo nocivo ao tecido humano e, consequentemente, preservando a vascularização necessária para a cicatrização.[29]

Com relação aos protocolos de tratamentos, há divergências no tempo de pré-irradiação, com variações entre de cinco a 30 minutos, assim como na frequência de aplicação, variando de uma única aplicação até 21 dias consecutivos. Para a pré-irradiação, recomenda-se um tempo de 5 a 7 minutos; com relação à concentração, a literatura recomenda de 0,01%-0,005% e a luz eleita no comprimento de onda 660 nm.[36,37]

Portanto, como já foi dito, a aPDT visa exclusivamente a morte microbiana, contudo, as células humanas que receberem a luz, passarão pelo processo de fotomodulação, sendo assim, terão um incremento na produção de adenosina trifosfato (ATP) estimulando a produção de colágeno além da ativação do sistema imunológico e, consequentemente, favorecendo a cicatrização.[29,38]

> O enfermeiro deverá considerar a aPDT sempre que houver suspeição clínica de infecção, lembrando que é uma terapia adjuvante nos casos de infecção sistêmica, não excluindo a necessidade de prescrição médica de antibióticos conforme avaliação clínica.

Para avaliação da possibilidade de processo infeccioso sugerimos a utilização do mnemônico NERDS e STONES como já referenciado no Capítulo 4.[39,40]

Após identificação do processo infeccioso, o enfermeiro poderá usar a aPDT para contribuir no gerenciamento desse quadro, mas deverá estar atento a um dado controverso na literatura com relação à Energia (E) que deverá ser aplicada. Infere-se que, por haver entre a luz e o leito da ferida o fotossensibilizador, e a necessidade de produzir as ROS, a dose de energia deverá ser maior do que a habitualmente usada com o objetivo único de promover a cicatrização. No entanto, para definir essa energia deverão ser considerados alguns parâmetros como a potência e a área do *spot* do dispositivo, uma vez que a Fluência (F) é a relação entre a Energia (E) selecionada e a Área do *spot* (A) que fará a entrega da luz (F=E/A).[41]

Reforçamos, como já discutido no Capítulo 4, que para aplicação da aPDT é necessário o preparo do leito da ferida seguindo as recomendações internacionais do Consenso de Higiene da Ferida (2020), que estrutura esse processo em quatro passos essenciais:

- Eleição da solução de limpeza ideal.
- Desbridamento conservador e proativo.
- Remodelagem de bordas.
- Seleção da cobertura.

A Figura 7-4 ilustra esquematicamente a completa técnica de aplicação da aPDT.

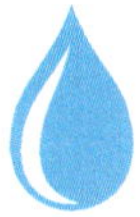 💧	Limpar a ferida: escolha da solução ideal
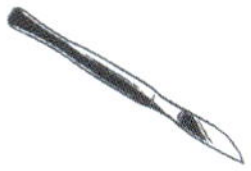 🔪	Desbridar: escolha do método ideal
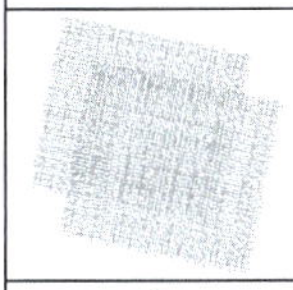 🧽	Retirar excesso de umidade: bordas e leito
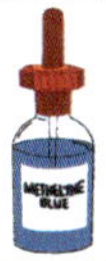 🧴	Aplicar o fotossensibilizador (FS) no leito da ferida
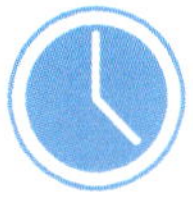 🕐	Pré-irradiação: 5-7 minutos (ocluir com papel alumínio), após retirar excesso do FS
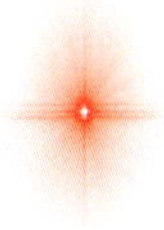 ✨	Irradiar a luz vermelha: dose ideal
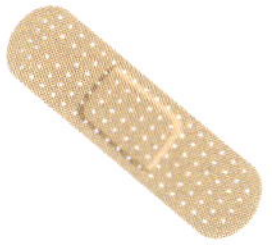 🩹	Limpar a ferida e aplicar a cobertura eleita

Fig. 7-4. Técnica de aplicação da aPDT. (Fonte: elaborada pelos autores; 2023.)

CONCLUSÕES

Como acontece em outras áreas do uso da fotobiomodulação, a aPDT ainda apresenta lacunas como falta de consenso e padronização nos parâmetros a serem usados. Portanto, o raciocínio clínico deverá permear a tomada de decisão do enfermeiro na utilização da aPDT, sendo fundamental uma avaliação detalhada da pessoa, suas condições clínicas e da ferida em si, para estabelecer metas de tratamento factíveis.

Atualmente as evidências científicas ainda são frágeis, o que dificulta a produção de um modelo de protocolo estanque. As referências encontradas apresentam possibilidades, que devem ser adaptadas a cada situação, contexto e aceitabilidade do paciente.

Dito isso, o tratamento de feridas com a aPDT, seu processo e desfechos, devem ser acompanhados rigorosamente pelo enfermeiro, permitindo assim uma maior flexibilidade e ajustes de acordo com a necessidade clínica.

A resposta clínica será o marco fundamental para validação de um protocolo. Percebe-se que, apesar do uso há mais de um século, ainda há espaço para estudos e maiores elucidações de como a aPDT pode ser utilizada nas diversas áreas da saúde, otimizando o processo de cicatrização, minimizando as chances de seleção microbiana e, sobretudo, promovendo efetividade com baixo custo.

REFERÊNCIAS BIBLIOGRÁFICAS

1. Murphy C, Atkin L, Swanson T, Tachi M, Tan YK, Vega de Ceniga M, et al. International consensus document. Defying hard-to-heal wounds with an early antibiofilm intervention strategy: wound hygiene. J Wound Care 2020;29(Suppl 3b):S1-28.
2. Kirker KR, James GA. In vitro studies evaluating the effects of biofilms on wound-healing cells: a review. APMIS. 2017;125(4):344-52.
3. Demidova-Rice TN, Hamblin MR, Herman IM. Acute and impaired wound healing: pathophysiology and current methods for drug delivery, part 1: normal and chronic wounds: biology, causes, and approaches to care. Adv Skin Wound Care. 2012;25(7):304-14.
4. Percival SL. Importance of biofilm formation in surgical infection. Br J Surg. 2017;104(2):e85-e94.
5. Omar A, Wright JB, Schultz G, Burrell R, Nadworny P. Microbial Biofilms and Chronic Wounds. Microorganisms. 2017 [cited 2022 Aug 10].;5(1):9. Available from: https://www.mdpi.com/2076-2607/5/1/9.
6. Li YH, Tian X. Quorum sensing and bacterial social interactions in biofilms. Sensors (Basel). 2012 [cited 2022 Sep 23];12(3):2519-2538. Available from: https://www.mdpi.com/1424-8220/12/3/2519.
7. Thomoson CH. Biofilms: do they affect wound healing? IntWound J. 2011[cited 2022 Sep03];8(1):63-67. Available from: https://onlinelibrary.wiley.com/doi/epdf/10.1111/j.1742-481X.2010.00749.x.
8. Noor S, Khan RU, Ahmad J. Understanding diabetic foot infection and its management. Diabetes Metab Syndr. 2017;11(2):149-56.
9. Bjarnsholt T. The role of bacterial biofilms in chronic infections. Acta Pathol Microbiol Immunol Scand. 2013 [cited 2022 Sep 3];121(136):1-51. Available from: https://onlinelibrary.wiley.com/doi/10.1111/apm.12099.
10. Mihai MM, Popa MI, Popa LG, Ion AV, Calugareanu A, Solomon I, et al. Antibiotics resistance phenotypes of the bacterial strains isolated from leg ulcers during 5 years in a dermatology department. Acta Dermatovenerol. 2017 [cited 2022 Sep 7]; 62:7-23. Available from: https://www.researchgate.net/publication/315761439_antibiotics_resistance_phenotypes_of_the_bacterial_strains_isolated_from_leg_ulcers_during_5_years_in_a_dermatology_department.
11. Lipsky BA, Uçkay I. Treating diabetic foot osteomyelitis: a practical state-of-theart update. Medicina. 2021 [cited 2022 Aug 30];57(4):339. Available from: https://pubmed.ncbi.nlm.nih.gov/33916055/

12. Tardivo JP, Adami F, Correa JA, Pinhal MAS, Baptista MS. A clinical trial testing the efficacy of PDT in preventing amputation in diabetic patients. Photodiagnosis and Photodynamic Therapy 2014; 11:342-50.
13. Hu X, Huang YY, Wang Y, Wang X, Hamblin MR. Antimicrobial Photodynamic Therapy to Control Clinically Relevant Biofilm Infections. Front Microbiol. 2018 [cited 2022 Sep 1];9:1299. Available from: https://www.frontiersin.org/articles/10.3389/fmicb.2018.01299/full.
14. Jori G, Fabris C, Soncin M, Ferro S, Coppelloti O, Dei D, et al. Photodynamic therapy in the treatment of microbial infections: Basic principles and perspective applications. Lasers in Surgery and Medicine. 2006;38(5):468-81.
15. Soares BM, Pietra RCCS, Cruz RC. Fotossensibilizadores (Fs). In: Soares BM, Souza GR, Silveira LB, Ferreira MVL organizers. Terapia Fotodinâmica em Odontologia. Atlas Clinci. Nova Odessa: Napoleão; 2013. p. 52-9.
16. Soares BM, Souza GR, Silveira LB, Ferreira MVL, organizers. Terapia Fotodinâmica em Odontologia. Atlas Clinci. Nova Odessa: Napoleão; 2013.
17. Cardozo APM. Uso da terapia fotodinâmica antimicrobiana (aPDT) com azul de metileno em estudos de modelos animais: revisão sistemática [master's thesis]. São Paulo: Programa de Pós-Graduação em Biofotônica aplicada às Ciências da Saúde, Universidade Nove de Julho; 2021.
18. Cieplik F, Deng D, Cirellard W, Buchalla W, Hellwig E, Al-Ahmad A, et al. Antimicrobial photodynamic therapy – what we know and what we don't . Crit Rev Microbiol [Internet]. 2018 [cited 2022 Sep 15];44(5):571-89. Available from: https://pubmed.ncbi.nlm.nih.gov/29749263/
19. Wilson BC, Patterson MS. The physics, biophysics and technology of photodynamic therapy. Phys Med Biol. 2008;53(9):R61-109.
20. Nagata JY, Hioka N, Kimura E, Batistela VR, Terada RSS, Graciano AX, et al. Antibacterial photodynamic therapy for dental caries: Evaluation of the photosensitizers used and light source properties. Photodiagnosis Photodyn Ther. 2012;9(2):122-31.
21. Nesi-Reis V, Lera-Nonose DSSL, Oyama J, Silva-Lalucci MPP, Demarchi IG, Aristides SMA, et al. Contribution of photodynamic therapy in wound healing: a systematic review. Photodiagnosis and Photodynamic Therapy. 2018;21:294-3305.
22. Tonazio CHS. Evidências do uso da terapia fotodinâmica antimicrobiana (aPDT) como agente controlador de crescimento microbiano no leito das úlceras venosas [master's thesis]. Belo Horizonte: Faculdade de Engenharia, Universidade Federal de Minas Gerais; 2017.
23. Sun Y, Ogawa R, Xia BH, Feng YX, Wu Y, Chen LH, et al. Antimicrobial photodynamic therapy in skin wound healing: A systematic review of animal studies. Int Wound J. 2019;17(2):285-99.
24. Mallide S, Anbil S, Bulin AL, Obaid G, Ichikawa M, Hasan T. Beyond the Barriers of Light Penetration: Strategies, Perspectives and Possibilities for Photodynamic Therapy. Theranostics. 2016; 6(13):2458-87.
25. Aureliano PMC. Efeitos biológicos produzidos pela terapia fotodinâmica na reparação de feridas diabéticas em humanos [dissertation]. São Paulo: Universidade Brasil; 2017. 127 p.
26. Moura JPG, Brandão LB, Barcessat R. Estudo da Terapia Fotodinâmica (PDT) no reparo de lesões teciduais: estudo de casos clínicos. Estação Científica (UNIFAP). 2018;8(1):103-10.
27. Carrinho PM, Andreani DIK, Morete VA, Iseri S, Navarro RS, Villaverde AB. A study on the macroscopic morphometry of the lesion area on diabetic ulcers in humans treated with photodynamic therapy using two methods of measurement, Photomed. Laser Surg [Internet]. 2018 [cited 2022 Sep 22];36(1):44-50. Available from: https://www.ncbi.nlm.nih.gov/pubmed/29023192.
28. Magalhães IA, Forte CPF, Viana TSA, Teófilo CR, Verde RMBL, Magalhães DP, et al. (2020). Photobiomodulation and antimicrobial photodynamic therapy as adjunct in the treatment and prevention of osteoradionecrosis of the jaws: a case report. Photodiagnosis and

Photodynamic Therapy [Internet]. 2020 [cited 2022 Sep 23];31:101959. Available from: https://www.sciencedirect.com/science/article/abs/pii/S1572100020303136.

29. Oyama J, Ramos-Milaré ACFH, Lera-Nonose DSSL, Nesi-Reis V, Demarchi IG, Aristides SMA, et al. (2020). Photodynamic therapy in wound healing in vivo: a systematic review. Photodiagnosis and Photodynamic Therapy [Internet]. 2020 [cited 2022 Sep 16];30:101682. Available from: https://pubmed.ncbi.nlm.nih.gov/32032780/

30. Azizi A, Shohrati P, Goudarzi M, Lawaf S, Rahimi A. (2019). Comparison of the Effect of Photodynamic Therapy with Curcumin and Methylene Blue on Streptococcus mutans Bacterial Colonies. Photodiagnosis and Photodynamic Therapy [Internet]. 2019 [cited 2022 Aug 30]; 27:203-209. Available from: https://pubmed.ncbi.nlm.nih.gov/31176042/

31. Morrison L, Zembower TR. Antimicrobial resistance. Gastrointestinal Endoscopy Clinics of North America. 2020;30(4):619-35.

32. Hamblim MR, Ferraresi C, Huang YY, Freitas LF, Carrol J. Low-Level Light Therapy: Photobiomodulation [Internet]. 2019 [cited 2022 Nov 15]. Available from: https://www.amazon.com.br/Lowlevel-Light-Therapy-James-Acker/dp/151061415X

33. Conselho Federal de Enfermagem. Resolução COFEN Nº 581/2018. Atualizam, no âmbito do Sistema Cofen/Conselhos Regionais de Enfermagem, os procedimentos para Registro de Título de Pós-Graduação Lato e Stricto Sensu concedido a Enfermeiros a prova a lista das especialidades; 2018 [cited 2022 Sep 06]. Available from: http://www.cofen.gov.br/resolucao-cofen-no-581-2018_64383.html.

34. Conselho Federal de Enfermagem. Resolução 567/2018. Regulamenta a atuação da Equipe de Enfermagem no Cuidado aos Pacientes com Feridas; 2018 [cited 2022 Sep 06]. Available from: http://www.cofen.gov.br/wp-content/uploads/2018/02/RESOLU%C3%87%C3%83O-567-2018.pdf.

35. Hu C, Zhang F, Kong Q, Lu Y, Zang B, Wu C et al. Synergistic chemical and photodynamic antimicrobial therapy for enhanced wound healing mediated by multifunctional light-responsive nanoparticles. Biomacromolecules. 2019;20(12):4581-92.

36. Ferreira RP, Policarpo NS, Ribeiro ZSF, Tonazio CHS, Pinto AMO, et al. Aplicação da Terapia Fotodinâmica Antimicrobiana (aPDT) no tratamento de feridas: revisão de literatura. Revista Eletrônica Acervo Saúde. 2022 [cited 2022 Sep 7];15(4), e10133. Available from: https://doi.org/10.25248/reas.e10133.2022.

37. Cecatto RB, Magalhães LS, Rodrigues MFSD, Pavani C, Lino-dos-Santos-Franco A, Gomes MT, et al. Methylene blue mediated antimicrobial photodynamic therapy in clinical human studies: The state of the art. Photodiagnosis and Photodynamic Therapy. 2020 [cited 2022 Sep 8];31:101828. Available from: https://www.sciencedirect.com/science/article/abs/pii/S1572100020301824

38. Catão MHCV, Nonaka CFW, Albuquerque Jr RLC, Bento PM, Costa RO. Effects of red laser, infrared, photodynamic therapy, and green LED on the healing process of third-degree burns: clinical and histological study in rats, Lasers Med. Sci. 2015;30:421-8.

39. Sibbald RG, Orsted HL, Coutts PM, Keast DH. Best Practice Recommendations for Preparing the Wound Bed: Update 2006. Adv Skin Wound Care [Internet] 2007 [cited 2022 Nov 14]; 20(7):390-405. Available from: https://pubmed.ncbi.nlm.nih.gov/17620740/

40. Sibbald RG, Goodman L, Woo KY, Krasner DL, Smart H, Tariq G, et al. (2011). Special Considerations in Wound Bed Preparation 2011: An Update: ©. Advances in skin & wound care. 2011;24(9):415-36.

41. Mosca RC, Ong AA, Albasha O, Bass K, Arany P. Photobiomodulation therapy for wound care: a potent, noninvasive, photoceutical approach. Adv Skin Wound Care. 2019;32(4):157-67.

TERAPIA DE FOTOBIOMODULAÇÃO VASCULAR – ILIB TERAPIA

CAPÍTULO 8

Susiane Sucasas Frison
Ronivaldo Pinto Ferreira
Andreíza Dutra da Silva
Vanessa Viol de Oliveira

RESUMO

A irradiação do sangue com *laser* intravascular (ILIB) ou fotobiomodulação vascular a *laser* é uma abordagem não invasiva, também conhecida como ILIB modificado. Consiste em uma técnica de aplicação da laserterapia de baixa intensidade no sangue com efeitos terapêuticos adjuvantes em muitas condições sistêmicas de saúde, no processo de reparação tecidual, na promoção do bem-estar e melhoria da qualidade de vida das pessoas. É preciso que o enfermeiro conheça as ações dessa terapia adjuvante e realize uma avaliação clínica do paciente para o monitoramento dos resultados. Ao final deste capítulo o leitor será capaz de compreender a fotobiomodulação vascular modificada e os seus mecanismos de ação no processo de cicatrização de feridas, podendo atuar como uma técnica adjuvante no controle da dor, do diabetes melito, da hipertensão arterial sistêmica, na oncologia, e na infecção causada pelo Coronavírus (Covid-19), além do desenvolvimento de um senso crítico sobre as lacunas de conhecimento presentes nessa proposta terapêutica e as possibilidades que o enfermeiro pode vir a desenvolver nesta em relação a tal terapia.

Palavras-chave: *irradiação intravascular; fotobiomodulação; sistema imunitário; doenças crônicas.*

INTRODUÇÃO

A terapia de irradiação do sangue a *laser* foi criada na década de 1970 e aplicada pela primeira vez em 1981, pelos cientistas soviéticos Meschalkin e Sergiewski, para o tratamento de doenças cardiovasculares. Essa técnica direta utilizava uma fibra óptica acoplada a um equipamento de Laser Hélio-Neon (632,8 nm), potência de 1 a 3 mW na cor vermelha que era introduzido no interior de um vaso sanguíneo.[1] Era realizado somente por médicos, por se tratar de uma técnica invasiva, e também por apresentar reações em decorrência da introdução da fibra na veia, como dor local, sangramento, desconforto e um tempo de aplicação com média de uma hora.[2]

Com o avanço tecnológico dos aparelhos e novos estudos na temática, surgiu a viabilidade de realizar a aplicação da terapia com uma técnica não invasiva, criando a terminologia *Intravascular Laser Irradiation of Blood* (ILIB) modificada (Fig. 8-1). Nesta técnica, a luz do *laser* é irradiada indiretamente no sangue, sendo conduzida por uma pulseira posicionada na artéria radial, sobre a qual o aparelho de *laser*, com potência de 100 mW, será acoplado, passando por diferentes camadas de pele. Essa modalidade possibilitou a aplicação por outras categorias profissionais devidamente habilitadas.[3]

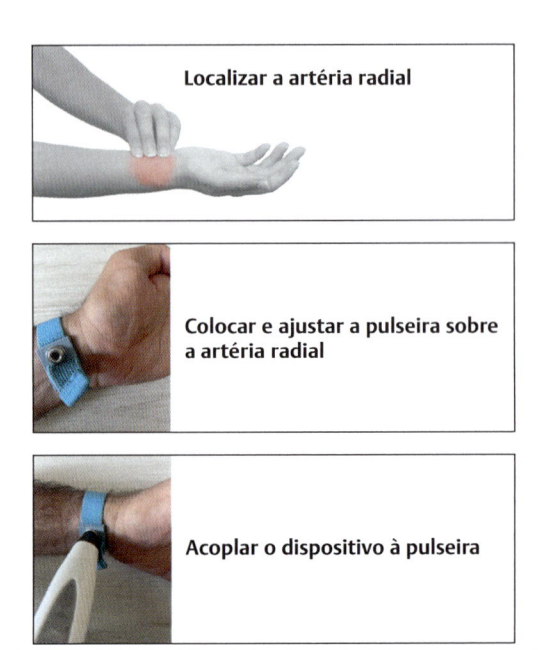

Fig. 8-1. Técnica de realização de ILIB modificado (artéria radial). (Fonte: elaborada pelos autores; 2023.)

Esse método não invasivo e de maior potência foi apoiado pela indústria brasileira que desenvolveu uma tecnologia de *laser* bicromático, que atua com acionamento individual de *lasers* vermelho (660 nm) e infravermelho (808 nm), com 100 mW de potência e transmissão por fibra óptica, e que em contato com a pele no pulso do paciente garante maior precisão da irradiação na área aplicada de forma não invasiva.[4]

Para gerar mecanismos de ação, o *laser* precisa ser absorvido e atingir o tecido-alvo. Quando essas duas ações acontecem, a luz é absorvida principalmente pelo citocromo C oxidase (unidade na cadeia de transporte de elétrons mitocondrial onde ocorre a terceira fase da respiração celular).

> Após a absorção dos fótons, há um aumento de Adenosina Trifosfato (ATP), uma breve explosão de Espécies Reativas de Oxigênio (ROS), um aumento do Óxido Nítrico (NO) e uma modulação dos níveis de cálcio.

Em células consideradas normais a fotobiomodulação sistêmica poderá produzir ROS, mas quando aplicada em células estressadas oxidativamente, os níveis das espécies de ROS são reduzidos, regulando as defesas antioxidantes e reduzindo o estresse oxidativo.[2,5]

A terapia ILIB modula a sinalização redox – acontece quando radicais livres, ROS e outras espécies eletronicamente ativadas como o óxido nítrico agem como mensageiros biológicos – na cadeia respiratória, através da estimulação de componentes mitocondriais, sendo capaz de induzir efeitos positivos na expressão de imunoglobulinas, interferons e interleucinas. O mecanismo de ação descrito proporciona ao paciente efeitos analgésicos, espasmolíticos, sedativos e melhora da circulação sanguínea. Além disso, aumenta a diferença arteriovenosa de oxigênio, que pode ser capaz de diminuir a hipóxia tecidual e promover o enriquecimento de oxigênio, que é um sinal de normalização do metabolismo tecidual, e melhora a oxidação de moléculas transportadoras de energia, como glicose e piruvato além de normalização do potencial de membrana celular com aumento da síntese de ATP.[5-7]

A irradiação dos eritrócitos recupera a sua capacidade de deformabilidade, o que ajuda o retorno do fluxo sanguíneo nos microcapilares que nutrem as áreas nobres do organismo, como o cérebro e outros órgãos vitais. A terapia também fornece aumento na síntese da principal proteína reguladora fisiológica do sistema oxidativo do corpo, a Superóxido Dismutase (SOD), que inativa as ROS protegendo as células contra as mutações e o envelhecimento precoce.[7]

Portanto, a fotobiomodulação sistêmica passou a ser vista não mais apenas como uma técnica, mas como uma opção considerável e aplicável para tratar e reequilibrar as condições integrativas do paciente. Estamos experimentando uma nova era dentro das ciências da saúde: equilibrar e modular os sistemas integrativos corporais para melhor responder aos traumas, desequilíbrios metabólicos e infecções, resultando na recuperação mais eficiente da funcionalidade.[8,9]

FOTOBIOMODULAÇÃO VASCULAR NO PROCESSO DE CICATRIZAÇÃO

A cicatrização de feridas envolve processos fisiológicos complexos, que se divide em reparo tecidual – definido pela regeneração do tecido lesado; e restauração tecidual – caracterizada como a substituição do tecido lesionado por tecido cicatricial. Tanto no reparo quanto na restauração ocorrem processos bioquímicos complexos que resultam na atividade e interatividade de células endoteliais, macrófagos, plaquetas, neutrófilos, citocinas pró e anti-inflamatórias (TNF-α, IL-1, IL-2, IL-6, IL-8), fatores de crescimento (PDGF, EGF, FGF, VEGF), prostaglandinas e proteoglicanos, entre outras moléculas e células envolvidas na fisiologia cicatricial.[10]

Quando esse processo fisiológico fica prejudicado pela inflamação prolongada, infecções, traumas ou doenças associadas, pode não ocorrer a regeneração tecidual e a ferida se tornar complexa para a cicatrização. Nesses casos, recomenda-se o uso de recursos terapêuticos adjuvantes, na tentativa de potencializar esse processo e a fotobiomodulação vascular modificada poderá atuar na modulação e controle da inflamação, otimizando o tempo e qualidade da cicatrização, através da absorção da luz pelos cromóforos no sangue.[10]

Com essa absorção da luz pelos cromóforos, um conjunto de benefícios em associação ao uso de coberturas apropriadas e a fotobiomodulação local possibilitará ao organismo uma melhora no equilíbrio volêmico, normalização do transporte sanguíneo de lipoproteína, diminuição da possibilidade de agregação plaquetária, melhora do sistema imunológico, regulação de mediadores inflamatórios, síntese de ATP mitocondrial, mobilidade de fibroblastos, síntese de colágeno, síntese de antioxidantes, neovascularização, melhora do suprimento de oxigênio, de glóbulos vermelhos e da microcirculação. Dessa forma, essa melhora na homeostase poderá favorecer, direta e indiretamente, de forma benéfica, o processo cicatricial.[11]

Dentre esses benefícios, a síntese de ATP mitocondrial tem um papel de destaque. A ATP está diretamente envolvida na mudança de fenótipo dos macrófagos durante a cicatrização. Um reparo e restauração tecidual eficaz requer que os macrófagos sofram mudanças fenotípicas e funcionais ou transições dos fenótipos M1 (pró-inflamatório) para M2 (anti-inflamatório e cicatricial). Essa mudança é afetada pelo microambiente local e dependente da regulação negativa de IL-10 (interleucina 10, citocina anti-inflamatória) e da regulação positiva de IL-4 (interleucina 4, citocina anti-inflamatória que ativa a via alternativa dos macrófagos) e IL-13 (interleucina 13, citocina que estimula os fibroblastos e macrófagos a sintetizar colágeno) e ocorre em etapas respondendo a mediadores específicos.[12]

Na literatura há evidências de que pessoas com diabetes melito tipo 2 apresentaram diminuição significativa na expressão de arginase e no fator de crescimento epidérmico (EGFR). A produção de óxido nítrico, que ocorre devido a essa regulação negativa da arginase e o aumento do metabolismo da L-arginase, pode ser um dos mecanismos que levam à vasodilatação após a fotobiomodulação vascular. Já a melhora da neuropatia pode ser explicada pela diminuição da expressão de EGFR, o qual tem funções essenciais na regulação da ativação celular e sua regulação negativa diminui a cascata EGFR/MAPK, responsável pela neurotransmissão, oncogênese, desregulação ou superexpressão de receptores, e gerencia o processo inflamatório.[13]

A mucosite oral (MO) tem a sua patogênese ligada à morte de células basais e células epiteliais devido à exposição aos radicais livres gerados pela quimioterapia ou radioterapia.[14] Para essa intercorrência várias pesquisas vêm sendo realizadas no intuito de prevenir e tratar essas lesões.[14-16] Pesquisadores avaliaram a aplicação clínica da fotobiomodulação vascular, terapia fotodinâmica antimicrobiana (aPDT), fotobiomodulação local e os resultados demonstraram que houve redução significativa nos graus de mucosite oral após o tratamento e preveniram seu aparecimento.[17]

Lembramos que embora algumas evidências sugerem que a fotobiomodulação, usando *Laser* de Baixa Intensidade (LBI), seja segura em indivíduos com câncer de cabeça e pescoço, mais pesquisas são necessárias e a observação contínua é prioritária para detectar quaisquer efeitos adversos potenciais nos resultados e na sobrevida do tratamento do câncer.[16]

FOTOBIOMODULAÇÃO VASCULAR NO MANEJO DA DOR

De acordo com o subcomitê de taxonomia da associação internacional para o estudo da dor, esse sinal é definido como uma experiência sensorial e emocional desagradável, que pode ser influenciada, em graus variados, por fatores biológicos, psicológicos e sociais.[18]

A prescrição de medicamentos e a abordagem integrativa do paciente devem ser levadas em consideração como proposta para o tratamento da dor. Nesse contexto, a fotobiomodulação vascular é um novo método de abordagem para o manejo de distúrbios crônicos, bem como síndromes de dor crônica. Com base nos mecanismos de ação dessa terapia e seus efeitos na inflamação e microcirculação como um todo, os autores propõem que ela seja eficaz no manejo da dor aguda e crônica.[19]

Essa eficácia no manejo da dor já foi demonstrada em estudos envolvendo pessoas com fibromialgia, dor miofascial do ombro, desordens musculares e síndrome de Guillain-Barré. Seu mecanismo mais específico ocorre pelo aumento do limiar nociceptivo da dor, produção de endorfina e de receptores opioides. Outras hipóteses incluem o mecanismo anti-inflamatório em virtude da diminuição dos níveis de prostaglandina-2 e ciclooxigenase-2, proliferação e neovascularização de células do tecido conjuntivo, aumento do fluxo sanguíneo e promoção da cicatrização pelo aumento dos níveis de óxido nítrico, um potente vasodilatador. Mesmo com resultados satisfatórios no controle álgico, como demonstrado em vários estudos, é preciso que a fotobiomodulação vascular esteja associada a outras terapias e que nenhum tratamento proposto por outro profissional ao paciente seja suspenso sem sua orientação.[19-23]

FOTOBIOMODULAÇÃO VASCULAR EM PACIENTES COM DIABETES MELITO E HIPERTENSÃO ARTERIAL SISTÊMICA

Como vimos anteriormente, a técnica ILIB vem sendo utilizada na prática clínica como uma terapia adjuvante em diversas condições de saúde, podendo estimular ou inibir funções biológicas alteradas. É estudada desde a década de 1980 e foi desenvolvida, inicialmente, para o tratamento de doenças cardiovasculares.[24]

Com isso, a fotobiomodulação vascular visa tratar o paciente para recuperação funcional do sistema enzimático antioxidante, dando equilíbrio como um todo, para proporcionar condições funcionais mais favoráveis a cada sistema.[4]

O diabetes melito (DM) é um importante problema de saúde pública em âmbito mundial. Estima-se que 628,6 milhões de pessoas irão desenvolver diabetes até 2045, sendo a maior concentração destas em países em desenvolvimento. O DM pode ser classificado em tipo 1 (DM1) e tipo 2 (DM2). O DM1 é uma doença autoimune, poligênica, decorrente de destruição das células β pancreáticas, que ocasiona uma deficiência completa na produção de insulina pelo indivíduo, enquanto que no DM2, que corresponde a cerca de 90-95% dos casos, a etiologia é complexa e multifatorial, no qual componentes genéticos e ambientais estão envolvidos, ocasionando uma resistência insulínica e, em graus variados, uma deficiência na síntese e na secreção de insulina pela célula β pancreática.[25]

Uma pessoa com DM apresenta baixa taxa de insulina sérica para glucagon e altos níveis de ácidos graxos. A gliconeogênese aumentada no fígado secreta grandes quantidades de lipoproteínas de baixa densidade e acúmulo de ácidos graxos. Esses ácidos graxos, por sua vez, são oxidados pelo fígado, que produz acetona, acetoacetato e beta-hidroxibutirato. Com isso há uma diminuição da arginina e desregulação das células endoteliais, bem como aumento da atividade das citocinas pró-inflamatórias.[4]

Foi observado um aumento do nível da enzima SOD em pacientes diabéticos submetidos à técnica ILIB, atuando de maneira antioxidante. No pâncreas, a enzima superóxido dismutase (SOD) atua protegendo as células beta, evitando a lise pela ação dos radicais livres sobre a desoxirribose do DNA. Quando esse processo acontece, o organismo se defende provocando uma depleção da nicotinamida adenina dinucleotídeo (NAD) para evitar a destruição pelo açúcar e a inibição da síntese de pró-insulina. O aumento de produção da SOD induz uma restauração parcial da síntese de insulina e minimiza a intensidade da agressão dos radicais livres sobre as células pancreáticas.[26]

Estudos têm demonstrado que a fotobiomodulação vascular pode contribuir significativamente para a redução da glicose no sangue de pacientes com DM2,[8,26] e que a luz vermelha apresenta importante papel nesse controle.[27]

O uso da terapia na hipertensão arterial sistêmica (HAS) tem demonstrado ser capaz de induzir uma resposta fotobiológica dentro das células, modificando as respostas micro e macrovasculares, sendo a hemoglobina o cromóforo responsável por absorver o comprimento de onda vermelho e favorecer o relaxamento das paredes dos vasos e otimizar o fluxo sanguíneo. Atua diretamente na cascata de ácido araquidônico – que tem efeito inflamatório – e induz a produção de prostaciclinas, que proporcionam um caráter mais fluido ao sangue, atenuando problemas vasculares e resultando na diminuição da pressão arterial.[28]

Os efeitos benéficos da terapia de fotobiomodulação vascular no DM e na HAS podem ser observados no Quadro 8-1.[4,28]

Quadro 8-1. Efeitos Benéficos da Fotobiomodulação Vascular a *Laser* no DM e na HAS

Efeitos da Fotobiomodulação Vascular a *Laser*	
Diabetes melito	<ul><li>Diminuição da atividade de oxidação de radicais livres.</li><li>Ação sobre enzimas de proteção antiperóxido.</li><li>Melhoria da microcirculação.</li><li>Impacto positivo nos componentes lipídicos e fosfolipídicos do sangue e na membrana eritrocitária.</li><li>Efeitos hipolipemiantes e hipoglicemiantes.</li><li>Diminuição da concentração de óxido nítrico no sangue.</li><li>Melhora a sensação protetora periférica.</li></ul>
Hipertensão arterial sistêmica	<ul><li>Diminuição dos níveis pressóricos.</li><li>Aumento da eficácia do medicamento anti-hipertensivo.</li><li>Melhora dos índices imunológicos.</li><li>Melhoria nas propriedades viscosas e elásticas do sangue e índice hemodinâmico.</li><li>Normalização dos níveis de óxido nítrico.</li><li>Diminuição significativa na atividade do fator Willebrand.*</li></ul>

Adaptado de Meneguzzo DT, *et al.* e Peplow PV, Baxter GD[4,28]
*Fator de Willebrand: é uma glicoproteína importante para as etapas da cascata de coagulação do sangue, permitindo a agregação plaquetária onde há rompimento de vasos sanguíneos. Apresenta duas funções principais – promover a formação do tampão plaquetário no local da lesão endotelial; ligar e transportar o fator de coagulação VIII, impedindo sua degradação proteolítica no plasma.[30]

FOTOBIOMODULAÇÃO VASCULAR NA ONCOLOGIA

A fotobiomodulação vascular tem apontado resultados positivos no sistema sanguíneo, sendo observada a diminuição da viscosidade, melhora da elasticidade das hemácias e uma melhor resistência osmótica, quando não ocorre lise celular.[29]

Em indivíduos com processos inflamatórios sistêmicos, agudos ou crônicos, como o caso de pessoas com câncer, a fotobiomodulação vascular tem apresentado efeitos benéficos na promoção da síntese de proteínas que estimulam a proliferação e migração celular, a modulação de níveis de citocinas e de fatores de crescimento, e também melhora na oxigenação tecidual.[11,29]

Dentre esses processos patológicos, o câncer e seu tratamento vêm-se tornando um desafio para os profissionais de saúde; sendo a quimioterapia o mais utilizado por atuar diretamente em células que perderam o controle no processo de crescimento e de divisão celular. Entretanto, os agentes antineoplásicos não atingem somente as células tumorais, visto que sua toxicidade é capaz de alcançar as células sadias de rápida proliferação, uma vez que, tanto as células normais quanto as células cancerígenas crescem e se dividem pelo mesmo processo sequencial, denominado ciclo celular.[31]

Com essa ação não seletiva, os quimioterápicos são capazes de causar diversos efeitos colaterais mesmo em doses terapêuticas, tais como mucosite, náuseas, vômitos, alopecia e mielotoxicidade, independentemente da localização do tumor, comprometendo assim a qualidade de vida desses indivíduos. Dentre os tecidos mais afetados pelos efeitos colaterais provenientes do tratamento quimioterápico estão: os hematopoiéticos, os germinativos, os folículos pilosos e o epitélio de revestimento gastrointestinal.[32]

Um estudo clínico randomizado avaliou a eficácia da fotobiomodulação vascular sobre os efeitos colaterais no tecido hematopoiético, ocasionados pelos antineoplásicos endovenosos. Os resultados mostraram eficácia da fotobiomodulação vascular com comprimento de onda 660 nm como tratamento alternativo na manutenção ou aumento de parâmetros mínimos de hemocomponentes (hemoglobina, plaquetas e neutrófilos), por meio de dois protocolos: ILIB por 30 e 60 minutos. O protocolo ILIB 30 minutos mostrou-se mais eficaz na produção de plaquetas e neutrófilos quando comparado ao ILIB 60 minutos, portanto, entende-se como primeira escolha. Contudo, os autores afirmam que o protocolo ILIB 60 minutos poderá ser uma alternativa mediante a limitação do indivíduo no acesso à terapia.[33]

Já um estudo realizado com 17 pessoas com carcinomas metastáticos avançados de diferentes entidades tumorais e pré-tratados com quimioterapia, por cinco semanas, demonstrou a redução de células tumorais circulantes e modulação da resposta imunológica do paciente quando administrada simultaneamente com a imunoterapia, e durante tratamentos oncológicos convencionais.[34]

Em relação à disgeusia – modificações no paladar em pessoas em tratamento quimioterápico, um estudo de caso avaliou a fotobiomodulação vascular associada à fotobiomodulação tópica em papilas gustativas em uma mulher com câncer de mama. Os resultados obtidos, após a primeira aplicação do protocolo proposto, demonstraram após três dias a recuperação do palato, previamente anestesiado pelas terapias oncológicas e aumento de sabores, principalmente relacionados a doce e salgado, que impactaram positivamente na melhora da qualidade de vida. Vale ressaltar o quadro da paciente antes da aplicação da fotobiomodulação, qual seja: diagnóstico de carcinoma multifocal invasivo da mama; submetida a tumorectomia e linfadenectomia de linfonodos axilares e tratamento com quimioterapia (quatro ciclos), o que evidencia a complexidade da situação.[35]

A fotobiomodulação vascular na pessoa com câncer é uma realidade e as possibilidades para o futuro são amplas, mas é preciso ter cuidado para não a considerar uma nova panaceia. A melhora na qualidade de vida de pacientes pode ser um argumento que justifique a escolha desta modalidade terapêutica, porém o uso indiscriminado, sem aval e conhecimento do profissional junto à equipe multidisciplinar, não é indicado. A limitação da temática, pelos autores, foi em encontrar artigos com alta evidência científica, tornando-se necessário que estudos continuem sendo realizados e publicados para uma assistência livre de danos.

FOTOBIOMODULAÇÃO VASCULAR NA SÍNDROME DA COVID-19

A COVID-19 é uma doença infecciosa causada pelo coronavírus SARS-CoV-2, descoberta em dezembro de 2019 na cidade de Wuhan, China; com alto índice de transmissibilidade, propagando-se rapidamente entre os humanos, sendo declarada como pandemia em 11 de março de 2020 pela Organização Mundial da Saúde.[36]

Mundialmente foram contabilizados cerca de 615 milhões de casos confirmados de COVID-19, incluindo 6,5 milhões de mortes. No Brasil, houve aproximadamente 34,5 milhões de casos confirmados de COVID-19 com 700 mil mortes; tornando-se assim o terceiro país com maior número de casos confirmados e mortes.[37]

A disseminação da doença causada pelo vírus do SARS-CoV-2 (*Severe Acute Respiratory Syndrome Coronavirus* 2) ocorre pelo contato direto com pessoa contaminada, por meio de gotículas respiratórias, produzidas durante a tosse, espirro e fala, e por aerossóis, que podem permanecer suspensas no ar.[37]

É considerada uma doença de difícil controle, pois a transmissão se dá através de pessoas assintomáticas ou levemente sintomáticas, demonstrando-se com formas variáveis, podendo não apresentar nenhum indício da doença ou ocorrências de sintomas leves como febre, dor de garganta, coriza, dificuldade para respirar, dores musculares e mal-estar e, em alguns casos, perda de olfato e paladar, até síndrome da angústia respiratória aguda (SaRA) e disfunção de múltiplos órgãos.[38] A forma mais grave está associada à contribuição de alguns fatores, como idade, doenças crônicas pré-existentes, doenças autoimunes e hematológicas, gravidez.[39]

O sistema renina angiotensina e aldosterona (SRAA), responsável por regular as funções essenciais do organismo, apresenta um importante papel, no qual pode explicar o motivo do comprometimento de múltiplos órgãos pela SARS-CoV-2. Esse fato ocorre pela afinidade do vírus com enzima conversora de angiotensina tipo 2 (ECA2), encontrada na membrana plasmática de células do pulmão, em células endoteliais do sistema cardiovascular, rins e outros órgãos, no qual seus receptores são utilizados como mecanismo de entrada nas células hospedeiras.[40]

Em consideração aos fatores elucidados acima, pode-se concluir de fato que a infecção direta de células endoteliais explicam clinicamente a gravidade da doença, que inclui, principalmente, a ativação maciça das vias de coagulação e plaquetas, assim como células do sistema imune presentes no coração, pulmão e rim, podendo, no entanto, demonstrar que a ECA2 pode justificar o seu papel patogênico crítico no COVID-19. No entanto, sua função na saúde e na doença humana ainda não está esclarecida totalmente, embora ela parece ter um importante papel regulador na função hemodinâmica. Ainda é desconhecido seu papel de atuação fisiológica nas vias respiratórias; porém, sabe-se que teve resultados satisfatórios em pesquisas em camundongos que demonstraram proteção contra lesão pulmonar aguda.[41]

A capacidade da SRA-CoV-2 de atingir e comprometer todos os órgãos além de ser atribuída a uma combinação de ECA2 generalizada, está relacionada com uma condição de resposta inflamatória descontrolada, devido a produção excessiva de citocinas pelo sistema imunológico. Essa resposta ocorre frente a uma agressão como defesa pelo sistema imune inato que reconhece padrões patogênicos do hospedeiro. O perfil de citocinas nesses aparece com níveis elevados de interleucinas e (IL) e o factor de necrose tumoral alfa (TNF-α) e fator de necrose tumoral alfa e quimiotaxinas.[42]

A investigação sobre a virologia do SRA-CoV-2, a compreensão dos processos fisiológicos e imunológicos, que fundamentam as manifestações clínicas, geram estudos constantes em busca de terapias eficazes, uma vez que a doença ainda está em curso em todo o mundo. A abordagem de terapias adjuvantes, entre elas a terapia de LBI, atualmente conhecida como fotobiomodulação (FBM) tem demonstrado resultados promissores, tanto na prevenção quanto no tratamento e reabilitação.[43,44]

Um estudo realizado para investigar os efeitos da fotobiomodulação na inflamação pulmonar demonstrou que seus efeitos são capazes de atenuar a tempestade de citocinas em vários níveis e reduzir os principais metabólitos inflamatórios. Isso ocorre por meio de eventos fotoquímicos que agem por meio dos cromóforos e assim ocorre o aumento da síntese da ATP, formação de espécies reativas de oxigênio (ROS) que ativam uma gama de fatores de transcrição, aumento da proliferação, migração e síntese de novas proteínas. Sabe-se que a produção de ROS é induzida pela FBM em células normais, mas são reduzidas em células estressadas oxidativamente ou em modelos animais de doença.[45,46]

Embora a fotobiomodulação seja uma opção de tratamento que vem sendo utilizada e difundida em várias áreas há algum tempo, existe a necessidade do desenvolvimento de ensaios clínicos robustos capazes de avaliar criteriosamente o uso dessa proposta terapêutica no tratamento e na recuperação de pacientes com COVID-19.[39]

PROTOCOLOS CLÍNICOS

Com o avanço da tecnologia e o desenvolvimento de *lasers* diodo mais potentes, a técnica original para a realização de ILIB, apresenta uma diversidade de protocolos que podem variar de 15 a 30 minutos por dia, por dez dias consecutivos ou não, para a via intranasal, e de 30 minutos para a transcutânea, podendo variar de 1 vez por semana por 10 semanas até a aplicação diária por 10 dias consecutivos, a depender da doença.[4]

Um estudo de revisão integrativa, cujo objetivo foi identificar o efeito terapêutico do ILIB em doenças sistêmicas crônicas, evidenciou que a técnica mais utilizada para a aplicação de ILIB foi a intravenosa, por meio da veia antecubital, ou arterial, acesso pela artéria coronária, com equipamentos diferentes, protocolos de aplicação que variam de 60 a 1.800 segundos, com frequência de aplicação variadas, comprimento de onda mais utilizado foi o vermelho, variando de 630 a 650 nm. O ILIB foi capaz de modular a inflamação, diminuindo os níveis de citocinas pró-inflamatórias, obtendo efeitos benéficos para adjuvar no tratamento de doenças sistêmicas crônicas, sendo a doença coronariana e o DM as mais prevalentes.[2]

O ILIB intravenoso também apresentou efeitos benéficos para pacientes diabéticos de tipo 2 através da diminuição da expressão de arginase e ativação da via óxido nítrico sintase/óxido nítrico (NOS/NO) e diminui a expressão do receptor do fator de crescimento epidérmico (EGFR), responsável pela ativação celular que pode influenciar o microambiente neuronal, a ativação da microglia, e a produção de citocinas pró-inflamatórias, podendo reduzir a neuroinflamação e seus danos secundários. No entanto, o estudo não apresenta o protocolo de tratamento.[13]

Além das doenças sistêmicas crônicas, o ILIB apresentou efeito benéfico no processo de cicatrização de feridas em camundongos, promovendo um fechamento mais rápido e com boa qualidade das fibras de colágeno presentes na cicatriz, sendo realizado técnica transcutânea com irradiação da artéria auricular, por 15 minutos de irradiação total com laser diodo de índio-gálio-alumínio-fósforo (InGaAlP), de 100 mW de potência e comprimento de onda de 660 nm.[10]

De 2020 até o momento atual, a produção científica com a técnica de ILIB modificada em seres humanos está se ampliando e apresentando resultados positivos como proposta terapêutica adjuvante. Os estudos mais relevantes são apresentados no Quadro 8-2.

Os protocolos mais citados apresentam a possibilidade de realização do ILIB transcutâneo, por meio da artéria radial, com equipamento de *laser* diodo com 100 mW de potência e comprimento de onda de 660 nm, por 30 minutos em ciclos que consistem em 10 sessões com pausa de 20 dias, podendo o mesmo ser repetido por mais uma ou duas vezes.[33,47,48]

Outra possibilidade apresentada é a realização da terapia por via transmucosa (nasal ou sublingual), também com equipamento de *laser* diodo com 100 mW de potência e comprimento de onda de 660 nm, por 30 minutos, 2 vezes por semana, durante 8 semanas, perfazendo um total de 16 aplicações.[47]

Durante a aplicação do ILIB modificado deve-se atentar constantemente aos pacientes que estão recebendo a terapia, principalmente os que apresentam fototipo mais alto. Isso porque existe a possibilidade de queimadura no local da irradiação, tendo

Quadro 8-2. Apresentação dos Estudos Contendo Protocolos de ILIB Modificado em Seres Humanos e seus Resultados

Autores, título e ano de publicação	Objetivos	Metodologia	Protocolo aplicado	Tipo de *Laser* e comprimento de onda	Resultados
Laserterapia transcutânea para efeitos adversos hematopoiéticos de quimioterápicos antineoplásicos: ensaio clínico randomizado[33]	Avaliar a eficácia da aplicação do ILIB transcutâneo, nos protocolos de 30 e 60 minutos, nos eventos adversos relacionados com o tecido hematopoiético (hemoglobina, plaquetas e neutrófilos) causados em adultos submetidos à terapia antineoplásica	Ensaio clínico randomizado e unicego, realizado em serviço oncológico Amostra composta por 55 pacientes com tumores sólidos a partir do segundo ciclo de tratamento com terapia antineoplásica endovenosa Pacientes randomizados por sorteio em 3 grupos: controle, ILIB 30 min e ILIB 60 min	ILIB 30 minutos por 10 dias consecutivos, exceto finais de semana e feriados, com pausa de 20 dias e repetição do protocolo ILIB 60 minutos, sendo cinco aplicações no período de 10 dias, com intervalo de 48 horas entre as sessões, interrupção nos finais de semana e feriados, com pausa de 20 dias e repetição do protocolo	*Laser* diodo de baixa intensidade 100 mW Comprimento de onda 660 nm	Houve a manutenção ou o aumento dos parâmetros mínimos dos hemocomponentes para os protocolos de 30 e 60 minutos, respectivamente: Hemoglobina 86% e 85%, Neutrófilos 100% e 92%, Plaquetas 100% em ambos os protocolos

Quadro 8-2. (Cont.) Apresentação dos Estudos Contendo Protocolos de ILIB Modificado em Seres Humanos e seus Resultados

Autores, título e ano de publicação	Objetivos	Metodologia	Protocolo aplicado	Tipo de Laser e comprimento de onda	Resultados
A pilot study on the effects of transcutaneous and transmucosal laser irradiation on blood pressure, glucose and cholesterol in women[47]	Investigar os efeitos do ILIB transcutâneo e transmucosa na pressão arterial e marcadores sanguíneos como: glicemia, triglicérides e colesterol total e de alta e baixa densidade (LDL e HDL)	Estudo de coorte realizado com 36 mulheres de idades entre 35 e 55 anos, sem histórico de hipertensão, diabetes ou problemas cardíacos	As pacientes foram distribuídas randomicamente em seis grupos experimentais: Grupo-controle (G1); ILIB transcutâneo pela artéria radial com 1 diodo (G2); ILIB transcutâneo pela artéria radial com 2 diodos (G3); ILIB transmucosa sublingual (G4); ILIB transmucosa intranasal (G5); ILIB transcutâneo pela artéria radial com 1 diodo com tempo prolongado (G6). Protocolo utilizado: G1 sem ILIB G2, G3, G4 e G5 30 minutos, duas aplicações semanais por 8 semanas (total: 16 aplicações), G6 30 minutos por 10 dias consecutivos, com pausa de 20 dias e repetição do protocolo por mais 10 dias consecutivos	Laser diodo de baixa intensidade 100 mW de potência Comprimento de onda 660nm Laser de baixa intensidade em forma de pulseira com dois diodos, e comprimento de onda de 660 nm	O ILIB pode ser usado com segurança como um método adjunto para regular a pressão arterial (sistólica e diastólica), glicose, triglicerídeos e colesterol (total, LDL e HDL)
Effect of Modified Laser Transcutaneous Irradiation on Pain and Quality of Life in Patients with Diabetic Neuropathy[48]	Avaliar os efeitos do ILIB transdérmico no alívio da dor e melhora na qualidade de vida de pacientes com neuropatia diabética	Ensaio clínico, randomizado, prospectivo, intervencionista quantitativo, incluindo abordagem qualitativa, realizado com 30 voluntários com diabetes melito, distribuídos aleatoriamente em três grupos: controle, irradiação transcutânea simulada com laser (SILIB) e ILIB	O grupo-controle recebeu o tratamento convencional prescrito para neuropatia diabética: amitriptilina associado à gabapentina e tramadol. O grupo SILIB passou por uma simulação de aplicação de ILIB associado ao tratamento convencional. O grupo ILIB realizou três ciclos de 10 aplicações de 30 minutos, por 10 dias sequenciais, com uma pausa de 20 dias antes do início do próximo ciclo, recebendo um total de 30 sessões	Laser diodo de baixa intensidade de 100 mW de potência Comprimento de onda 660nm	O grupo ILIB apresentou níveis de dor significativamente mais baixos e melhora da qualidade de vida em comparação com os grupos-controle e SILIB

Fonte: elaborado pelos autores, 2022.

em vista a alta concentração de energia depositada no tecido em um único ponto e a concentração de melanina, que atua como cromóforo, absorvendo a luz e a transformando-a em calor. Esse evento adverso pode ser manifestado com a presença de dor transitória, sensação de calor local, eritema, hiperpigmentação ou ressecamento da pele.[33] O mesmo raciocínio vale para os pacientes que apresentam tatuagem na região do pulso, onde o cromóforo será o pigmento, sendo recomendado evitar a aplicação da terapia no membro tatuado.

A necessidade de retomada de vários ciclos de aplicação da terapia varia conforme a necessidade de resultados alcançados e as peculiaridades de cada paciente. Para isso é importante que o enfermeiro trace objetivos em conjunto com o mesmo e tenha, de preferência, marcadores em que seja possível realizar a aferição do desfecho desejado, como, por exemplo: exames de sangue, marcadores inflamatórios como a Proteína C Reativa (PCR), IL-6, óxido nítrico, escalas para controle da dor e de qualidade de vida, dentre outros.[28,48]

Importante lembrar que a fotobiomodulação vascular, assim como a LBI para o tratamento de feridas, é uma terapia adjuvante, ou seja, o tratamento das comorbidades preexistentes, como por exemplo DM e a HAS, devem ser mantidos e o paciente deve ser estimulado a aderir aos hábitos de vida saudáveis incluindo a alimentação, atividade física, sono reparador, controle de estresse, dentre outros.

Não há na literatura descrição sobre os eventos adversos do ILIB. No entanto, as contraindicações para o mesmo seguem a mesma lógica da laserterapia, especialmente o uso em pacientes sem diagnóstico estabelecido, com tumores no sistema hematopoiético, gestantes e no período pré-operatório, pois o ILIB pode aumentar o sangramento devido à redução do fator VIII, responsável pela de coagulação.[4]

A prescrição e realização da fotobiomodulação vascular pelo enfermeiro devidamente capacitado em laserterapia é amparada pelo conselho de classe, que ainda cita os benefícios da sua aplicação em pacientes com doenças crônicas, controle da dor, doenças metabólicas, melhora da imunidade, dentre outros benefícios.[49] Este salienta a necessidade do profissional apresentar preparo técnico para não incorrer em riscos ou danos à integridade do paciente.

Considerando a regulamentação da atuação da equipe de enfermagem no tratamento de feridas e o Código de Ética dos Profissionais de Enfermagem;[50,51] o enfermeiro deve compreender o mecanismo de ação do ILIB e os resultados que ele promove no organismo, para realizar a sua prescrição e estabelecer um plano assistencial para o paciente, que atenda às suas demandas com uma prática baseada em evidências, ética e segurança.

Assim, é importante que o enfermeiro apresente amplo conhecimento das suas atribuições dentro da equipe de enfermagem, inclusive no que tange à aplicação do ILIB transcutâneo, como descrito no Quadro 8-3.

Quadro 8-3. Atribuições do Enfermeiro para a Realização de Fotobiomodulação Vascular, de Acordo com as Resoluções do Cofen n° 567/2018 e n° 564/2017

Procedimento/Etapa	Competência/Comentário
1. Consulta de Enfermagem	Enfermeiro realizará a consulta para identificação dos problemas de enfermagem.
2. Diagnósticos de Enfermagem	Nessa etapa o Enfermeiro estabelece os diagnósticos de enfermagem.
3. Prescrição da fotobiomodulação vascular	Enfermeiro prescreverá a fotobiomodulação de acordo com os problemas identificados.
4. Detalhamento da fotobiomodulação vascular e resultados esperados	O enfermeiro explicará ao paciente/cliente o que é a fotobiomodulação vascular e os resultados esperados.
5. Aplicação da fotobiomodulação vascular	Enfermeiro, identifica a artéria radial para aplicar a fotobiomodulação vascular.
6. Solicitação de exames complementares para avaliação de resultados da terapia	Para acompanhar os resultados esperados, o enfermeiro solicitará os exames que julgar pertinentes.
7. Evolução de enfermagem	O enfermeiro deverá registrar suas intervenções e as respostas apresentadas.
8. Auxiliar o enfermeiro quando cabível	Técnico de enfermagem e auxiliar de enfermagem auxiliarão o enfermeiro, quando necessário.
9. Anotação de enfermagem	Técnico de enfermagem e auxiliar de enfermagem, realizam anotação dos dados.
10. Orientações pós-atendimento	Enfermeiro, técnico e auxiliar de enfermagem.

Adaptado de Conselho Regional de Enfermagem de Minas Gerais.[52]

CONCLUSÃO

O uso da terapia de fotobiomodulação vascular do sangue a laser apresenta resultados benéficos no âmbito do processo de cicatrização, modulação da dor e dos processos inflamatórios, para o controle de doenças crônicas não transmissíveis, como é o caso do DM e da HAS, podendo também ser um aliado importante e promissor no tratamento de pacientes oncológicos e com COVID-19.

É importante salientar que o seu papel é adjuvante e não o tratamento primário dessas condições. A proposta terapêutica e a sua prescrição deve ser realizada por enfermeiro com instrumentalização para tal, com indicativo dos parâmetros de aferição validados, sejam eles objetivos – escalas com escores, exames de sangue, marcadores inflamatórios, dentre outros – ou subjetivos – escalas para avaliação da qualidade de vida, do humor, cognição, dentre outros. Além disso, esta deve ser pactuada com o paciente/familiares, que devem compreender o seu papel e suas responsabilidades dentro do plano de cuidados proposto.

A utilização de protocolos clínicos também deve estar alinhada com os objetivos terapêuticos, será possível para o profissional e para o paciente a realização de 10 sessões por 10 dias consecutivos? Qual é a disponibilidade para ambas as partes: 1, 2, 3 vezes por semana? Tendo isso em mente e o fato de que ainda não dispomos de evidências científicas suficientes, levando-se em consideração essas variáveis, é importante que a proposta terapêutica não seja empírica, e que existam dados do paciente que possam ser aferidos e verificados ao final do ciclo da terapia, e monitorados no intervalo de pausa, para a identificação de necessidade de um novo ciclo.

Verificamos que os estudos identificados atualmente ainda apresentam fragilidades e sinalizam a importância de realização de novas pesquisas, de preferência ensaios clínicos randomizados, com foco na elucidação do mecanismo de ação dos efeitos fotofísicos, na modulação das reações bioquímicas nos seres humanos, duração dos efeitos da terapia, tempo de irradiação, locais de aplicação, frequência das sessões e possíveis desvantagens.

O enfermeiro deve ser crítico, estar atento e sempre pesquisar, em plataformas de busca confiáveis, artigos científicos com consistência metodológica que possam agregar ao seu conhecimento, principalmente para os que desejam se aprofundar nessa temática, onde ainda existe uma série de questionamentos que necessitam de resposta para uma prática baseada em evidências.

REFERÊNCIAS BIBLIOGRÁFICAS

1. Manteifel V, Karu T. Structure of mitochondria and activity of their respiratory chain in successive generations of yeast cells exposed to he-ne laser light. Biology Bulletin. 2005; 32(6):556-66.
2. Tomé RRF, Silva DFB, Santos CAO, Neves GB, Rolim AKA, Gomes AQC. ILIB (intravascular laser irradiation of blood) as an adjuvant therapy in the treatment of patients with chronic systemic diseases-an integrative literature review. Lasers Med Sci. 2020;35(9):1899-907.
3. Leite GMA, Leite MMP, Dantas JBL, Martins GB, Medrado ARAP. Clinical applications of ILIB technique in Dentistry – State of Art. 2022;11(5):e45111528295.
4. Meneguzzo DT, Ferreira LS, Carvalho EM, Nakashima CF. Intravascular laser irradiation of blood In: Hamblin, MR, Sousa MVP, Agrawal T, editors. Handbook of low-level laser therapy. Singapore: Pan Stanford Publishing; 2017. p. 933-52.
5. Wang X, Tian F, Reddy DD, Nalawade SS, Barret DW, Gonzalez-Lima F et al. Up-regulation of cerebral cytochrome-c-oxidase and hemodynamics by transcranial infrared laser stimulation: A broadband near-infrared spectroscopy study. J Cereb Blood Flow Metab. 2017;37(12):3789-802.
6. Huang SF, Tsai YA, Wu SB, Wei YH, Tsai PY, Chuang TY. Effects of intravascular laser irradiation of blood in mitochondria dysfunction and oxidative stress in adults with chronic spinal cord injury. Photomed Laser Surg. 2012;30(10):579-86.
7. Yang WH, Lin SP, Chang ST. Case report: Rapid improvement of crossed cerebellar diaschisis after intravascular laser irradiation of blood in a case of stroke. Medicine. 2017 [cited 2022 Dec 15];96(2):e5646. Available from: https://journals.lww.com/md-journal/Fulltext/2017/01130/Case_report__Rapid_improvement_of_crossed.12.aspx
8. Kazemi Khoo N, Iravani A, Arjmand M, Vahabi F, Lajevardi M, Akrami SM, et al. A metabolomic study on the effect of intravascular laser blood irradiation on type 2 diabetic patients. Lasers Med Sci. 2013;28(6):1527-32.
9. Bagnato VS, Dozza C, Zanchin EM, Paolillo FR, Zampieri K, Laurenti KC, et al. Fotobiomodulação e terapias combinadas: protocolos de tratamento para as sequelas da covid-19 [Ebook on the Internet]. São Carlos: FAPESP; 2022 [cited 2022 Dec 10]; 60 p. Available from: https://agencia.fapesp.br/2022/cepof_covid.pdf.
10. Ramos FS, Maifrino LBM, Alves S, Alves BCA, Perez MM, Feder D et al. The effects of transcutaneous low-level laser therapy on the skin healing process: an experimental model. Lasers Med Sci. 2018;33(5):967-76.
11. Mikhaylov VA. The use of Intravenous Laser Blood Irradiation (ILBI) at 630-640 nm to prevent vascular diseases and to increase life expectancy. Laser Ther. 2015;24(1):15-26.

12. Kotwal GJ, Sarojini H, Chien S. Pivotal role of ATP in macrophages fast tracking wound repair and regeneration. Wound Repair Regen. 2015;23(5):724-7.
13. Kazemikhoo N, Srafnejad AF, Ansari F, Mehdipour P. Modifying effect of intravenous laser therapy on the protein expression of arginase and epidermal growth factor receptor in type 2 diabetic patients. Lasers Med Sci. 2016;31(8):1537-45.
14. Marques ECP, Lopes FP, Nascimento IC, Morelli J, Pereira MV, Machado Meiken VM, et al. Photobiomodulation and photodynamic therapy for the treatment of oral mucositis in patients with cancer. Photodiagnosis Photodyn Ther [Internet]. 2020 [cited 2022 Nov 30];29:101621. Available from: https://www.sciencedirect.com/science/article/abs/pii/S1572100019305666?via%3Dihub
15. Pinheiro SL, Bonadiman AC, Lemos ALDAB, Annichino BM, Segatti B, Pucca DS et al. Photobiomodulation therapy in cancer patients with mucositis: a clinical evaluation. Photobiomodul Photomed Laser Surg.;37(3):142-50.
16. Zecha JA, Raber-Durlacher JE, Nair RG, Epstein JB, Sonis ST, Elad S et al. Low level laser therapy/photobiomodulation in the management of side effects of chemoradiation therapy in head and neck cancer: part 1: mechanisms of action, dosimetric, and safety considerations. Support Care Cancer. 2016;24(6):2781-92.
17. Silva LAD, Pinheiro SL. Clinical evaluation of intravascular blood irradiation with laser, photobiomodulation, and photodynamic therapy in cancer patients with mucositis. Photobiomodul Photomed Laser Surg. 2021;39(11):687-95.
18. Raja SN, Carr DB, Cohen M, Finnerup NB, Flor H, Gibson S, et al. The revised International Association for the Study of Pain definition of pain: concepts, challenges, and compromises. Pain. 2020;161(9):1976-82.
19. Momenzadeh S, Akhyani V, Razaghi Z, Ebadifar A, Abbasi M. Evaluation of the Effects of Intravenous and Percutaneous Low Level Laser Therapy in the Management of Shoulder Myofascial Pain Syndrome. J Lasers Med Sci. 2016;7(1):16-20.
20. Chang YL, Chang ST. The effects of intravascular photobiomodulation on sleep disturbance caused by Guillain-Barré syndrome after Astrazeneca vaccine inoculation: Case report and literature review. Medicine [Internet]. 2022 [cited 2022 Dec 21];101(6):e28758. Available from: https://journals.lww.com/md-journal/Fulltext/2022/02110/The_effects_of_intravascular_photobiomodulation_on.17.aspx
21. Fu JC, Wang NK, Cheng YY, Chang ST. The Adjuvant Therapy of Intravenous Laser Irradiation of Blood (ILIB) on Pain and Sleep Disturbance of Musculoskeletal Disorders. J Pers Med. 2022;12(8):1333.
22. Diniz VH, Vial AD, Alves RT. Effectiveness of blood irradiation by modified intravenous laser (ILIB) on the clinical parameters of fibromyalgia. GSC Advanced Research and Reviews. 2021;7(1):52-58.
23. Yeh SW, Hong CH, Shih MC, Tam KW, Huang YH, Kuan YC. Low-Level Laser Therapy for Fibromyalgia: A Systematic Review and Meta-Analysis. Pain Physician. 2019;22(3):241-54.
24. Moskvin SV, Konchugova TV, Khadartsev AA. The commonest therapeutic methods for laser irradiation of blood. Vopr Kurortol Fizioter Lech Fiz Kult. 2017;94(5):10-7.
25. Sociedade Brasileira de Diabetes. Diretrizes da Sociedade Brasileira de diabetes 2019-2020 [Ebook on the Internet]. São Paulo: Clannad; 2019 [cited 2022 Nov 10]. Available from: https://portaldeboaspraticas.iff.fiocruz.br/wp-content/uploads/2021/08/Diretrizes-Sociedade-Brasileira-de-Diabetes-2019-20201.pdf.
26. Kazemi Khoo N, Ansari F, Nilforoushzadeh. The hypoglycemic effect of intravenous laser therapy in diabetic mellitus type 2 patients; a systematic review and meta-analyses. Med Clin Rev. 2015;1:7.
27. Xu Y, Lin Y, Gao S. Study on the selection of laser wavelengths in the intravascular low-level laser irradiation therapy. Lasers Med Sci. 2015;30(4):1373-6.
28. Isabella APJ, Silva JTC, Silva T, Rodrigues MFSD, Horliana ACRT, Motta LJ, et al. Effect of irradiation with intravascular laser on the hemodynamic variables of hypertensive

patients: Study protocol for prospective blinded randomized clinical Trial. Medicine. 2019Apr;98(14):e15111.
29. Peplow PV, Baxter GD. Testing infrared laser phototherapy (810 nm) to ameliorate diabetes: irradiation on body parts of diabetic mice. Lasers Surg Med. 2013;45(4):240-5.
30. David R. Laser therapy in cardiovascular disease. Photonic Therapeutics and Diagnostics. 2009; 7161:422-34.
31. Ministério da Saúde. Manual de diagnóstico e tratamento da doença de von Willebrand. Brasília: Editora do Ministério da Saúde; 2008. 44 p.
32. Bonassa EMAG, Gato MIR. Terapêutica Oncológica para Enfermeiros e Farmacêuticos. 4 ed. São Paulo: Atheneu; 2012. 627 p.
33. Wei G, Wang Y, Yang G, Wang Y, Ju R. Recent progress in nanomedicine for enhanced cancer chemotherapy. Theranostics. 2021;11(13):6370-92.
34. Lima TO, Spin M, Lzarelli RFZ, Minicucci EM, Freitas KABS, Bocchi SCM. Laserterapia transcutânea para efeitos adversos hematopoiéticos de quimioterápicos antineoplásicos: Ensaio clínico randomizado. Nursing. 2022;25(288):7826-40.
35. Andrä F. The effects of Intravascular low level laser Ttherapy in the scope of a redifferentiation therapy of malignant tumours. Journal of Oncology [Internet]. 2008 [cited 2022 Dec 20]; 6. Available from: http://www.medicinacomplementar.com.br/biblioteca/pdfs/Cancer/laser-intravenoso-no-cancer-rediferenciacao-de-tumores-malignos.pdf.
36. Pacheco JA, Schapochnik A, Conforto de Sa C. Successful management of dysgeusia by photobiomodulation (PBM) in a cancer patient. Med Case Rep J. 2019; 1(114):1-6.
37. Guo YR, Cao QD, Hong ZS, Tan YY, Chen SD, Jin HJ et al. The origin, transmission and clinical therapies on coronavirus disease 2019 (COVID-19) outbreak - an update on the status. Mil Med Res. 2020;7(1):11.
38. World Health Organization (Coronavirus disease (COVID-19) Weekly Epidemiological Update and Weekly Operational Update; Weekly Epidemiological and Operational updates September 2022 [Internet]. 2022 [cited 2022 Dec 27]. Available from: https://www.who.int/covid-19
39. Machado AG, Batista MS, Souza MC. Características epidemiológicas da contaminação por COVID-19 no estado da Bahia. Rev Enferm Contemp. 2021;10(1):103-10.
40. Sherafat SJ, Mokmeli S, Rostami-Nejad M, Razaghi Z, Tavirani MR, Razzaghi M. The Effectiveness of Photobiomudulation Therapy (PBMT) in COVID-19 Infection. J Lasers Med Sci. 2020;11(Suppl 1):S23-S29.
41. Kitchen LC, Berman M, Halper J, Chazot P. Rationale for 1068 nm Photobiomodulation Therapy (PBMT) as a Novel, Non-Invasive Treatment for COVID-19 and Other Coronaviruses: Roles of NO and Hsp70. Int J Mol Sci. 2022;23(9):5221.
42. Scholz JR, Lopes MACQ, Saraiva JFK,Consolim Colombo FC COVID-19, Sistema Renina-Angiotensina, Enzima Conversora da Angiotensina 2 e Nicotina: Qual a Inter-Relação? Arq Bras Cardiol. 2020;115(4):708-11.
43. Tomazini BM, Maia IS, Bueno FR, Silva MV, Baldassare FP, Costa EL, et al. Síndrome do desconforto respiratório agudo associada à COVID-19 tratada com DEXametasona (CoDEX): delineamento e justificativa de um estudo randomizado. Rev Bras Ter Intensiva. 2020;32(3):354-36.
44. Datta PK, Liu F, Fischer T, Rappaport J, Qin X. Pandemia do SARS-CoV-2 e lacunas de pesquisa: Entendendo a interação do SARS-CoV-2 com o receptor ACE2 e as implicações para a terapia. *Teranóstica* 2020;10(16):7448-64.
45. Matos BTL, Buchaim DV, Pomini KT, Barbalho SM, Guiguer EL, Reis CHB, et al. Terapia de fotobiomodulação como uma possível nova abordagem no COVID-19: uma revisão Sistemática. Vida. 2021;11(6):580.
46. Hamblin MR. Mechanisms and applications of the anti-inflammatory effects of photobiomodulation. AIMS Biophys. 2017;4(3):337-61.
47. Mokmeli S, Vetrici M. Low level laser therapy as a modality to attenuate cytokine storm at multiple levels, enhance recovery, and reduce the use of ventilators in COVID-19. Can J Respir Ther. 2020;56:25-31.

48. Lizarelli RFZ, Grecco C, Regalo SCH, Florez FLS, Bagnato VS. A pilot study on the effects of transcutaneous and transmucosal laser irradiation on blood pressure, glucose and cholesterol in women Heliyon. 2021;7(5):e07110.
49. Leal MVS, Lima MO, Nicolau RA, Carvalho TMT, Abreu JAC, Pessoa DR et al. Effect of modified laser transcutaneous irradiation on pain and quality of life in patients with diabetic neuropathy. Photobiomodul Photomed Laser Surg. 2020;38(3):138-44.
50. Conselho Federal de Enfermagem. Parecer de Câmara Técnica nº 114/2021. Atuação do Enfermeiro na irradiação intravascular a laser no sangue – ILIB [Internet]. Brasília: COFEN; 2021 [cited 2022 Dec 12]. Available from: http://www.cofen.gov.br/parecer-de-camara-tecnica-n-114-2021-ctas-cofen_98325.html
51. Conselho Federal de Enfermagem. Resolução n° 567/2018. Regulamenta a atuação da equipe de enfermagem no cuidado aos pacientes com feridas. [Internet]. Brasília: COFEN; 2018 [cited 2022 Dec 12]. Available from: cofen.gov.br/resolucao-cofenno-567-2018_60340.html
52. Conselho Federal de Enfermagem (COFEN). Resolução n° 564/2017. Código de Ética dos Profissionais de Enfermagem [Internet]. Brasília: COFEN; 2017 [cited 2022 Dec 12]. Available from: http://www.cofen.gov.br/resolucao-cofen-no-5642017_59145.html
53. Conselho Regional de Enfermagem de Minas Gerais. Parecer CT.EST.01 de 20 de abril de 2022. Competência técnico-científica, ética e legal dos profissionais de enfermagem na realização de ILIB e fotobiomodulação [Internet]. Belo Horizonte: COREN MG; 2022 [cited 2022 Dec 12]. Available from: https://www.corenmg.gov.br/legislacao/pareceres-tecnicos/

FOTOBIOMODULAÇÃO NO TRATAMENTO DE FERIDAS COMPLEXAS

CAPÍTULO 9

Carlos Henrique Silva Tonazio
Junia Cordeiro dos Santos
Renata de Almeida da Silva
Susiane Sucasas Frison
Bruno Luiz Rodrigues Esteves
Jéssica Tamara Dayrell Coelho
Juliana Balbinot Reis Girondi
Aline de Oliveira Ramalho

RESUMO

O objetivo deste capítulo é abordar o uso da fotobiomodulação em feridas complexas através do desenvolvimento do raciocínio clínico. Após a leitura, o enfermeiro poderá conhecer os aspectos relacionados ao uso da luz nas etiologias de feridas complexas. Será capaz ainda, de propor um protocolo clínico individualizado considerando as particularidades das etiologias das úlceras de membros inferiores, úlceras de pé neuropático, nas lesões por pressão e nas queimaduras.

Palavras-chaves: *úlceras de membros inferiores; úlcera de pé neuropático; lesão por pressão; queimaduras; protocolos clínicos.*

INTRODUÇÃO

O desenvolvimento tecnológico permite ao enfermeiro introduzir ferramentas seguras e eficazes no tratamento de feridas, visando à otimização de resultados, redução de custos e melhora da qualidade de vida das pessoas com feridas complexas.

Neste contexto, a fotobiomodulação desponta como uma possibilidade terapêutica. Portanto, será iniciada uma discussão sobre a aplicabilidade desse recurso no tratamento de algumas etiologias de feridas.

FOTOBIOMODULAÇÃO NO MANEJO DE ÚLCERAS DE MEMBROS INFERIORES

As úlceras de perna são um grande desafio para os profissionais e para o sistema de saúde como um todo. Atrelado a elas, temos altas taxas de complicações, alto custo no manejo, implicações na qualidade de vida e funcionalidade dos indivíduos acometidos, recidivas, entre outros problemas de ordem biopsicossocial.

Das úlceras de pernas, 70% são de etiologia venosa,[1] sua incidência chega a 1,5% da população do Reino Unido, o que traz grande impacto financeiro para o sistema de saúde.[1,2] Dados americanos informam que aproximadamente 2,2 milhões de pessoas são acometidas naquele país.[3]

Em média, 1% da população ocidental, em algum momento da vida, desenvolverá a úlcera venosa, sendo que 0,1-0,3% das pessoas possuem úlceras ativas. Na população com idade superior a 80 anos, a prevalência é de até 2%. Isto representa um grande impacto social, sendo necessárias alternativas, aliadas à terapia compressiva e coberturas interativas para otimizar o processo de cicatrização.[1]

O tempo estimado de cicatrização de uma úlcera venosa é de aproximadamente seis meses, sendo que quando o tratamento é realizado por profissionais especializados, o tempo de cicatrização pode diminuir, assim como se aumenta a taxa de cura. Além das dificuldades enfrentadas para alcançar a cicatrização, os pacientes apresentam frequentemente recidiva destas lesões, corroborando com a necessidade de profissionais capacitados e cuidados avançados para o gerenciamento deste tipo de ferida.[1]

> Para o manejo de úlceras de etiologia venosa, o padrão ouro de cuidado é o uso de terapia compressiva, embora, em alguns casos, a correção cirúrgica possa ser recomendada.
> A taxa de cura quando se utiliza a terapia compressiva ideal chega a 76,3% e quando se associa a intervenção cirúrgica, eleva-se para 85,6%.[1,3]

Portanto, a fotobiomodulação pode ser uma terapia adjuvante relevante para a otimização da cicatrização, desde que aliada às melhores recomendações, conforme descrito no Quadro 9-1.[4]

Em relação à adjuvância no tratamento de úlceras vasculares, um estudo conduzido na Itália, com 33 pacientes revelou benefícios do uso da fotobiomodulação na cicatrização de úlceras venosas, onde 90% das feridas apresentaram diminuição da área e 9% condições de receber enxertos. Com relação à dor, os achados também foram significativos, com melhora da qualidade de vida segundo a *Cardiff Wound Impact Schedule**. Além disso, não foram observados eventos adversos durante a utilização da terapia.[5]

Outro estudo, do tipo relato de caso, descreveu a experiência do uso da terapia fotodinâmica antimicrobiana, tema já abordado no Capítulo 7, em um paciente com 50 anos de idade, apresentando úlceras venosa e arterial em ambos os membros há 10 anos. O fotossensibilizador utilizado foi a curcumina e a luz aplicada foi o LED. Com relação a cobertura foi usada uma membrana de celulose. Após aplicação do fotossensibilizador, a área das úlceras foi iluminada por 12 minutos com LED comprimento de onda de 450 nm e intensidade de 75 mW/cm^2, dose total de energia de 54 J/cm^2 (fluência) e após usou-se o comprimento de onda de 660 nm, sob técnica pontual, com tempo de irradiação por ponto de 30 segundos e fluência de 10 J/cm^2, duas vezes por semana. O resultado encontrado foi significativo, pois em 90 dias a úlcera venosa reduziu 90% da sua área e a arterial 50%.[6]

Achados semelhantes ao uso da luz *laser*, através de um estudo controlado, randomizado, prospectivo duplo-cego utilizou a fotobiomodulação no comprimento de onda de 635 nm e uma fluência de 2,95 J/cm^2, em um grupo de 24 pessoas com úlceras venosas, em um período de 12 semanas. O grupo teste e o grupo-controle receberam tratamento padrão (terapia compressiva e cuidados locais com a ferida, não descritos). Os desfechos

---

* *Cardiff Wound Impact Schedule*, escala específica para mensurar a qualidade de vida relacionada à saúde (HRQoL) para pacientes com feridas crônicas.

Quadro 9-1. Melhores Práticas para o Tratamento de Úlceras Venosas

Padrão Ouro	Conduta	Observações
Avaliar e identificar os fatores de risco para a doença venosa[2]	Avaliar o paciente de forma abrangente, incluindo necessidades clínicas e psicossociais, revisão de medicamentos, necessidades de analgesia, controle de possíveis infecções, avaliação do estado nutricional.	▪ Identificar a necessidade de encaminhamentos a especialistas.
Identificar a causa da ferida não cicatrizar[2,4]	Realizar a higiene das feridas (limpeza com solução adequada, desbridamento, remodelamento de bordas, escolha da cobertura ideal). Usar emolientes, quando necessário.	▪ Utilizar o consenso de higiene da ferida. ▪ Selecionar cobertura com baixa aderência e com boa capacidade de gerenciar a umidade. ▪ Identificar e manejar adequadamente a infecção (local e sistêmica). ▪ Orientar cuidados adicionais com a pele, calçados adequados, exercícios e mobilidade, repouso e elevação de membros, nutrição e outras medidas cabíveis para o autocuidado. ▪ Atentar para que pacientes com feridas de etiologia desconhecida devem ser encaminhados para avaliação médica (dermatologista, cirurgia vascular e outros.).
Indicar terapia compressiva[2,4]	Orientar sobre os benefícios da terapia compressiva. Prescrever a terapia compressiva ideal.	▪ Atentar para indivíduos com comprometimento arterial, caso sejam identificados sinais e sintomas relacionados, encaminhar para avaliação médica. ▪ Não usar terapia compressiva em úlceras arteriais. ▪ Atentar para as necessidades de terapia compressiva modificada para úlceras mistas. Nesses casos, a compressão indicada é entre 20-30 mmHg.

avaliados foram: velocidade de cicatrização e a capacidade de adesão ao tratamento. Após a aplicação da fotobiomodulação não foi observada, de imediato, diferença estatisticamente significativa com relação à redução de área. Contudo, houve redução significativa na dor, sendo esse um grande benefício em pessoas com feridas crônicas e ao final do estudo percebeu-se benefícios com relação à taxa de cicatrização do grupo laser.[7] Através dos dados fornecidos no estudo (P = 17,5 F = 2,46 J/cm^2, área do *spot* de 0,07 cm^2), chega--se a uma energia de 0,2 J, muito baixa para a obtenção dos efeitos fotobiomoduladores desejados. Segundo os autores, essa baixa energia pode comprometer uma análise mais aprofundada dos resultados.[8]

Os protocolos de algumas empresas de dispositivos de fotobiomodulação presentes no mercado brasileiro recomendam a utilização de 1 a 2 Joules para a cicatrização de feridas, contudo, sabemos que para a definição dessa dose deve-se levar em conta os fatores clínicos, aspectos relacionados à ferida como profundidade, além de outros já pontuados anteriormente.

É irrefutável, pelas atuais publicações, que a fotobiomodulação promove benefícios na cicatrização de feridas, entretanto, ainda persistem divergências relacionadas às doses de Energia usadas pelos pesquisadores. Percebe-se que alguns estudos não citam dados importantes para se compreender e interpretar os resultados, em outros se utilizam doses muito baixas com aplicações únicas. Também não há, em muitos casos, relato do uso de coberturas adequadas ou mesmo aplicação das melhores práticas para o tratamento de feridas, o que gera importantes vieses, dificultando o estabelecimento de diretrizes para protocolos clínicos.[8]

Essa é uma realidade presente nos estudos recentes sobre adjuvância da laserterapia no tratamento de úlceras de membros inferiores, o que deixa claro a necessidade de desenvolvimento de estudos clínicos, randomizados, controlados e que privilegie metodologias mais robustas, produzindo assim, resultados mais confiáveis.

FOTOBIOMODULAÇÃO NO TRATAMENTO DE ÚLCERAS DO PÉ DIABÉTICO

O diabetes melito (DM) é uma doença crônica não transmissível com alta prevalência mundial, cujas complicações geram impactos significativos tanto na vida dos que possuem tal diagnóstico, quanto para o sistema de saúde. Algumas alterações provocadas pela doença levam a danos como a neuropatia, comprometimentos vasculares, motores e ulcerações, o que aumenta o risco de amputações.[9]

De acordo com a Federação Internacional de Diabetes, no ano de 2017, o número de pessoas vivendo com esta doença, em todo o mundo, foi cerca de 451 milhões. Estima-se que até o ano de 2045 esse número aumentará para 693 milhões.[10]

As lesões oriundas desta condição crônica são comumente chamadas de úlceras de pé diabético ou úlceras diabéticas. Estudos mostram que a úlcera de pé diabético pode atingir até 25% desse público e que essas lesões são ainda responsáveis por múltiplas internações relacionadas à infecção.[9,11]

As pessoas que vivem com DM, que cursam com essas lesões, na grande maioria, apresentam alterações vasculares classificadas como Doença Arterial Obstrutiva Periférica (DAOP). Estas possuem até 50 vezes maiores chances de desenvolver danos arteriais periféricos e, consequentemente, complicações das úlceras do pé diabético.[9]

Nesse contexto, as chances de amputação ao final de um ano após a ocorrência da primeira úlcera são de 34,1% e a taxa de mortalidade 5,5%, gerando um alerta aos profissionais de saúde e exigindo alto preparo para o manejo dessas feridas.[9]

A avaliação da pessoa com úlcera diabética é um processo complexo, exigindo preparo e aprofundamento científico. É essencial que a avaliação física seja direcionada e que se possa identificar as condições de risco existentes. Nesse sentido, a avaliação vascular não invasiva é preponderante devendo ser focada nos aspectos descritos no Quadro 9-2.[11]

O enfermeiro deverá estar preparado para interpretar os achados, intervir no seu nível de competência e fazer encaminhamentos sempre que necessário. Com relação ao Índice Tornozelo-Braço (ITB) é importante salientar que devido à microcalcificação de vasos, o seu resultado poderá estar falsamente elevado. Nestes casos, é recomendado exames mais sensíveis como a arteriografia e a ecografia com Doppler para avaliar o fluxo distal e possíveis oclusões arteriais. Contudo, nem sempre esses exames mais específicos estão disponíveis.

> O enfermeiro deverá correlacionar os achados do ITB com avaliação clínica e considerar a presença de algum nível de comprometimento arterial sempre que houver claudicação e dor isquêmica, principalmente.[11]

Quadro 9-2. Avaliação da Pessoa com Risco para Desenvolvimento de Úlcera Diabética

Avaliação	Aspectos que devem ser avaliados pelo enfermeiro
Avaliar pulsos periféricos: pediosos e tibiais posterior	Observar as características do pulso: frequência, ritmo, amplitude, regularidade e sincronicidade.
Avaliar perfusão periférica	Avaliar tempo de enchimento capilar, que deve ser de 2 a 3 segundos.
Realizar o índice tornozelo/braço (ITB)	Associar os resultados do ITB à clínica do paciente. Pacientes com ITB dentro da normalidade e que apresentam dor isquêmica ou claudicação deverão ser considerados com obstrução arterial. Nesse caso devem ser encaminhados para o médico especialista.

Adaptado de Schaper NC, *et al.* e pelos autores (2022).[11]

Ainda no exame físico, alguns sinais podem estar presentes antes da ulceração como aumento dos pontos de pressão, hiperqueratoses, rachaduras e fissuras.[9,11] Durante a consulta, o enfermeiro deverá privilegiar testes com o uso de instrumentos para avaliar a sensibilidade protetora (Fig. 9-1). O *The International Working Group on the Diabetic Foot*, sugere dois testes de maior confiabilidade, conforme consta no Quadro 9-3.

Devem-se considerar as intervenções necessárias relacionadas a esse tipo de ferida, garantindo assim, que as melhores práticas de cuidado sejam priorizadas, conforme apresentado no Quadro 9-4.

O profissional deve orientar/educar esses pacientes sobre a importância de se adquirir o hábito de inspeção diária dos pés, para o automonitoramento de pequenas lesões, onicomicoses, fissuras, rachaduras com vistas ao início precoce do tratamento adjuvante e prevenção de agravos, como exemplo, a osteomielite.[9]

Como possibilidade adicional no manejo das úlceras de pé diabético, a fotobiomodulação tem se mostrado como um tratamento adjuvante promissor, indicada para promoção de cicatrização, analgesia e, na modalidade Terapia Fotodinâmica Antimicrobiana (aPDT), para o controle de carga microbiana.[12]

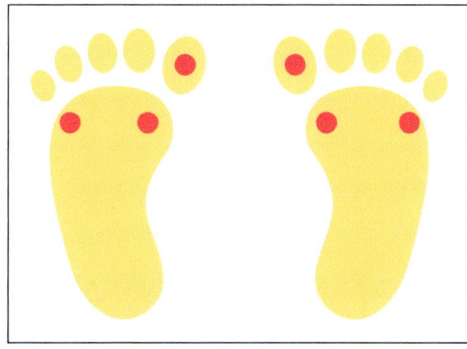

Fig. 9-1. Locais de aplicação do teste para avaliar sensibilidade protetora com o filamento Semmes-Weintein 10 g. (Fonte: elaborada pelos autores; 2023.)

Quadro 9-3. Testes de Sensibilidade

Teste	Descrição e objetivo	Como realizar	Resultados esperados
Sensibilidade protetora (Estesiômetro Monofilamento Semmes-Weinstein) (Fig. 9-2)	Auxilia na identificação de neuropatia. O objetivo do teste consiste em avaliar a sensibilidade tátil dos pacientes com uma possível lesão nos nervos. A avaliação é feita com um estesiômetro de náilon.	1. Aplicar, primeiramente, o monofilamento nas mãos do paciente (ou cotovelo ou testa) para demonstrar como é a sensação. 2. Testar três locais diferentes em ambos os pés, conforme ilustrado na Figura 9-1. 3. Certificar que o paciente não veja onde o examinador aplica o filamento. 4. Aplicar o monofilamento perpendicularmente à superfície da pele com força suficiente para fazer com que ele dobre ou entorte (Fig. 9-2). 5. Garantir que a duração total da abordagem, no contato com a pele e retirada do filamento, seja de aproximadamente 2 segundos. 6. Aplicar filamento fora de áreas com úlcera, calo, cicatriz ou tecido necrótico. 7. Garantir que o filamento não deslize sobre a pele ou faça contato repetitivo no local do teste. 8. Pressionar o filamento na pele e perguntar ao paciente se sente a pressão aplicada ('sim'/'não') e a seguir onde sente a pressão (p. ex., 'bola do pé esquerdo'/'calcanhar direito'). **9. Repetir esta aplicação duas vezes no mesmo local, mas alternar com pelo menos uma aplicação 'simulada' na qual nenhum filamento é aplicado (um total de três questões por local).** OBS: Sugere-se não usar o monofilamento nas próximas 24 horas após avaliar de 10-15 pacientes e substituí-lo após usá-lo em 70-90 pacientes.	A sensação protetora é: presente em cada local se o paciente responder corretamente em duas das três aplicações; ausente com duas das três respostas incorretas. Encorajar os pacientes durante o teste dando *feedback* positivo.
Sensibilidade vibratória (Diapasão) (Fig. 9-3)	Auxilia na identificação de neuropatia. É um teste de sensação vibratória para verificar a sensibilidade protetora.	1. Aplicar, primeiramente, o diapasão no pulso do paciente (ou cotovelo ou clavícula) para demonstrar como é a sensação. 2. Certificar que o paciente não pode ver onde o examinador aplica o diapasão. 3. Aplicar o diapasão em uma parte óssea do lado dorsal da falange distal do primeiro dedo (ou outro dedo se o hálux estiver ausente). 4. Aplicar o diapasão perpendicularmente, com pressão constante (Fig. 9-3). 5. Repetir esta aplicação duas vezes, mas alternar com pelo menos uma aplicação 'simulada' na qual o diapasão não está vibrando.	O teste é positivo se o paciente acertar pelo menos duas das três aplicações, e negativo se duas das três respostas forem incorretas. Se o paciente não conseguir sentir as vibrações no dedo do pé, repetir o teste mais proximamente (p. ex., maléolo, tuberosidade da tíbia). Encorajar o paciente durante o teste dando *feedback* positivo.

Adaptado de Schaper NC, et al.[11]

Quadro 9-4. Melhores Práticas de Cuidados no Tratamento de Úlceras Diabéticas

Intervenção	Observação
Limpeza da ferida	▪ Selecionar a solução ideal (considerar presença de biofilme).
Desbridamento	▪ Considerar avaliação com médico vascular. ▪ Indivíduos com obstrução arterial periférica, com necrose seca, estável e sem sinais flogísticos, manter a necrose.
Descarga de pressão	▪ Avaliar individualmente para a prescrição de calçados terapêuticos.
Avaliar presença de infecção	▪ Pesquisar exposição óssea ou osso tocável por instrumental. Sempre que houver, encaminhar para avaliação do ortopedista. ▪ Aplicar o instrumento NERDS e STONES.
Prescrição da cobertura ideal	▪ Prescrever a cobertura de acordo com os objetivos terapêuticos. Para tal, considere as características do leito da ferida.
Considerar terapias adjuvantes	▪ Considerar: fotobiomodulação, oxigenoterapia hiperbárica, terapia por pressão negativa, entre outras que houver evidências científicas para o seu uso.

Adaptado de Burihan MC, Junior WC, 2020[9]

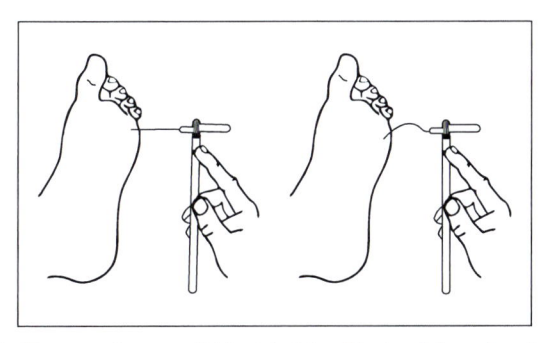

Fig. 9-2. Uso correto do filamento Semmes-Weinstein 10 g. (Fonte: elaborada pelos autores; 2023.)

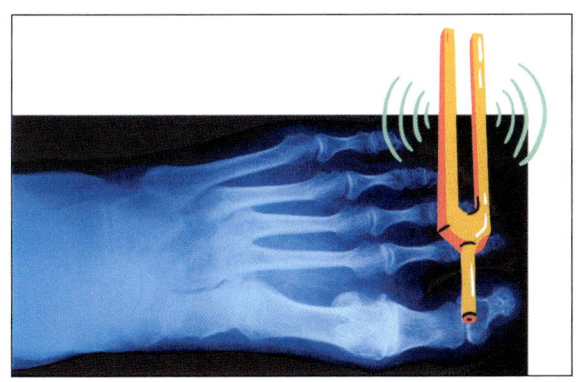

Fig. 9-3. Uso correto do diapasão de 128 Hz para verificar a sensibilidade vibratória. (Fonte: elaborada pelos autores; 2023.)

Quadro 9-5. Classificação das Úlceras de Pé Diabético de Acordo com o Sistema Meggitt-Wagner

Classificação (Grau)	Descritivo
0	Pré ou pós-ulcerativo
1	Úlcera superficial, atingindo apenas pele e tecido subcutâneo
2	Úlcera penetrante em tendão ou cápsula articular
3	Envolve tecidos mais profundos
4	Gangrena de ante-pé
5	Gangrena envolvendo mais de 2/3 do pé

Adaptado de Fernandes TD, et al.[14]

Um estudo controlado randomizado desenvolvido com 68 pacientes com diabetes tipo 2, que apresentavam ulcerações nos pés grau I - Sistema de Meggitt-Wagner (Quadro 9-5); quanto ao tempo de evolução selecionou-se os que tinham pelo menos 4 semanas e que fossem negativos para cultura de microrganismos, com área de pelo menos 6,0 × 6,0 cm.[13,14]

Os participantes foram divididos em dois grupos, um controle e outro experimental. Os pacientes do grupo experimental receberam a fotobiomodulação e tratamento convencional (não descrito), e o controle apenas tratamento convencional. Foi usado um dispositivo de LBI com *cluster*, o tempo de entrega da luz foi baseado no tamanho da úlcera com fluência de 2-4 J/cm^2, Potência de 60 mW, com aplicação diária durante 15 dias. Os autores descreveram que houve, após os 15 dias de tratamento, maior cicatrização ou redução na área das lesões tratadas com a FBM ao se comparar com o grupo controle. Entretanto, não descreveram maiores detalhes sobre as taxas de cicatrização ou de redução da área do grupo-controle, afirmando que a FBM pode ser uma boa alternativa para estes tipos de feridas.[15]

Embora, na prática clínica, o emprego da FBM seja promissor nos casos de pessoas diabéticas, os estudos consideram que para uma recomendação mais precisa da terapia são necessárias novas pesquisas com uso de parâmetros comparáveis além de amostras maiores. Isso porque em algumas delas, os protocolos são variados, com uso de comprimento de onda no vermelho e infravermelho, fluências e técnicas de aplicação diversas o que inviabiliza uma análise comparativa entre os estudos e, por conseguinte um parâmetro de referência para o tratamento desse tipo de lesão.[16]

Em contraponto, há estudo que defende a FBM enquanto terapia promissora no tratamento de úlceras diabéticas, sendo necessário um protocolo com comprimento de onda que varia entre 400-904 nm, densidade de potência de 30-180 mW/cm^2 e fluência de 2-10 J/cm^2.[17]

As úlceras diabéticas suscitam preocupação, principalmente pela possibilidade de osteomielite, cujo manejo tem sido um dos grandes desafios para os profissionais de saúde, especialmente no que se refere à prescrição de antibióticos de forma assertiva. Esses pacientes recebem antibióticos de amplo espectro, na modalidade de tratamento conservador, com o objetivo de reduzir as indicações de amputação, que, apesar de esforços, ainda se mantêm altas.[18]

Nos casos em que o tratamento conservador não é mais indicado, como por exemplo, em situações que ocorrem a exposição óssea e/ou destruição óssea grave, ou em pacientes que possuem resistência antimicrobiana, será necessário estudar uma nova abordagem terapêutica mais severa. Inicialmente, antes de uma amputação, são instituídas técnicas cirúrgicas conservadoras de desbridamento para que essas amputações sejam evitadas. É importante chamar a atenção para uma abordagem multidisciplinar dessas pessoas, onde múltiplos saberes conduzem a esforços para se evitar a amputação, recidivas e estabelecer um plano de educação para a vida, com foco na prevenção.[18,19]

Nesse contexto, os tratamentos complementares podem ser bem-vindos, podendo a terapia fotodinâmica antimicrobiana (aPDT) ser uma aliada no controle destas infecções. O papel da aPDT, nesse caso, é ser adjuvante ao tratamento convencional para o combate às infecções.

Nessa perspectiva, uma revisão sistemática sugeriu que com aPDT houve redução do infiltrado infeccioso em úlceras diabéticas. A luz utilizada foi a vermelha entre 570 a 670 nm, com os fotossensibilizadores azul de metileno e azul de toluidina, ambos ressonantes com a luz de escolha. As pesquisas inseridas na revisão trouxeram a frequência de aplicação variando entre uma vez por semana até uma vez por mês.[20]

Esses achados são corroborados por outros estudos que tiveram resultados semelhantes ao se usar a luz vermelha e o fotossensibilizador azul de metileno, o que mostra, que aPDT é uma terapia promissora, principalmente em um evento com prognósticos complexos e muitas vezes com desfechos drásticos como a amputação.[21-25]

> O uso da fotobiomodulação, seja na otimização do processo de cicatrização ou na modalidade aPDT, mediante processos infecciosos, pode ser uma alternativa adjuvante ao tratamento medicamentoso e, o mais importante, com impactos importantes na qualidade de vida dessas pessoas e redução do risco de complicações graves.[20]

Caberá ao enfermeiro identificar os problemas apresentados para a sua tomada de decisão e indicar a terapia mais adequada, seja a fotobiomodulação objetivando a cicatrização ou a aPDT quando o foco for o combate a infecções. Cabe destacar, que se trata de adjuvância ao tratamento convencional e não a sua substituição.

FOTOBIOMODULAÇÃO NO TRATAMENTO DE LESÃO POR PRESSÃO

As lesões por pressão (LP) são um dos principais problemas de saúde pública e causam grandes impactos, principalmente em idosos, os quais pertencem a um dos grupos de maior vulnerabilidade em detrimento ao envelhecimento natural da pele, deficiências nutricionais e comprometimentos circulatórios. Acomete também, frequentemente, pacientes internados em unidade de terapia intensiva (UTI) por apresentarem mobilidade reduzida, além de alterações metabólicas importantes e drogas vasoativas que causam impacto direto na oxigenação tecidual.[26]

Lesão por pressão é definida como um dano localizado na pele e/ou tecido mole subjacente, decorrente de pressão em combinação com cisalhamento. Geralmente acomete uma proeminência óssea, mas também pode estar relacionada a um dispositivo médico ou outro artefato.[27,28] Existem ainda fatores como a umidade, calor, fricção, cisalhamento, deficiência nutricional, desidratação, infecções sistêmicas ou locais e comorbidades crônicas que contribuem para aumentar a possibilidade de desenvolver esse tipo de lesão.[26,27]

Uma vez que as LP podem acometer todas as proeminências ósseas e áreas de dispositivos médicos, a localização delas pode ser variável. Sítios como região sacral, glúteos, calcâneos, ísquios e trocanteres são os mais acometidos, porém a região anatômica também tem relação com o tipo de paciente e cenário clínico.[27-30]

Sendo assim, o estadiamento correto das LP possibilita um plano de cuidado adequado, em que o enfermeiro prescreverá as tecnologias necessárias para promoção da cicatrização. O Quadro 9-6 descreve o atual estadiamento das LP.[31]

Quadro 9-6. Estadiamento das Lesões por Pressão

Lesão por pressão	Definição
Estágio 1	Pele íntegra com eritema que não embranquece. Mudanças na cor, como descoloração púrpura ou castanha devem ser consideradas lesão por pressão tissular profunda.
Estágio 2	Perda da pele em sua espessura parcial com exposição da derme. O leito da ferida é viável, de coloração rosa ou vermelha, úmido e pode, também, apresentar-se como uma bolha intacta (preenchida com exsudato seroso) ou rompida. Tecido de granulação, esfacelo e escara não estão presentes.
Estágio 3	Perda da pele em sua espessura total em que a gordura é visível e, frequentemente, tecido de granulação e epíbole (lesão com bordas enroladas) estão presentes. Esfacelo e/ou escara pode estar visível. Podem ocorrer descolamento e túneis. Não há exposição de fáscia, músculo, tendão, ligamento, cartilagem e/ou osso. Quando o esfacelo ou escara prejudica a identificação da extensão da perda tissular, deve-se classificá-la como lesão por pressão não classificável.
Estágio 4	Perda da pele em sua espessura total e perda tissular com exposição ou palpação direta da fáscia, músculo, tendão, ligamento, cartilagem ou osso. Esfacelo e/ou escara pode estar visível. Epibolia (lesão com bordas enroladas), descolamento e/ou túneis ocorrem frequentemente. A profundidade varia conforme a localização anatômica. Quando o esfacelo ou escara prejudica a identificação da extensão da perda tissular, deve-se classificá-la como lesão por pressão não classificável.
Não classificável	Perda da pele em sua espessura total e perda tissular na qual a extensão do dano não pode ser confirmada porque está encoberta pelo esfacelo ou escara. Somente após a remoção (esfacelo ou escara) poderá ser classificada. Escara estável (isto é, seca, aderente, sem eritema ou flutuação) em membro isquêmico ou no calcâneo não deve ser removida.
Tissular profunda	Pele intacta ou não, com área localizada e persistente de descoloração vermelha escura, marrom ou púrpura que não embranquece ou separação epidérmica que mostra lesão com leito escurecido ou bolha com exsudato sanguinolento. Não se deve utilizar a categoria lesão por pressão tissular profunda (LPTP) para descrever condições vasculares, traumáticas, neuropáticas ou dermatológicas.
Relacionadas com dispositivos médicos	Resulta do uso de dispositivos criados e aplicados para fins diagnósticos e terapêuticos. A lesão por pressão resultante geralmente apresenta o padrão ou a forma do dispositivo. Essa lesão deve ser categorizada usando o sistema de classificação de lesões por pressão.
Em membranas mucosas	Encontrada quando há histórico de uso de dispositivos médicos no local do dano. Devido à anatomia do tecido, essas lesões não podem ser categorizadas.

Adaptado de Assis GM, Moser ADL. 2013[31]

O foco do enfermeiro deverá estar sempre na prevenção da ocorrência desse tipo de ferida, pois uma vez instalada exigirá várias demandas de cuidado, aumentando as horas de enfermagem, custos com a hospitalização e demais questões para o suporte de cuidado, além de prejuízos na qualidade de vida da pessoa. É importante reforçar a necessidade de um olhar criterioso nesse aspecto, chamando atenção para uma assistência diferenciada que deverá haver em diversos grupos de risco, como nos pacientes críticos, pessoas com lesão medular, obesos, pessoas em cuidados paliativos, crianças e pessoas em procedimentos cirúrgicos.[32]

Dessa forma, destaca-se a importância da estratificação de riscos para o desenvolvimento da LP, que será a base para a elaboração do plano individual de prevenção. Focando nos riscos individuais, tanto nos modificáveis quanto nos não modificáveis. Porém, é claro que o foco dos cuidados estará nos riscos modificáveis. Foram definidas duas categorias de risco: condições de contorno mecânicas (CMC) ou suscetibilidade e tolerância do indivíduo (TI) em que o enfermeiro deverá direcionar as suas intervenções, conforme detalhado no Quadro 9-7.

Quadro 9-7. Principais Categorias de Fatores de Risco e sua Influência nos Componentes da Estrutura Conceitual

Categorias de fatores de risco	Condições mecânicas de contorno (CMC)	Tolerância do indivíduo (TI)
Limitações de atividades e mobilidades		•
Estado da pele	•	•
Fatores de perfusão, circulação e oxigenação	•	•
Indicadores de nutrição	•	•
Umidade	•	•
Temperatura corporal	•	•
Idoso	•	•
Limitação de percepção sensorial		•
Marcadores de sangue	•	•
Estado geral de saúde/mental	•	•
Fatores de risco adicionais para populações específicas	**CMC**	**TI**
Pessoas na sala de cirurgia	•	•
Pessoas em estado crítico	•	•
Neonatos e crianças	•	•

Adaptado de Europe Pressure Ulcer Advisory Panel, National Pressure Injury Advisory Panel and Pan Pacific Pressure Injury Alliance[27]

O tratamento envolve multi-saberes e exige do profissional um conhecimento aprofundado, principalmente dos métodos não farmacológicos. A fotobiomodulação enquanto uma terapia adjuvante tem sido citada por órgãos internacionais como um agente capaz de promover efeitos bioenergéticos que contribuirão para a analgesia, aumento da microcirculação e controle da inflamação local.[26,27]

Há alguns estudos sobre a utilização da fotobiomodulação no tratamento de LP. Essas publicações mostram que, quando aliada às melhores práticas, o enfermeiro terá uma potente terapia adjuvante para o seu cuidado. Uma pesquisa realizada em um ambulatório de pacientes com lesão medular demonstra resultados satisfatórios sobre os impactos da fotobiomodulação em LP em pessoas com traumatismo raquimedular e a importância do domínio dos parâmetros usados. Com relação ao protocolo foi usado um *laser* de baixa intensidade com 10 mW de potência, dose de 4 J/cm², modo de emissão contínua por técnica pontual, 45 segundos por ponto, com distância de 1 cm entre os pontos.[31]

Analisando os parâmetros do estudo percebemos que a potência do dispositivo usado foi muito baixa, o que impacta no tempo de entrega da dose definida, sendo também a Energia muito baixa (0,45 J por ponto). Habitualmente, usamos na prática clínica, dispositivos de 100 mW, os quais entregam 1 J em 10 segundos. No aparelho supracitado, a entrega de 1 J, por exemplo, seria em 100 segundos, o que promoveria um aumento considerável no tempo de atendimento. Outro aspecto limitante na análise desse estudo é que as lesões não foram estadiadas, sendo que os diferentes estágios de LP revelam diferentes complexidades, consequentemente, exigindo doses distintas e individualizadas, de acordo com o estadiamento.

Apesar disso, observou-se que a FBM promoveu um resultado satisfatório, estimulando a microcirculação, proporcionando analgesia e ação anti-inflamatória, sugerindo ser uma boa opção para a prática clínica.[31]

Uma revisão sistemática reporta que foram usados diversos comprimentos de onda: grupos de 904 nm *versus* controle; 904 nm *versus* 808 nm e 658 nm *versus* placebo. Os resultados foram otimistas, revelando uma taxa de cicatrização melhorada, com 47% das LP totalmente cicatrizadas em 30 dias, quando utilizada a luz no comprimento de onda 658 nm (vermelha).[26] Assim sendo, a luz vermelha revelou desempenho superior aos comprimentos de 808 e 940 nm, o que é compreensível quando se deseja estímulos na cicatrização.

Ainda sobre esse estudo,[26] é importante dizer que a análise foi qualitativa devido a diferenças clínicas apresentadas entre os artigos selecionados e ainda, pela variação dos parâmetros usados, ou seja, comprimentos de luz diferentes, impossibilitando uma análise quantitativa. Mais uma vez fica evidente a necessidade de metodologias bem delineadas para a construção de evidências do uso da FBM em feridas.

Uma pesquisa mais recente acompanhou pacientes com LP a fim de comparar o uso da terapia fotodinâmica antimicrobiana, fotobiomodulação e uso de membrana de celulose. Na aPDT foi usado como fotossensibilizador a curcumina 1,5%, luz de LED a 450 nm, fornecida de maneira contínua por 12 minutos com fluência de 22 J/cm². Na fotobiomodulação foi usado laser de baixa intensidade no comprimento de onda de 660nm, uma fluência de 10J/cm² técnica pontual no modo contínuo duas vezes por semana. Ambos os grupos de pacientes receberam como tratamento tópico a película de celulose. Nesse estudo, percebeu-se uma redução significativa de área e carga microbiana após 45 dias de tratamento, notando assim uma ação positiva do uso da luz em ambos os grupos, sendo julgada como uma terapia promissora.[33]

Outro trabalho objetivou verificar a ação de diversos comprimentos de onda de *laser* de baixa intensidade na expressão dos fatores de crescimento e mediadores inflamatórios no processo de cicatrização de LP.[34] O estudo envolveu 67 pacientes com LP estágio 2, 3 ou 4, de acordo com o sistema de classificação NPIAP. A área das lesões variou de 0,5-50 cm², o tempo de existência foi de mínimo de 6 e máximo de 24 meses, a topografia foi a região sacral e pélvica. Foram excluídas as feridas infectadas, com diagnóstico clínico ou laboratorial e as que estavam em uso de drogas como corticoides, opioides, antibióticos e coberturas como hidrocoloide, alginato com prata, além de outros critérios clínicos. Todos os participantes receberam tratamento padrão envolvendo reposicionamento e mobilização no leito, superfícies de suporte, limpeza de feridas e terapia medicamentosa. O protocolo de fotobiomodulação foi aplicado uma vez por dia, cinco vezes por semana. Após duas semanas de tratamento com o uso da fotobiomodulação foram identificadas mudanças positivas nos seguintes parâmetros laboratoriais: IL-2, IL-6 e TNF-α, TNF-α, VEGF, TGF-β1. Com relação ao tecido das feridas, as melhoras observadas foram relacionadas ao comprimento de onda de 658 nm. Observou-se também alterações positivas nos mediadores pró-inflamatórios, os quais tiveram incremento na sua resposta. Esse estudo concluiu que a irradiação com a luz vermelha favoreceu a cicatrização através da modulação da fase inflamatória e estímulo à angiogênese, tendo melhor comportamento ao se comparar aos grupos que receberam a luz na faixa do infravermelho.[34]

Um ensaio clínico randomizado,[35] multicêntrico, prospectivo e cego para o observador, utilizou *laser* de baixa intensidade 904 nm, cobrindo uma área de 12 cm² e potência de 8 mW com tempo de entrega de 125 segundos para cada 1 J/cm², técnica por contato. Novamente percebemos o uso de um dispositivo de potência muito baixa, com elevado tempo de entrega da dose definida. Apesar disso, os pesquisadores puderam perceber uma melhora das LP no grupo que recebeu a FBM. Sendo que no grupo controle 35% dos pacientes tiveram cicatrização total das LP enquanto no grupo da FBM, houve cicatrização completa em 50% das pessoas.

Apesar dos resultados promissores das pesquisas citadas anteriormente, podemos fazer algumas inferências sobre as diferenças entre as lesões, seus estadiamentos e mesmo da escolha de alguns dispositivos, os quais tinham uma potência baixa, o que dificulta o seu uso devido ao tempo longo para entrega da luz. Isso reforça a importância de se dominar os aspectos que envolvem os parâmetros para a escolha do dispositivo e definição da dose ideal. Portanto, não existe um protocolo único para o uso da FBM, sendo o enfermeiro responsável por essa avaliação e decisão clínica, devendo aprofundar seus conhecimentos em relação aos aspectos físicos da luz, sua interação com o tecido biológico e os fatores que podem favorecer ou não o aproveitamento desta luz. A utilização dos parâmetros de forma correta, bem como manejo tópico, permitirá um tratamento adequado da ferida.[36]

FOTOBIOMODULAÇÃO NAS QUEIMADURAS

A queimadura é uma lesão na pele ou em outro tecido, cuja causa pode ser atribuída ao calor, à radiação, radioatividade, eletricidade, fricção ou contato com produtos químicos. Estima-se que todos os anos 180 mil mortes ocorram por queimaduras, principalmente em países de baixa e média renda, sendo um problema de saúde pública. Nos Estados Unidos da América, os custos diretos para o atendimento de crianças com queimaduras ultrapassaram os US $211 milhões, enquanto na Noruega os custos de gestão de queimaduras no ano de 2007 ultrapassaram 10,5 milhões de euros.[37]

No Brasil, anualmente ocorrem cerca de um milhão de acidentes e 2.500 óbitos envolvendo queimaduras, sendo a de segundo grau a de maior incidência, com destaque para lesões de membros superiores.[38]

O perfil de pacientes com queimaduras atendidos nas principais capitais brasileiras são os adultos com idade entre 20 e 39 anos (40,7%), homens (57,0%), e o local de maior ocorrência é no domicílio (67,7%), durante o manuseio de substâncias quentes (52,0%).[39] Na infância, são mais comuns na faixa etária de um a quatro anos, e ocorrem predominantemente no domicílio (cozinha), ocasionando escaldadura com múltiplas lesões. Recomenda-se atenção especial dos profissionais de saúde para esse grupo etário, tendo em vista que 20% dos casos de queimaduras estão relacionados com casos de violência contra a criança.[38]

As queimaduras podem ser classificadas de acordo com a profundidade de perda tecidual do indivíduo acometido, conforme Quadro 9-8.[39]

Os cuidados de enfermagem para o paciente queimado incluem as necessidades psicobiológicas de oxigenação, de acordo com a Teoria das Necessidades Humanas Básicas de Wanda de Aguiar Horta, de hidratação e nutrição, eliminação, sono e repouso, higiene corporal, higiene oral, integridade cutâneo mucosa, integridade física, mobilidade/locomoção, regulação (térmica, vascular, hidroeletrolítica), percepção dolorosa, terapêutica, e necessidades psicossociais e psicoespirituais como: comunicação e aprendizagem, gregária, religião e ética, além da inclusão de ações gerenciais que abrangem a provisão da

Quadro 9-8. Classificação das Queimaduras de Acordo com o Plano Tecidual Acometido, Sinais e Sintomas Manifestados

Classificação	Plano tecidual acometido	Sinais e sintomas
Primeiro grau	Espessura superficial	▪ Acomete somente a epiderme. ▪ Inexistência de bolhas. ▪ Apresenta vermelhidão, dor, edema. ▪ O processo de descamação ocorre em poucos dias.
Segundo grau	Espessura parcial-superficial e parcial-profunda	▪ Acomete totalmente a epiderme e a derme de maneira variável. ▪ Desenvolvimento de bolhas ou flictenas. ▪ A restauração das lesões ocorre entre duas a quatro semanas.
Terceiro grau	Espessura total	▪ Todas as camadas da pele são atingidas, podendo atingir estruturas mais profundas. ▪ Indolor. ▪ Existe a presença de placa esbranquiçada ou enegrecida. ▪ Requer abordagem cirúrgica, pode necessitar de enxertia.
Quarto grau		▪ Acometimento de todas as camadas teciduais, podendo, em alguns casos, atingir o osso.

Adaptado de Malta DC, et al.[39]

estrutura e ambiente para o cuidado, dimensionamento da equipe de enfermagem e apoio de equipe multiprofissional.[40]

O manejo do leito da ferida do paciente queimado é de extrema importância devendo haver um controle rigoroso para que não ocorra infecção. É necessário ficar atento quanto à adesão das práticas de normas de segurança e controle de infecção, utilizando técnicas assépticas durante o tratamento. Além disso, a abordagem deve englobar a higiene competente das lesões (uso de soluções de limpeza, desbridamento e gerenciamento do biofilme em caso de suspeita clínica), avaliação para a aplicação de coberturas antimicrobianas, terapia por pressão negativa para o preparo do leito caso a proposta seja a realização de enxertia, controle do edema e da dor, proporcionando o máximo conforto possível ao paciente.[41]

Os pacientes que apresentam queimaduras graves entram em estado de "choque", caracterizado pela má perfusão tecidual, coagulopatias, extravasamento capilar de líquido e liberação generalizada de mediadores inflamatórios como fator de necrose tumoral alfa (TNF-a) e interleucina IL-6, Proteína C Reativa (PCR) ativada pela IL-6, IL-8, significativamente mais alta em não sobreviventes, dentre outros mediadores.[42]

A queimadura da pele produz radicais livres que podem causar lesões no DNA e, consequentemente, aumentar a expressão de 8-oxoguanina**, um subproduto de base mutagênica produzido na pele queimada, cuja gene *OGG1**** é responsável pela sua remoção. Outras sinalizações também estão envolvidas no processo de reparação do DNA da célula lesada, como: a endonuclease APE1**** envolvida em diferentes vias de reparação do DNA, a proteína XPC*****, que faz parte do complexo de reconhecimento de lesões, e a proteína XPA******, responsável pelo recrutamento de proteínas na etapa de pré-incisão de via de reparo por excisão de nucleotídeos.[43-47]

Um estudo observacional longitudinal randomizado em pacientes com queimaduras de segundo grau demonstrou que a ferida com alto teor de protease estava associada a baixos níveis do fator angiogênico (VEGF), um fluxo sanguíneo mais uniforme, boa cicatrização e uma epiderme arquitetonicamente normal. Por outro lado, uma ferida com baixos níveis de protease, apresentava níveis mais altos de VEGF, maior fluxo sanguíneo ao longo

---

** 8-oxoguanina (8-oxoG): É uma base oxidada altamente mutagênica capaz de ocasionar transversões de CC→TA nas fitas do DNA, possibilitando, quando não reparadas, o aparecimento de mutações.[44]

*** O gene *OGG1* está localizado no braço curto do cromossomo 3 (3p25.3). É formado por 12 éxons e codifica a enzima 8-oxoguanina glicosilase. Apresenta papel fundamental na via de reparação de excisão de base (BER), corrigindo transversões G:C>T:A. A enzima transcrita promove remoção da molécula da 8-oxoG e a formação de um sítio apurínico na fita do DNA que, após a excisão, é preenchido com a base nitrogenada correta.[44]

**** A endonuclease apurínica/apirimidínica (APE1) é uma enzima envolvida na via de reparo por excisão de bases de DNA. Seu principal papel está na reparação de nucleotídeos danificados ou incompatíveis no DNA.[45]

***** É uma proteína decodificada pelo gene XPC, em humanos, capaz de reconhecer defeitos no DNA e realizar a reparação por excisão de nucleotídeos.[46]

****** Funciona na etapa de verificação de reparos de excisão de nucleotídeos do DNA. É uma via de reparo universal e versátil capaz de remover um amplo espectro de lesões que distorcem a hélice do DNA.[47]

da cicatrização da ferida, e uma cicatriz com epiderme mais espessa, superqueratinizada, com arquitetura hipercelular e mais caótica.[44,48]

O tratamento de queimaduras com a laserterapia de baixa intensidade tem sido apontado como promissor, de baixo custo, não invasivo, capaz de estimular a proliferação celular e modular o processo inflamatório. O uso do *laser* vermelho com um dispositivo de 100 mW de potência, modo de emissão de onda contínua e fluência de 20 J/cm², foi capaz de alterar a expressão de genes relacionados às vias de excisão de bases e excisão de nucleotídeos de reparo de DNA durante a cicatrização de feridas de pele queimada em ratos. A bioestimulação foi capaz de aumentar o metabolismo e a taxa de divisão celular, melhorar a expressão gênica do RNA mensageiro de XPA e OGG1, que pode reduzir os danos produzidos pelos radicais livres e explicar a aceleração do processo de cicatrização da pele queimada com a laserterapia de baixa intensidade.[43]

O efeito benéfico da luz vermelha no processo de reparação de queimaduras em ratos também foi observado ao se utilizar equipamento de laser de AlGaInP com emissão contínua, comprimento de onda 660 nm, potência de 30 mW; área do feixe de 0,10 cm², fluência de 10 J/cm² e tempo de irradiação 20 segundos. Os animais foram irradiados 24 horas após a indução da queimadura por sete dias consecutivos, uma vez ao dia, observando-se uma redução na resposta inflamatória, cuja ação provavelmente envolve o bloqueio dos efeitos das ROS pela via de ativação da interleucina 6 (IL-6), além da redução das consequências negativas da inflamação, otimizando o crescimento epitelial e consequentemente a cicatrização.[49]

Outro mecanismo molecular envolvido no tratamento com a fotobiomodulação está relacionado com a fotoativação do Fator de crescimento transformador β1 (TGF-β1) latente, que é capaz de promover a cicatrização e regeneração tecidual. Um estudo envolvendo a análise das vias de ativação e sinalização do TGF-β1 com a fotobiomodulação para a cicatrização de queimadura em camundongos, utilizando equipamento de laser GaAlAs com comprimento de onda de 810 nm, foi observado a ativação do complexo TGF-β1 em ratos homozigotos (e TGF-βL1β1/L1β1), e uma ativação parcial em ratos heterozigotos (TGF-β1Lβ3/Lβ30), indicando que a sinalização TGF-β1tem um papel central na melhora da cicatrização de queimaduras submetidas à fotobiomodulação.[50]

Um estudo randomizado realizado em ratos com queimaduras de terceiro grau utilizou equipamento de laser AlGaInP, com 100 mW de potência, comprimento de onda de 660nm, área do feixe de 0,04 cm², fluências de 12,5 J/cm² (50 mW) e 25 J/cm², (100 mW), com tempo de irradiação por ponto de 10 segundos, energias de 0,5 J e 1 J, e irradiância de 1,25 mW/cm², e 2,5 mW/cm² por ponto. Os animais foram divididos em 3 grupos: controle (GC), LG 12.5 (12,5 J/cm²) e LG25 (25 J/cm²). A lesão realizada no dorso dos animais media 1cm², e o tratamento com o laser iniciou imediatamente após a indução da queimadura e em 2, 4, 6 e 8 dias após a indução da queimadura. A aplicação se deu em cinco pontos da lesão (quatro nas bordas e um no centro) com a técnica de contato do equipamento. O grupo LG25 foi o que melhor respondeu ao tratamento proposto, sendo observada a otimização da fase inflamatória e evolução mais rápida para a fase proliferativa. Além disso, houve uma melhora na síntese e na organização estrutural das fibras de colágeno, ocorrendo o oposto nos outros grupos, GC e LG12.5, onde houve atraso na evolução da cicatrização e fibrose intensa. Os autores sugerem que o uso da FBM (660 nm), com a maior energia e consequentemente com maior fluência foi mais eficaz no estímulo das fases do processo de cicatrização.[51]

O uso da luz vermelha e verde também foi estudado em ratos com queimadura de terceiro grau, ambas associadas a benefícios no processo de reparação tecidual. Os resultados sugerem um maior potencial da luz verde na estimulação da formação de novos vasos sanguíneos no período inicial e diferenciação miofibroblástica no período final do processo. Por sua vez, a luz vermelha pode estimular a reepitelização e a contração da ferida, especialmente em fases mais avançadas do reparo, pois é capaz de modular significativamente a produção de citocinas, fatores de crescimento e interleucinas. Além disso, atua diretamente na enzima citocromo C oxidase que é responsável, na cadeia respiratória mitocondrial, pela indução da síntese de ATP, essencial para o metabolismo energético celular.[52]

A fotobiomodulação também apresenta benefícios em pacientes com queimaduras submetidos à enxertia de pele. Estudo realizado com nove pacientes com queimaduras de grau 3 semelhantes e que foram submetidos à enxertia, receberam o *laser* no local diariamente, por sete dias, com a luz vermelha, comprimento de onda de 655 nm, e equipamento de 150 mW de potência, fluência de 2 J/cm², no leito, e com a luz infravermelha, comprimento de onda de 808 nm, equipamento com 200 mW de potência, e fluência de 6 J/cm², nas bordas. A taxa de deiscência da ferida após a cirurgia de enxerto de pele foi significativamente menor no grupo tratado com o laser, em comparação ao grupo controle que recebeu apenas curativo clássico.[53]

Estudo semelhante foi realizado em onze pacientes com queimaduras submetidos à enxertia de pele, onde o efeito do laser no processo de cicatrização foi avaliado na área doadora. As lesões foram irradiadas com a luz vermelha, comprimento de onda de 650nm, com equipamento de 150 mW de potência, fluência de 2 J/cm², nos dias 0 (imediatamente após a cirurgia), 3, 5, e 7 respectivamente. As áreas doadoras foram divididas em duas partes, aleatoriamente, sendo uma para a irradiação do laser e a outra para controle. A cobertura e outros cuidados terapêuticos para ambos os locais foram os mesmos. Os resultados mostraram que a irradiação local do laser vermelho na área doadora foi capaz de acelerar significativamente a cicatrização dessas feridas.[54]

Uma revisão sistemática sobre os parâmetros de aplicação da laserterapia de baixa intensidade utilizados no tratamento de queimaduras em modelo animal (ratos), concluiu que a FBM pode alterar o estado redox celular e induzir a ativação de várias vias de sinalização, estimulando fatores de transcrição relacionados à regeneração e ao reparo tecidual, atuando positivamente no processo de cicatrização de queimaduras, principalmente na modulação da inflamação e proliferação celular, apesar das divergências de parâmetros da luz utilizada (potência, fluência e energia total), assim como a diversidade no tempo de tratamento realizado.[55]

Em todos os estudos apresentados a luz vermelha se destaca pela sua capacidade de favorecer a reparação tecidual. O profissional deve levar em consideração a dose a ser prescrita, de acordo com o grau da queimadura e a quantidade de perda tecidual, onde existe maior perda haverá a necessidade de maior quantidade de energia, que deverá ser ajustada de acordo com a evolução da lesão. Outro ponto importante é sobre a técnica de aplicação do *laser*, que deve ser pontual e com contato, onde a tolerância do paciente deverá ser avaliada com instrumentos para a aferição da dor.

CONCLUSÃO

Ao longo deste capítulo o leitor teve a oportunidade de desenvolver um raciocínio clínico, crítico, com relação ao uso da fotobiomodulação em algumas etiologias de feridas complexas. O uso da luz deve ser feito de forma individualizada, dentro da janela terapêutica, mas, sobretudo, aliada às melhores práticas do tratamento de feridas e sempre instituindo o padrão ouro das etiologias.

A base do uso da fotobiomodulação é o raciocínio clínico aliado ao conhecimento do que é a luz e do que ela é capaz de fazer, além dos fatores que irão favorecer ou prejudicar o seu uso.

Percebem-se as divergências nos artigos, onde não se encontra uma padronização mínima de parâmetros, havendo grande variedade o que compromete no estabelecimento de diretrizes mais precisas para o tratamento de feridas. Diante disso, surgem inúmeras possibilidades de estudos, que prezam por ensaios clínicos randomizados e que possam contribuir para auxiliar no estabelecimento de protocolos clínicos seguros.

REFERÊNCIAS BIBLIOGRÁFICAS

1. Harding K. Simplifying venous leg ulcer management. Consensus recommendations. Wounds International 2015 [cited 2022 Dec 02]. Available from: https://www.woundsinternational.com/resources/details/simplifying-venous-leg-ulcer-management-consensus-recommendations
2. National Wound Care Strategy Programme: Recommendations for Lower Limb Ulcers. 2020 [cited 2022 Nov 29]. Available from: https://www.nationalwoundcarestrategy.net/wp-content/uploads/2021/04/Lower-Limb-Recommendations-WEB-25Feb21.pdf
3. Ratliff CR, Yates S, McNichol L, Gray M. Compression for Lower Extremity Venous Disease and Lymphedema (CLEVDAL) Update of the VLU Algorithm. J Wound Ostomy Continence Nurs. 2022;49(4):331-346.
4. Murphy C, Atkin L, Swanson T, Tachi M, Tan YK, Vega de Ceniga M, et al. International consensus document. Defying hard-to-heal wounds with an early antibiofilm intervention strategy: wound hygiene. J Wound Care 2020;29(Suppl 3b):S1-28.
5. Romanelli M, Piaggesi A, Scapagnini G, Dini V, Janowska A, Iacopi E, et al. EUREKA study - the evaluation of real-life use of a biophotonic system in chronic wound management: an interim analysis. Drug Des Devel Ther. 2017;11:3551-8.
6. Carbinatto FM, Aquino AE, Coelho VHM, Bagnato VS. Photonic technology for the treatments of venous and arterial ulcers: Case report. Photodiagnosis and Photodynamic Therapy. 2018;22:39-41.
7. Vitse J, Bekara F, Byun S, Herlin C, Teot L. A double-blind, placebo-controlled randomized evaluation of the effect of low-level laser therapy on venous leg ulcers. The International Journal of Lower Extremity Wounds. 2017;6(1):29-35.
8. Mosca RC, Ong AA, Albasha O, Bass K, Arany P. Photobiomodulation therapy for wound care: a potent, noninvasive, photoceutical approach. Advances in Skin & Wound Care. 2019;32(4):157-67.
9. Burihan MC, Junior WC. Consenso no tratamento e prevenção do pé diabético. Rio de Janeiro: Guanabara Koogan; 2020.
10. Bereda G. Brief overview of diabete mellitus. Diabetes Manag. 2021;51:21-7.
11. Schaper NC, Netten JJ, Apelqvist J, Bus SA, Hinchkife RJ, Lipsky BA. IWGDF Practical guidelines on the prevention and management of diabetic foot disease [E-Book on the Internet]. The International Working Group on the Diabetic Foot; 2019 [cited 2022 Nov 10]. Available from: https://iwgdfguidelines.org/wp-content/uploads/2019/05/IWGDF-Guidelines-2019.pdf.
12. Hu C, Zhang F, Kong Q, Lu Y, Zhang B, Wu C, et al. Synergistic chemical and photodynamic antimicrobial therapy for enhanced wound healing mediated by multifunctional light-responsive nanoparticles. Biomacromolecules. 2019; 20:4581−92.
13. Kajagar BM, Godhi AS, Pandit A, Khatri S. Efficacy of low level laser therapy on wound healing in patients with chronic diabetic foot ulcers-a randomised control trial. Indian J Surg. 2012;74(5):359-63.

14. Fernandes TD, Godoy-Santos AL, Ortiz RT, Bordalo MR, Sakaki MH, Parisi MC, et al. Tratamento das úlceras neuropáticas infectadas dos membros inferiores em diabéticos: revisão do estado atual do conhecimento. Tobillo y Pie. 2014;6(1):40-7.
15. Fernandes TD, Godoy-Santos AL, Ortiz RT, Bordalo MR, Sakaki MH, Parisi MC, et al. Tratamento das úlceras neuropáticas infectadas dos membros inferiores em diabéticos: revisão do estado atual do conhecimento. Tobillo y Pie. 2014;6(1):40-7.
16. Bacelete VSB, Gama ACC. Efeitos terapêuticos da fotobiomodulação na clínica fonoaudiológica: uma revisão integrativa da literatura Therapeutic effects of photobiomodulation in the speech-language-hearing clinic: an integrative literature review. Rev. CEFAC. 2021;23(1):e9120.
17. Li S, Wang C, Wang B, Liu L, Tang L, Liu D, et al. Efficacy of low-level light therapy for treatment of diabetic foot ulcer: A systematic review and meta-analysis of randomized controlled trials. Diabetes Res Clin Pract. 2018;143:215-24.
18. Tardáguila-García A, Sanz-Corbalán I, García-Alamino JM, Ahluwalia R, Uccioli L, Lázaro-Martínez JL. Tratamento Médico Versus Cirúrgico para o Manejo da Osteomielite do Pé Diabético: Revisão Sistemática. Journal of Clinical Medicine. 2021;10(6):1237.
19. Lima AL, Oliveira PR, Carvalho VC, Cimerman S, Savio E. Diretrizes Panamericanas para el Tratamiento de las Osteomielitis e Infecciones de Tejidos Blandos Group. Recommendations for the treatment of osteomyelitis. Braz J Infect Dis. 2014;18(5):526-34.
20. Brandão MGSA, Ximenes MAM, Cruz GS, Brito EHS, Veras VS, Barros LM, et al. Terapia fotodinâmica no tratamento de feridas infectadas nos pés de pessoas com diabetes mellitus: síntese de boas evidências: Photodynamic therapy in the treatment of infected wounds on the feet of people with diabetes mellitus. Rev. Enferm. Atual In Derme. 2020 [cited 2022 Out 13];92(30). Available from: https://revistaenfermagematual.com.br/index.php/revista/article/view/649
21. Carrinho PM, Andreani DIK, Morete VA, Navarro RS, Villaverde AB. A Study on the Macroscopic Morphometry of the Lesion Area on Diabetic Ulcers in Humans Treated with Photodynamic Therapy Using Two Methods of Measurement. Photomedicine and Laser Surgery. 2018; 36(1):44-50.
22. Junior ACS, Tardivo JP, Mascarenas BM, Ramiro RE, Santomauro AT, Correa JA, et al. A New Proposal for the Treatment of Patients with Diabetic Foot Photodynamic Therapy. Diabetes. 2015;64(Suppl1):A185-6.
23. Tardivo JP, Adami F, Correa JA, Pinhal MAS, Baptista MS. A. clinical trial testing the efficacy of PDT in preventing amputation in diabetic patients. Photodiagnosis Photodyn Ther. 2014;11(3):342-530.
24. Mannucci E, Genovese S, Monami M, Navalesi G, Dotta F, Anichini R, et al. Photodynamic topical antimicrobial therapy for infected foot ulcers in patients with diabetes: a randomized, double-blind, placebo-controlled study--the D.A.N.T.E (Diabetic ulcer Antimicrobial New Topical treatment Evaluation) study. Acta Diabetol. 2014;51(3):435-50.
25. Morley S, Griffiths J, Philips G, Moseley H, O'grady C, Mellish K, et al. Phase IIa randomized, placebo-controlled study of antimicrobial photodynamic therapy in bacterially colonized, chronic leg ulcers and diabetic foot ulcers: a new approach to antimicrobial therapy. Br J Dermatol. 2013;168(3):617-24.
26. Machado RS, Viana S, Sbruzzi G. Low-level laser therapy in the treatment of pressure ulcers: systematic review. Lasers in Medical Science. 2017;32(4):937-44.
27. Europe Pressure Ulcer Advisory Panel, National Pressure Injury Advisory Panel and Pan Pacific Pressure Injury Alliance. Prevention and Treatment of Pressure Ulcers/ Injuries: Clinical Pratice Guideline [E-Book on the Internet]. Europe Pressure Ulcer Advisory Panel, National Pressure Injury Advisory Panel and Pan Pacific Pressure Injury Alliance; 2019 [cited 2022 Oct. 30]. Available from: https://www.biosanas.com.br/uploads/outros/artigos_cientificos/127/956e02196892d7140b9bb3cdf116d13b.pdf.

28. Moraes JT, Borges EL, Lisboa CR, Cordeiro CO, Rosa EG, Rocha NA. (2016). Conceito e classificação de lesão por pressão: atualização do National Pressure Ulcer Advisory Panel. Revista De Enfermagem Do Centro-Oeste Mineiro. 2016;(2):2292-306.
29. Li Z, Lin F, Thalib L, Chaboyer W. Global prevalence and incidence of pressure injuries in hospitalised adult patients: A systematic review and meta-analysis. Int J Nurs Stud. 2020;105:103546.
30. Ortiz S, Dourado C, Sanches, F. (2020). Perfil epidemiológico, clínico e nutricional de pacientes com lesão por pressão de um hospital público de Campo Grande - MS. FAG Journal of Health. 2020;2(2):231-43.
31. Assis GM, Moser ADL. Laserterapia em úlceras por pressão: limitações para avaliação de resposta em pessoas com lesão medular. Relato de Experiência. Texto contexto - enferm. 2013;22(3):850-6.
32. National Pressure Ulcer Advisory Panel. Pressure Ulcer Stages Revised [Internet]. 2016 [cited 2022 Oct 30]. Available from: https://npiap.com/page/PressureInjuryStages.
33. Rosa LP, Silva FC, Vieira RL, Tanajura BR, Silva Gusmão AG, Oliveira JM, et al. Application of photodynamic therapy, laser therapy, and a cellulose membrane for calcaneal pressure ulcer treatment in a diabetic patient: A case report. Photodiagnosis Photodyn Ther. 2017;19:235-8.
34. Taradaj J, Shay B, Dymarek R, Sopel M, Walewicz K, Beeckman D, et al. Effect of laser therapy on expression of angio- and fibrogenic factors, and cytokine concentrations during the healing process of human pressure ulcers. Int J Med Sci. 2018;15(11):1105-12.
35. Lucas C, Van Gemert MJC, Haan RJ. Efficacy of low-level laser therapy in the management of stage III decubitus ulcers: a prospective, observer-blinded multicentre randomised clinical trial. Lasers in Medical Science. 2003;18(2):72-7.
36. Bernardes LO, Jurado SR. 2018. Efeitos da laserterapia no tratamento de lesões por pressão: uma revisão sistemática. Revista Cuidarte. 2018 [cited 2022 Dec 01];9(3). Available from: https://doi.org/10.15649/cuidarte.v9i3.574.
37. World Association of Laser Therapy. Recommended treatment doses for Low Level Laser Therapy. 2010 [cited 2022 Set 30]. Available from: https://waltpbm.org/wp-content/uploads/2021/08/Dose_table_780-860nm_for_Low_Level_Laser_Therapy_WALT-2010.pdf.
38. Lopes DC, Ferreira ILG, Adorno J. Manual de queimaduras para estudantes. Brasília: Sociedade Brasileira de Queimaduras; 2021.
39. Malta DC, Bernal RTI, Lima CM, Cardoso LSM, Andrade FMD, Marcatto JO, et al. Perfil dos casos de queimadura atendidos em serviços hospitalares de urgência e emergência nas capitais brasileiras em 2017. Rev. Bras. Epidemiol. 2020 [cited 2022 Set 30];23(Suppl 01). Available from: https://www.scielo.br/j/rbepid/a/kGQ976m5z3wx5PjpTXgvLRR/?lang=pt
40. Pinho FM, Amante LN, Salum NC, Silva R, Martins T. Guideline das ações no cuidado de enfermagem ao paciente adulto queimado. Rev Bras Queimaduras. 2016;15(1):13-23.
41. Fontana TS, Souza EN, Viegas K. Guia de prática clínica para o cuidado de enfermagem ao paciente queimado: Metodologia ADAPTE. Porto Alegre: UFCSPA; 2021. 100p.
42. Lang TC, Zhao R, Kim A, Wijewardena A, Vandervord J, Xue M, et al. A Critical Update of the Assessment and Acute Management of Patients with Severe Burns. Adv Wound Care. 2019;8(12): 607-633.
43. Trajano ETL, Mencalha AL, Monte-Alto-Costa A, Pôrto LC, Fonseca AS. Expression of DNA repair genes in burned skin exposed to low-level red laser. Lasers Med Sci. 2014;29(6):1953-1957.
44. Nascimento EFR, Ribeiro ML, Magro DO, Carvalho J, Kanno DT, Martinex CAR, et al. Expressão tecidual dos genes mutyh e ogg1 em doentes com câncer colorretal esporádico. ABCD Arq Bras Cir Dig. 2017;30(2):98-102.
45. Liu TC, Lin CT, Chang KC, Gui KW, Wang S, Chu JW, et al. APE1 distinguishes DNA substrates in exonucleolytic cleavage by induced space-filling. Nature Communications 2021, 12:601-12.
46. Souza KM, Mendes C, Dall'Igna DM, Repolês BM, Resende BC, Moreira RS, et al. Bioinformatics and expression analysis of the Xeroderma Pigmentosum complementation group C

(XPC) of Trypanosoma evansi in Trypanosoma cruzi cells. Brazilian Journal of Biology. 2023;83:e243910.
47. Pulzová LB, Ward TA, Chovena M. XPA: DNA Repair Protein of Significant Clinical Importance. Int J Mol Sci. 2020;21(6):2182.
48. Caulfield RH, Tyler MPH, Austym JM, Dziewulski P, McGrouther DA. The relationship between protease/anti-protease profile, angiogenesis and re-epithelialisation in acute burn wounds. Burns. 2008;34(4):474-86.
49. Silveira PCL, Ferreira KB, Rocha FR, Pieri BLS, Pedroso GS, Souza CT, et al. Effect of Low-Power Laser (LPL) and Light-Emitting Diode (LED) on Inflammatory Response in Burn Wound Healing. Inflammation. 2016;39(4):1395-404.
50. Khan I, Rahman SU, Tang E, Engel K, Hall B, Kulkarni AB, et al. Accelerated burn wound healing with photobiomodulation therapy involves activation of endogenous latent TGF-β1. Sci Rep. 2021 [cited 2022 Set 29];11(1):13371. Available from: https://www.nature.com/articles/s41598-021-92650-w
51. Brassolatti P, Bossini OS, Oliveira MCD, Kido HW, Tim CR, Almeida-Lopes L, et al. Comparative effects of two different doses of low-level laser therapy on wound healing third-degree burns in rats. Microsc Res Tech. 2016 ;79(4):313-320.
52. Simões TMS, Fernandes Neto JÁ, Oliveira TKB, Nonaka CFW, Vatão MHCV. Photobiomodulation of red and green lights in the repair process of third-degree skin Burns. Lasers Med Sci. 2020;35(1):51-61.
53. Kazemikhoo N, Vaghardoost R, Dahmardehi M, Mokmeli S, Momeni M, Nilforoushzadeh MA, et al. Evaluation of the Effects of Low Level Laser Therapy on the Healing Process After Skin Graft Surgery in Burned Patients (A Randomized Clinical Trial). J Lasers Med Sci. 2018;9(2):139-43.
54. Vaghardoost R, Momeni M, KazemikhooN, Mokmeli S, Dahmardehei M, Ansari F, et al. (2018). Effect of low-level laser therapy on the healing process of donor site in patients with grade 3 burn ulcer after skin graft surgery (a randomized clinical trial). Lasers in Medical Science. 2018;33(3):603-7.
55. Brassolatti P, Andrade ALM, Bossini OS, Otterço NA, Parizotto NA. Evaluation of the low-level laser therapy application parameters for skin burn treatment in experimental model: a systematic review. Lasers Med Sci. 2018;33(5):1159-69.

FOTOBIOMODULAÇÃO NO TRATAMENTO DE FERIDAS AGUDAS

CAPÍTULO 10

Carlos Henrique Silva Tonazio
Junia Cordeiro dos Santos
Renata de Almeida da Silva
Susiane Sucasas Frison
Bruno Luiz Rodrigues Esteves
Jéssica Tamara Dayrell Coelho
Juliana Balbinot Reis Girondi
Roberta Costa

RESUMO

O objetivo deste capítulo é abordar o uso da fotobiomodulação em feridas agudas através do desenvolvimento do raciocínio clínico. Após a leitura, o enfermeiro poderá conhecer os aspectos relacionados ao uso da luz nas etiologias de feridas agudas. Será capaz ainda, de propor um protocolo clínico individualizado considerando as particularidades das etiologias das feridas operatórias, lesões ocasionadas pelo parto, lesões mamilares, dermatites e mucosite.

Palavras-chaves: *feridas operatórias, lesões ocasionadas pelo parto, lesões mamilares, dermatites, mucosite, protocolos clínicos.*

INTRODUÇÃO

Neste capítulo será dada sequência à discussão do raciocínio clínico para o uso da fotobiomodulação com foco nas feridas de etiologias: operatórias, dermatites, lesões de parto/cesariana, lesões relacionadas com trauma mamilar e mucosite oral.

Segue-se o entendimento de que as melhores práticas, o tratamento padrão ouro e o raciocínio clínico subsidiarão toda a prática do enfermeiro no uso da fotobiomodulação.

FOTOBIOMODULAÇÃO NO TRATAMENTO DE FERIDA OPERATÓRIA

A ferida operatória (FO) tem chamado a atenção de especialistas mundialmente devido à grande preocupação em estabelecer um manejo adequado, visando reduzir as possíveis complicações, especialmente a infecção de sítio cirúrgico (ISC). Esse cuidado envolve a participação do enfermeiro especialista no tratamento de feridas ou aqueles com *expertise* na área.[1]

O último consenso europeu sobre manejo de feridas operatórias estabelece critérios visando à otimização da cicatrização e estabelecendo as características do que é um curativo ideal para esse tipo de lesão (Quadro 10-1).

O processo de cicatrização é algo complexo e suas fases se entrelaçam, sendo dividida apenas para fins didáticos. Em uma ferida que cicatriza por segunda intenção, a produção de tecido de granulação ocorre na fase proliferativa, sendo abundante e de acordo com o tamanho da lesão. Nas feridas que cicatrizam por primeira intenção, ou seja, aquelas em que é realizado o fechamento cirúrgico através de sutura, a quantidade deste tecido de granulação será bem menor, uma vez que há escassa perda tecidual. O tecido neoformado é composto por fibroblastos e células endoteliais e, como já é amplamente discutido na literatura, essas células irão se beneficiar com a fotobiomodulação, desde a modulação da inflamação até o fechamento total da ferida.[2]

Nesse sentido, uma revisão de escopo apresentou sumarização dos estudos que versavam sobre os efeitos da fotobiomodulação após cirurgia de tonsilectomia. Os comprimentos de onda usados foram na faixa do vermelho (685 nm) e infravermelho próximo do visível (980 nm), com uma fluência de 4 J/cm². A irradiação da luz foi no ângulo mandibular e na ferida operatória. Dois estudos incluídos nesta revisão estudaram 39 pessoas, tanto no grupo controle quanto no grupo experimental (FBM), sendo um deles realizado no Brasil e outro no Iran. O estudo brasileiro incluiu crianças e adolescentes (de 5 a 15 anos) e o iraniano foi composto por adultos (entre 20 a 40 anos). Não há detalhamento sobre os protocolos de tratamento, porém, em ambos se registrou uma redução significativa da dor nas primeiras 24 horas, com consequente redução do uso de analgésicos.[3]

Quadro 10-1. Características do Curativo Ideal para Feridas Operatórias

Características	Detalhamento
Flexibilidade	O curativo deve estar bem adaptado ao corpo, permitindo mobilização adequada
Boa adesividade	Uma fixação adequada, sem, contudo, causar lesões adicionais e permanecendo aderido à pele
Boa fixação	Permanecer no local mesmo na presença de umidade por sudorese
Alta capacidade de absorção	Apresentar bom controle de umidade com alta taxa de transmissão de vapor úmido (MVTR) para controle adequado da umidade no leito da FO
Proteção para a pele ao redor	Não causar irritação e/ou lesões adicionais
Ser impermeável à água	Permitir ao indivíduo banhos sem causar dano ao curativo/lesão
Eliminar espaço morto	Não deixar espaço morto entre a ferida e o curativo, evitando o acúmulo de exsudato
Ser atraumático	Permitir retirada atraumática e sem dor
Facilidade de uso	Ser facilmente usado pela equipe, cuidadores, familiares e pacientes

Adaptado de Morgan-Jones R, et al.[1]

Um estudo de caso brasileiro acompanhou uma mulher que apresentou complicações pós-abdominoplastia, sendo necessária nova internação para desbridamento. Após alta hospitalar a paciente foi acompanhada ambulatorialmente para a realização da fotobiomodulação. O protocolo usado foi no comprimento de onda de 625 nm, área de *spot* de 1 cm², potência do dispositivo de 25 mW, Energia de 4 J por ponto, sendo o *laser* posicionado 2 cm acima e perpendicular à superfície do leito e da borda. O resultado encontrado foi de que a laserterapia favoreceu a cicatrização.[4]

Uma pesquisa buscou avaliar a ação da laserterapia em safenectomias, especialmente na intenção de prevenir complicações, como a deiscência de sutura. Tal estudo contou com a participação de 14 pacientes divididos em dois grupos, o controle e o experimental, onde ambos receberam tratamento convencional (não descrito) e o grupo experimental recebeu também a irradiação de *laser* no comprimento de onda 780 nm, fluência de 19 J/cm², tempo de irradiação de 30 s, energia 0,75 J por ponto, a área do *spot* era 0,04 cm². Foi aplicada luz nas bordas da ferida operatória. No grupo experimental, todos os pacientes tiveram benefícios com a fotobiomodulação e no controle houve o dobro de complicações, incluindo taxas críticas de deiscência.[5]

A FBM também é empregada para tratar áreas doadoras de enxerto em pacientes com queimadura de terceiro grau, conforme apresentando em estudo canadense. Para tanto, foi usado o comprimento de onda de 655 nm, potência do dispositivo de 150 mW e fluência de 2 J/cm², com técnica pontual por contato nos dias 0 (pós-operatório imediato), 3, 5 e 7. Foi constatada redução significativa do tamanho das lesões.[6] Não foi possível conhecer a energia usada porque o artigo não informa a área do *spot* do dispositivo, nem o tempo de aplicação.

FOTOBIOMODULAÇÃO NO TRATAMENTO DE LESÕES OCASIONADAS DURANTE O PARTO

A maioria dos partos vaginais está associada a alguma lesão perineal, em decorrência de lacerações espontâneas ou como consequência da episiotomia.[7] O trauma perineal durante o parto vaginal prejudica a recuperação da mulher no pós-parto, causando dor e outras possíveis complicações, como infecção superficial, profunda, abscessos e hematomas.[8]

O uso rotineiro de episiotomia não é recomendado para mulheres com parto vaginal espontâneo, uma vez que não há evidências científicas que comprovem os benefícios da sua prática.[9] Entretanto, a episiotomia continua sendo um procedimento cirúrgico frequentemente realizado entre as mulheres em idade reprodutiva, sendo que sua prevalência varia em todo o mundo, tendo como exemplo Camboja com 90%; Holanda 11%; França 20%; e Canadá 17% e no Brasil varia de 47% em hospital público a 68% em hospital privado.[10]

Dados informam que aproximadamente 85% das mulheres terão algum tipo de laceração do períneo, variando de leves a graves e categorizadas em terceiro e quarto graus, respectivamente (Quadro 10-2), chegando a 3% nas primíparas e 0,8% nas multíparas. Essas lesões provocam grande desconforto e necessitam da assistência de enfermagem especializada.[8,11]

Em busca sobre o papel da fotobiomodulação em lesões ocasionadas no parto, destaca-se um ensaio clínico randomizado, triplo-cego paralelo, que teve participação de 54 puérperas, todas com parto normal com episiotomia médio-lateral direita. Estas foram divididas em dois grupos, um experimental e outro placebo. As participantes receberam três sessões de fotobiomodulação, sendo que o grupo placebo recebeu simulações de FBM. Os primeiros atendimentos ocorreram de 6 a 10 horas após o parto, e as segundas e

Quadro 10-2. Categorização das Lesões Perineais

Classificação	Características definidoras
Primeiro grau	Lesão apenas na pele.
Segundo grau	Lesão envolvendo os músculos perianais, mas com preservação do esfíncter anal.
Terceiro grau	Lesão do períneo com envolvimento do plexo esfincteriano anal (esfíncter anal externo e interno).
Classificação adicional 3a 3b 3c	 Menos de 50% da espessura do esfíncter anal externo lacerada. Mais de 50% da espessura do esfíncter anal externo lacerada. Esfíncter anal interno lacerado.
Quarto grau	Lesão do períneo que envolve o complexo do esfíncter anal (interno e externo) e epitélio.

Adaptado de Chang CC, et al.[11]

terceiras irradiações ocorreram entre 20-24 horas e 40-48 horas, respectivamente. O protocolo usado foi com comprimento de onda de 780 nm, potência do dispositivo de 20 mW, densidade de energia de 5 J/cm^2 e energia de 0,2 J, conferindo um total de 1,8 J de energia distribuídas em nove pontos de aplicação. A pesquisa destaca que não houve vantagens relacionadas com o uso de laserterapia quando comparado ao grupo placebo.

Mas, porque apresentar esse estudo se ele não é relevante para obter a resposta que almejamos? Justamente por ser importante fazer uma análise crítica destes achados em relação ao protocolo de tratamento utilizado. Inicialmente observamos uma potência de dispositivo baixa (20 mW) e uma dose também muito baixa (0,2 J por ponto). Considerando todos os aspectos essenciais para desenvolver o raciocínio clínico a fim de estruturar uma proposta terapêutica eficaz, levando em conta os caminhos que a luz percorre para que haja o seu aproveitamento, nesse exemplo julgamos ser pertinente o emprego de uma dose de no mínimo 1 J por ponto, o que possivelmente promoveria melhores desfechos clínicos, além de considerarmos o tempo de entrega quando se usa um dispositivo com uma potência de 20 mW.

Em outro estudo, também abordando casos com episiotomia médio-lateral, em que 114 mulheres receberam irradiação da luz no comprimento de onda 660 nm e 780 nm para verificar seu efeito analgésico. As mulheres foram randomizadas em 3 grupos de 38 integrantes cada, onde o grupo experimental recebeu a luz vermelha (660 nm), outro grupo experimental recebeu a luz infravermelha próxima do visível (780 nm), e o grupo placebo recebeu tratamento convencional sem a luz. O *spot* utilizado foi de 0,04 cm^2, fluência de 8,8 J/cm^2, potência 35 mW, tempo de irradiação de 10 segundos e energia total de 1,05 J.

Os achados também foram similares ao estudo anterior. Ou seja, não foram percebidos impactos sobre o controle da dor. Endossamos essa percepção do uso de uma energia muito menor do que a necessária para se promover a analgesia e complementamos a importância de um julgamento clínico crítico quando estamos diante de pesquisas que usam parâmetros que não se correlacionam com a prática clínica.

> Entender a dosimetria e os aspectos que envolvem o aproveitamento da luz é crucial para o estabelecimento de doses produtivas.

Um evento comum após o parto é a presença da dor, que tem sido alvo de estudos para se identificar meios eficazes de controlá-la ou mesmo minimizá-la. Entre as modalidades para esse manejo está a laserterapia de baixa intensidade.[12]

O *laser* infravermelho próximo ao visível, em uma fluência de 4 J/cm² promove ações benéficas no manejo da dor, sugerindo que as respostas são variadas e que novos estudos são necessários.[13] Isso, novamente, reforça a necessidade de individualização do tratamento com doses "personalizadas", e não um protocolo inflexível. Os autores desse capítulo corroboram com a prática de utilização do *laser* infravermelho para o controle da dor.

De modo geral, percebemos uma lacuna de produções científicas relacionadas com a fotobioestimulação, seus princípios físicos, de como acontece a interação da luz com o tecido biológico e, mais ainda, dos princípios de dosimetria que norteiam a dose-resposta de cada indivíduo.

Encontrar uma alternativa adicional para o tratamento dessas lesões é um anseio dos profissionais e das mulheres. Então, a fotobiomodulação como uma terapia adjuvante vem sendo divulgada nos meios e mídias sociais, levando a própria mulher a procurar por profissionais que utilizam esse tratamento. Mas como em todas as outras lesões já trabalhadas nessa obra, precisamos chamar a atenção que o uso desta terapia deverá estar alinhada às melhores práticas e ser utilizada por profissionais capacitados na área.

FOTOBIOMODULAÇÃO NO TRATAMENTO DE TRAUMA MAMILAR

O trauma mamilar é definido por uma ruptura do tecido epitelial que recobre o mamilo, dificultando o processo de amamentação, resultando em desconforto e dor às puérperas. Este destaca-se entre os fatores preditivos do desmame precoce e é relatado como uma das principais causas desse desmame nos primeiros dias após o nascimento, estando associado a dor intensa no local.[13,14]

Esse trauma é caracterizado por fissuras, edema, rachaduras, escoriações, eritemas, equimoses, dentre outros; sendo associado ao posicionamento e pega inadequada do recém-nascido (RN) à mama da mãe, gerados a partir da pressão exercida no mamilo e da fricção durante a sucção.[14,15]

Não existe um consenso sobre os tipos de lesões, no que se diz respeito ao grau de comprometimento da camada tissular da região mamiloareolar.[16] As lesões mamilares atingem as camadas do tecido conjuntivo, derme e epiderme, localizadas na base do mamilo, acometendo, principalmente, a sua ponta.[16] A falta de uma definição clínica dificulta tanto o diagnóstico quanto o tratamento do trauma mamilar. Portanto, recomenda-se que toda alteração da pele do mamilo com presença de lesão primária capaz de causar modificação de coloração e espessura seja entendida como um trauma mamilar.[17]

Não há um protocolo a ser seguido quando ocorrem traumas mamilares, uma vez que cada lesão é diferente, e ainda existem muitos mitos e crenças populares relacionados com a temática. As formas mais comuns utilizadas na prática de Enfermagem, em relação a esse problema, é a hidratação da fissura com o próprio leite materno, seguido da exposição saudável ao sol, hidratação com lanolina, proteção do mamilo contra atrito, utilização de infravermelho e utilização do laser de baixa potência.[16]

Para o tratamento, antes de mais nada, é importante ajustar a amamentação com a técnica adequada, ou seja, com o posicionamento correto e pega adequada do bebê. Além disso, devem ser seguidas as orientações: manutenção dos mamilos secos, com trocas mais frequentes dos forros utilizados quando houver vazamento de leite; não utilizar nos mamilos produtos que retiram sua proteção natural, como sabões, álcool e outros produtos secantes; ofertar a amamentação em livre demanda; evitar o ingurgitamento mamário e não utilizar protetores de mamilo.[14]

Além dessas medidas corretivas e preventivas relacionadas com o ato de amamentar, uma das formas de tratamento dos traumas mamilares é a utilização da LBI, que irá, através da fotobiomodulação, proporcionar ação anti-inflamatória, com redução da dor e potencializar a cicatrização da lesão.[18-20] O tempo de cicatrização estará relacionado com a implementação das medidas de correção e prevenção relacionados à fisiopatologia do trauma e ao grau de acometimento do tecido.

Um ensaio clínico triplo-cego, randomizado e controlado realizado com 59 participantes para avaliação da eficácia da fotobiomodulação no alívio da dor no mamilo de mulheres que amamentam, apresentou como resultado redução significativa da dor durante a amamentação, apontando que esta terapia pode ser importante aliada na condução do processo de amamentação.[13] Nesse estudo, o comprimento de onda utilizado foi o de 660 nm, em um aparelho com a potência de 40 mW, densidade de energia de 5 J/cm^2, sendo que o grupo de intervenção recebeu três aplicações em dias distintos em três pontos, totalizando uma energia de 0,6 J por sessão. Na nossa prática profissional, quando há queixas álgicas, a luz utilizada é no comprimento de onda de 808 nm, já que o objetivo principal é o controle da dor.

Uma revisão integrativa destacou que quando a FBM é realizada com baixa energia em mais de uma sessão é mais eficaz quando comparada a uma única aplicação com energia mais alta.[21] Ainda, uma das características da FBM é a dose-resposta bifásica, sendo as doses mais baixas frequentemente mais benéficas que as altas.[21]

Outra complicação que pode ocorrer no processo relacionado à amamentação é a mastite. As diretrizes apontam que ductos mamários obstruídos e a mastite são diferentes estágios de inflamação da mama durante a lactação, causadas pelo bloqueio dos ductos lactíferos como fator inicial, e a mastite acompanhada por manifestações mais graves de inflamação local e/ou sistêmica.[22] Ambas as condições podem evoluir para uma complicação com formação de abscesso mamário, se não houver gestão da inflamação e o esvaziamento oportuno e eficaz na mama.[22,23] Dessa forma, o manejo competente da lactação é fundamental para a prevenção e tratamento dessas complicações. Além disso, medidas concomitantes como massagem mamária, uso de compressas úmidas frias e a fotobiomodulação foram apontadas como eficazes na gestão dessa complicação.[23]

Ainda em relação à amamentação, outra complicação descrita na literatura é a candidíase mamária, cujo diagnóstico está associado aos sinais e sintomas: dor nos mamilos acompanhada de dor irradiada, lancinante ou constante entre as mamadas, relacionada com epitélio mamário rosado brilhante e flocos brancos de pele. A recomendação de tratamento estipula o uso de medicamentos antifúngicos e a aPDT,[24] que poderá ser uma grande aliada no controle da infecção, como abordado no Capítulo 7.

Como temos reforçado, a dose ideal para a fotobiomodulação deverá estar associada aos princípios da dosimetria, onde o enfermeiro avaliará a dor, a extensão e a profundidade da lesão a fim de estabelecer o melhor tratamento. Dito isto, apresentamos no Quadro 10-3 uma proposta de direcionamento para o tratamento das lesões mamárias com esses propósitos terapêuticos.

Quadro 10-3. Sugestão de Dosimetria para Tratamento de Lesões Mamárias com LBI

Acometimento	Comprimento de onda	Dose	Frequência
Fissura mamilar	660 nm 808 nm	1-3 J 3 J	1 a 2 vezes por semana, intervalo de 72 horas entre as doses
Mastite	660 nm 808 nm	6 J 6 J (1 J por ponto, total 6 pontos)	1 a 2 vezes por semana Obs: avaliar o nível de dor para estabelecer a dose ideal
Candidíase mamilar (aPDT- azul de metileno 0,01 - 0,005%)	660 nm	6-9 J	1 a 2 vezes por semana: avaliar resposta

Elaborado pelos autores.

FOTOBIOMODULAÇÃO NAS DERMATITES

A dermatite é uma ocorrência que está presente no cotidiano do enfermeiro, seja no ambiente hospitalar, domiciliar e outros, configurando, geralmente, um desafio para os profissionais.

Trata-se de uma doença inflamatória que tem diversos agentes promotores, em geral, por contato, o que torna muitas vezes difícil o seu diagnóstico. Pode ser dermatite por contato alérgica ou irritante, além de ter outros subtipos como dermatite de contato não eczematosa, dermatite de contato fotoinduzida e dermatite de contato sistêmica.[25]

O tratamento será de acordo com a etiologia exigindo cuidados específicos, o que inclui afastar o agente causal, higiene adequada, uso de cremes barreira, medicamentos mediante prescrição médica e outras intervenções, de acordo com a severidade do caso e, mais recentemente, a possibilidade do uso da fotobiomodulação.[26]

Porém, ao se realizar buscas por evidências científicas em bases de dados eletrônicas com os descritores específicos, há uma escassez de publicações, o que nos sugere uma necessidade de maior atenção para este agravo e estudos na área.

Um estudo clínico recente verificou a efetividade da FBM no tratamento de dermatite atópica em 15 pacientes. O grupo que recebeu o *laser* teve os seguintes parâmetros: comprimento de onda 660 nm, potência do dispositivo 100 mW e energia de 3 J por ponto. A FBM mostrou-se eficaz no aumento da hidratação local, além de melhora nos aspectos das lesões que receberam a luz com relação ao grupo-controle.[27] Os parâmetros usados neste estudo estão dentro da janela terapêutica praticada pelos autores deste capítulo.

Outro tipo de dermatite muito comum é a radiodermite, que pode acometer 95% dos pacientes que fazem uso de radioterapia para o tratamento de cânceres. Esse tipo de lesão pode infringir sofrimento adicional por promover dor e ulcerações.[28]

Atualmente a classificação das radiodermatites é estabelecida por graus. As de grau 1 é quando ocorre uma descamação seca; grau 2-3 são os casos em que a descamação é úmida e em grau 4 quando há perda da integridade da pele promovendo ulcerações. A depender das condições dessas, em alguns casos é necessário interromper o tratamento.[28] O tratamento destas lesões é estipulado de acordo com Multinational Association for Supportive Care in Cancer (MASCC) que produziu uma diretriz baseada em evidências, que recomenda higiene local e aplicação de esteroides tópicos.

Como tratamento adicional, a FBM tem despontado como terapia adequada e com bons resultados, podendo ser feita por meio de *laser* de baixa intensidade ou LED, ambos no comprimento de onda de 600-1.000 nm.[29]

Para que seja bem estabelecido um protocolo clínico, de forma geral, deve-se considerar os parâmetros como potência, fluência e energia, mas também a forma como essa luz é entregue, sendo necessário estabelecer as áreas de aplicação, técnica de aplicação por contato e a definição do comprimento de onda de acordo com os objetivos terapêuticos. Quando se almeja a cicatrização, a luz de escolha deverá ser a vermelha (660 nm); já para a modulação de inflamação ou analgesia, o comprimento de onda adequado é 808 nm (infravermelho).[30]

O uso da FBM para a prevenção de complicações de radiodermite tem sido realizado desde a década de 1990. Alguns ensaios clínicos randomizados têm sido feitos para verificar o uso da FBM em pacientes em radioterapia, entre os alvos estão o câncer de mama pós-mastectomia, os quais desenvolveram ulcerações. Alguns utilizaram três aplicações de LBI (632,8 nm, 3 mW/cm^2, 30 J/cm^2) com melhoria da cicatrização; outros 590 nm e 1,15 J/cm^2 com redução da incidência de radiodermite grau 2. Um deles aplicou um protocolo de FBM, duas vezes por semana, usando comprimento de onda 808-905 nm, 168 mW/cm^2, 4 J/cm^2, a partir da primeira radioterapia, evidenciando redução importante da exacerbação da radiodermite.[29]

No entanto, corroboramos com a pesquisa que estabeleceu um protocolo usando aplicação pontual do *laser* de baixa intensidade com comprimento de onda 660 nm, potência de 80 mW, energia de 3 J por ponto e fluência de 108 J/cm².[28] Estes parâmetros estão condizentes com a nossa prática profissional.

FOTOBIOMODULAÇÃO NA MUCOSITE ORAL

O câncer é uma doença multifatorial que progride com o crescimento desordenado de células geneticamente modificadas,[31] que se originam de frequentes mutações no DNA celular, controlando a multiplicação celular (mitose) e a morte celular programada (apoptose). Ou seja, quando os mecanismos do complexo sistema imunológico de reparação ou destruição celular falham.[31,32]

No Brasil, o câncer é um problema de saúde pública que está ganhando relevância pelo perfil epidemiológico que vem apresentando e, com isso, o tema vem conquistando espaço nas agendas políticas e técnicas de todas as esferas de governo.[33]

A formação do câncer se dá pelo processo da carcinogênese, que inicia quando uma célula desenvolve e acumula várias mutações genéticas que promovem sua proliferação descontrolada, por meios de três estágios: inicial, promoção e progressão. O inicial é quando a célula sofre ação dos agentes carcinogênicos oncoiniciadores, que provocam mutações em alguns dos seus genes. A promoção acontece pelos carcinógenos oncopromotores, que atuam em células já iniciadas no primeiro estágio, tornando-as malignas. Na progressão, os carcinogéneos oncoaceleradores fazem com que estas células alteradas se multipliquem descontroladamente e de modo irreversível.[34]

Sabe-se que a multiplicação dessas células ocasionada pelo desequilíbrio entre a proliferação e o desgaste celular gera um acúmulo anormal de células denominadas de neoplasia benigna ou maligna.[35] A neoplasia benigna cresce de forma organizada e quase sempre lenta. Neste processo ocorre um acúmulo de massa celular, que não tem a capacidade de invadir tecidos e órgãos adjacentes, mas que pode comprimi-los. Neste caso não é considerada uma forma de câncer e raramente oferece risco de morte. Já o crescimento de forma descontrolada, rápida e que pode chegar a processo de metástase, caracterizada pela capacidade de invasão de tecidos e órgãos adjacentes e distantes, é denominado de neoplasia maligna e constitui risco de morte. Portanto, o câncer é uma nomeação dada a um conjunto de doenças que possuem características de crescimento desordenado de células anormais, formando neoplasias malignas com potencial de invadir ou não os tecidos e órgãos adjacentes e distantes.[35]

As principais formas de tratamento para esta doença são: cirurgia e/ou quimioterapia e/ou radioterapia, e ainda a hormonoterapia, terapia-alvo e imunoterapia. Dessas, a quimioterapia é a terapêutica mais utilizada, podendo ser por monoterapia ou poliquimioterapia, que atua diretamente nas células, interferindo no processo de crescimento e divisão celular. A depender do estadiamento da doença, o plano terapêutico tem como objetivo a cura, ser um tratamento adjuvante, neoadjuvante ou paliativo; para melhorar a qualidade de sobrevida do paciente.[31]

A terapia quimioterápica causa toxicidade que leva à morte da célula tumoral por meio do bloqueio da replicação celular em diversas fases do ciclo celular, mas sem especificidade celular. Contudo, os agentes antineoplásicos não atingem somente as células tumorais, mas também as células normais. A depender do protocolo, muitos efeitos colaterais são apontados de forma aguda ou tardia. Os efeitos agudos acontecem durante a quimioterapia e os tardios podem ocorrer meses ou anos após o tratamento. A mucosite é o principal efeito colateral oral causado pela quimioterapia.[36,37]

Sendo assim, ocorre diminuição no processo de renovação celular, ocasionando inflamação e ulcerações, tendo as infecções secundárias como seus possíveis resultados. Lábios, palato mole, superfície ventral da língua e assoalho da boca são as áreas mais afetadas. A patogênese da mucosite oral (MO) é dividida em cinco fases:[36]

- *Fase 1:* Iniciação (fase inflamatória/vascular);
- *Fase 2:* Regularização e geração de mensageiros de sinalização (fase epitelial);
- *Fase 3:* Amplificação (fase pseudomembranosa);
- *Fase 4:* Ulceração (fase ulcerativa/bacteriológica) e
- *Fase 5:* Cicatrização ou cicatricial.

> O tratamento sintomático da dor e cuidados simples, como higiene oral e limpeza de feridas, são importantes contribuintes para a redução de dor, desconforto e infecções oportunistas.

A FBM é uma excelente ferramenta para o controle álgico e para o processo de cicatrização das feridas causadas pelo tratamento considerada muitas vezes como primeira escolha pela sua alta eficácia.[38]

Desta forma, a FBM tem sido aplicada com o intuito de prevenir e tratar os danos da MO, principalmente a induzida por quimioterápicos. Torna-se eficaz por ser capaz de reduzir a inflamação, promover analgesia, estimular a reparação tecidual e reduzir ocorrências de fibroses.[36] Ainda há na literatura relatos de que pacientes submetidos à FBM tiveram aumento da sobrevida livre de progressão da doença em relação ao grupo não tratado, e melhora da qualidade de vida em virtude da redução dos efeitos colaterais do tratamento.[36]

Apesar do papel significativo da FBM na abordagem da MO, os protocolos não são padronizados e os diagnósticos não estão totalmente esclarecidos, dificultando a confiabilidade dos resultados e a escolha da melhor conduta. Destacamos ainda, como já citado algumas vezes neste capítulo, não haver consenso sobre os parâmetros utilizados para FBM, sendo citado, comumente, os comprimentos de onda entre 660 nm e 780 nm, com potência de 30 mW e 15 mW, aplicados de forma isolada ou associados, encontrando assim resultados positivos no que diz respeito a redução da severidade da MO. Há que se considerar que a FBM pode ser prejudicial se aplicada diretamente em tumores, sendo recomendada sua aplicação fora de áreas tumorais.[39]

Essa dosimetria é referendada também por outros estudos que sugerem a utilização de comprimentos de onda entre 660 nm e 780 nm alternadamente, com potência de 25 mW. Outras pesquisas utilizaram um comprimento de onda de 970 nm e uma potência de 3.2W, alcançando também bons resultados na redução da MO.[39,40]

Percebe-se, nos estudos citados, uma lacuna com relação aos parâmetros usados e uma potência muito baixa ao se comparar com os dispositivos disponíveis no mercado brasileiro, que são de 100 mW.

A potência do dispositivo impacta diretamente no tempo de entrega da luz e isso é uma preocupação do profissional de saúde em razão das altas demandas, principalmente nos serviços de oncologia.

Uma revisão sistemática avaliou no período de 24 anos (1995 a 2019) aspectos como tempo, severidade da MO, incidência e redução da dor, oferecendo parâmetros sobre a dosimetria e entrega de energia aos tecidos lesados pela quimioterapia. Os autores observaram vantagens no manejo clínico da MO ao utilizar a FBM, recomendando seu uso desde que haja uma correta indicação, treinamento de pessoal e doses individualizadas.[41]

A Multinational Association of Supportive Care in Cancer (MASCC) recomenda a FBM como uma terapia capaz de promover alívio na mucosite oral e prevenir formas mais severas, conforme apresentado no Quadro 10-4.

Quadro 10-4. Recomendação de Fotobiomodulação para o Gerenciamento de Mucosite Secundária à Terapia do Câncer

Modalidade de tratamento do câncer	Comprimento de onda (nm)	Tempo por *spot* (segundos)	Fluência	Área do *spot* (cm²)	Energia (J)	N° de sítios de aplicação	Duração
Transplante de células-tronco hematopoiéticas	632,8 (vermelho)	40	1	0,8	1	18	Do dia seguinte ao tratamento, por 5 dias
Radioterapia e quimioterapia	660 (vermelho)	10	4,2	0,24	1	72	Durante toda radioterapia

Adaptado de Bensadoun RJ, 2018[42]

Com relação a essas recomendações, a luz utilizada e a energia são convergentes com o praticado pelos autores deste capítulo. Entretanto, pode haver uma variação de energia entre 1-6 J, dependendo da avaliação do profissional.[43]

Em relação à mucosite oral em crianças com câncer, os estudos demonstram que a FBM é segura e melhora a qualidade de vida. Novamente, como ponto conflitante, os protocolos são variados.[44]

> Entende-se que a FBM tem sido eficaz no tratamento da mucosite oral por reduzir sua severidade, promovendo melhora clínica e bem-estar do paciente. Diante da variação de protocolos usados acredita-se que o uso seguro da FBM, ocorra entre 2 J a 4 J, no comprimento de onda entre 630 nm a 904 nm.[36]

CONCLUSÃO

Percebem-se nitidamente os efeitos positivos da FBM na cicatrização de feridas agudas, entretanto, as divergências de parâmetros se mantêm na maioria dos estudos utilizados neste capítulo, o que dificulta a padronização de condutas.

Desse modo, cabe ao enfermeiro uma avaliação precisa da pessoa e da ferida, no contexto da consulta de enfermagem, onde serão estabelecidos os objetivos do tratamento de acordo com os problemas identificados e de forma individualizada. Para tal é necessário que o profissional atue dentro da janela terapêutica do comprimento de luz e da dose ideal, individualizando e avaliando de forma dinâmica os resultados obtidos. Isso remete a necessidade de contínuos estudos e a busca por evidências cada vez mais robustas para a fotobiomodulação no tratamento de feridas agudas. Há uma vasta literatura com estudos em animais, no entanto, existe ainda uma escassez de trabalhos desenvolvidos em seres humanos deixando uma lacuna importante a ser preenchida.

REFERÊNCIAS BIBLIOGRÁFICAS

1. Morgan-Jones R, Szczepanik A, Gunther T, Debre J, Dolezel R, Banasiewicz T, et al. Incision care and dressing selection in surgical incision wounds: Findings from an international meeting of surgeons from Northern Europe. Wounds International. 2022 [cited 2022 Oct 06]. Available from: https://www.biosanas.com.br/uploads/outros/artigos_cientificos/202/20f41cba970c6dce34efc966779feb11.pdf.
2. Gál P, Stausholm MB, Kováč I, Dosedla E, Luczy J, Sabol F, et al. Should open excisions and sutured incisions be treated differently? A review and meta-analysis of animal wound models following low-level laser therapy. Lasers in Medical Science. 2018;33(6):1351-62.
3. Arruda JAA, Sampaio GC, Sena ACVP, Schuch LF, Ribeiro JP, Martins MD, et al. Does photobiomodulation therapy improve the postoperative outcomes of tonsillectomy? A systematic review and meta-analysis. J Lasers Med Sci. 2022 [cited 2022 Dec 01];13:e7. Available from: https://journals.sbmu.ac.ir/jlms/article/view/34654.
4. Breder JSC, Tusukumo DML, Pereira E, Lima MH. Surgical Wound Dehiscence Treatment With Low-Level Laser Therapy and Barbatimão: A Case Report. Index Wound Manag Prev. 2021;67(10):18-22.
5. Pinto NC, Pereira MHC, Tomimura S, Magalhães AC, Pomerantzeff PM, Chavantes MC. Low-Level Laser Therapy Prevents Prodromal Signal Complications on Saphenectomy Post Myocardial Revascularization. Photomedicine and Laser Surgery. 2014 [cited 2022 Nov 10];330-335. Available from: http://doi.org/10.1089/pho.2013.3503.
6. Vaghardoost R, Momeni M, Kazemikhoo N, Mokmeli S, Dahmardehei M, Ansari F, et al. Effect of low-level laser therapy on the healing process of donor site in patients with grade

6. 3 burn ulcer after skin graft surgery (a randomized clinical trial). Lasers in Medical Science. 2018;33(3):603-7.
7. Monguilhott JJC, Brüggemann OM, Velho MB, Knobel R, Costa R. Massagem perineal pré-natal para prevenção do trauma: piloto de ensaio clínico randomizado. Acta paul enferm. 2022 [cited 2022 Dec 15];35:eAPE0381345. Available from: https://doi.org/10.37689/acta-ape/2022AO0381345.
8. Huang J, Chen J, Xiong S, Huang J, Liu Z. The effect of low-level laser therapy on diabetic foot ulcers: A meta-analysis of randomised controlled trials. International Wound Journal. 2021;18:763-76.
9. World Health Organization. WHO recommendations: intrapartum care for a positive childbirth experience. Geneva: World Health Organization; 2018.
10. Cesar JA, Marmit LP, Mendoza-Sassi RA. Episiotomy in Southern Brazil: prevalence, trend, and associated factors. Rev Saúde Pública. 2022 [cited 2022 Dec 13];56(26). Available from: https://www.revistas.usp.br/rsp/article/view/197373.
11. Chang CC, Lan YT, Jiang JK, Chang SC, Yang SH, Lin CC, et al. Risk factors for delayed perineal wound healing and its impact on prolonged hospital stay after abdominoperineal resection. World J Surg Oncol. 2019 [cited 2022 Dec 7];17(1):226-33.
12. Ezzati K, Fekrazad R, Raoufi Z. The Effects of Photobiomodulation Therapy on Post-Surgical Pain. J Lasers Med Sci. 2019;10(2):79-85.
13. Coca KP, Marcacine KO, Gamba MA, Corrêa L, Aranha ACC, Abrão ACFV. Efficacy of low-level laser therapy in relieving nipple pain in breastfeeding women: a tripleblind, randomized, controlled trial. Pain Manag Nurs. 2016 [cited 2020 nov 07];17(4):281-9. Available from: https://pubmed.ncbi.nlm.nih.gov/273637 34/.
14. Ministério da Saúde (BR). Caderno de Atenção Básica. Saúde da criança: nutrição infantil: aleitamento materno e alimentação complementar. Brasília: Ministério da Saúde; 2015.
15. Dias JS, Vieira TDO, Vieira GO. Fatores associados ao trauma mamilar no período lactacional: Uma revisão sistemática. Rev Bras Saude Matern Infant. 2017 [cited 2021 jan 20];17(1):27--42. Available from: https://www.scielo.br/scielo.php?script=s.
16. Costa MM, Silva SB, Quinto ALP, Pasquinelli PFS, Santos VQ, Santos GC, et al. Phototherapy 660 nm for the prevention of radiodermatitis in breast cancer patients receiving radiation therapy: study protocol for a randomized controlled trial. Trials. 2014;15:330.
17. Cervellini MP, Gamba MA, Coca KP, Abrão ACF de V. Injuries resulted from breastfeeding: a new approach to a known problem. Rev esc enferm USP. 2014 Apr;48(2):346-56.
18. Gomes CF, Schapochnik A. O uso terapêutico do LASER de Baixa Intensidade (LBI) em algumas patologias e sua relação com a atuação na Fonoaudiologia. Distúrbios da Comunicação, 2017;29(3):570-8.
19. Soares BKP, Barreto RAR, Feitoza IBL, Lopes AD, Silva ITS. Application of laser therapy in the treatment of nipple traumas: a literature review. Online Braz J Nurs. 2021 [cited 2022 Nov 13]; 20:e20216508. Available from: https://doi.org/10.17665/1676-4285.20216508.
20. Martins MS, Baier LCD, Skupien SV, Paludo NGD, Silva MRG, Cavalcante MR, et al. Revisão integrativa: o uso da laserterapia na fissura mamilar puerperal como promoção do aleitamento. Brazilian Journal of Development. 2021;7(12):117114-26.
21. Freitas KABS, Lima TO, Minicucci EM, Batista da Silva KA, Vigliassi AP. Associação da fotobiomodulação e da hialuronidase tópica no extravasamento e infiltração de antineoplásicos. Estudo retrospectivo. Revista Nursing. 2020;23(271):4971-4.
22. Organização Mundial da Saúde. Infantil e jovem alimentação infantil. Genebra: Organização Mundial da Saúde; 2009.
23. Yao Y, Long T, Pan Y, Wu L, Fu B, Ma H. Uma terapia sistemática de cinco etapas para o tratamento de dutos obstruídos e Mastite em mulheres que amamentam: um estudo de caso-controle. Pesquisa de Enfermagem Asiática. 2021;15(3):197-202.
24. Douglas P. Sobrediagnósis e tratamento excessivo de tândise de mamilos e mama: uma revisão da relação entre diagnósticos de candidíase mamária e candidíase albicans em mulheres amamentando. Saúde da Mulher (Lond). 2021;17:17455065211031480.

25. Li Y, Li L. Contact Dermatitis: Classifications and Management. Clinic Rev Allerg Immunol.2021;61:245-81 (2021).
26. Scheinman PL, Vocanson M, Thyssen JP, Johansen JD, Nixon RL, Dear K, et al. Contact dermatitis. Nat Rev Dis Primers [Internet]. 2021 [cited 2022 Dec 02];7(1):38. Available from: https://www.nature.com/articles/s41572-021-00271-4.
27. Couto GBF. Fotobiomodulação na dermatite atópica [master's thesis]. São Paulo: Universidade Brasil; 2020.
28. Costa MM, Silva SB, Quinto ALP, Pasquinelli PFS, Santos VQ, Santos GC, et al. Phototherapy 660 nm for the prevention of radiodermatitis in breast cancer patients receiving radiation therapy: study protocol for a randomized controlled trial. Trials. 2014 [cited 2022 Nov 30];15(3300. Available from: https://trialsjournal.biomedcentral.com/articles/10.1186/1745-6215-15-330.
29. Robijns J, Lodewijckx J, Bensadoun RJ, Mebis J. (2020). A Narrative Review on the Use of Photobiomodulation Therapy for the prevention and management of acute radiodermatitis: proposed mechanisms, current clinical outcomes, and preliminary guidance for clinical studies. Photobiomodul Photomed Laser Surg. 2020;38(6):332-9.
30. Donnelly O, Goranova R, Nugent M. (2021). Letter to the editor regarding the article "Photobiomodulation therapy for the prevention of acute radiation dermatitis in head and neck cancer patients (DERMISHEAD trial)" by Robijns et al. Radiat Oncol. 2021. Radiother Oncol. 2021 [cited 2022 Dec 01];161:254. Available from: https://pubmed.ncbi.nlm.nih.gov/34144079/
31. Instituto Nacional de Câncer. Estimativa 2023: incidência de câncer no Brasil. Rio de Janeiro: INCA; 2022.
32. Osorio MRB, Robinson WM. Genética e Câncer. In: Osorio MRB, Robinson WM. Genética humana. 2. ed. Porto Alegre: Artmed Editora; 2001. p. 278-99.
33. Castro R. Câncer na mídia: uma questão de saúde pública. Rev Bras Cancero. 2009;55(1):41-8.
34. Ministério da Saúde. Instituto Nacional de Câncer. Como surge o câncer? [Internet]. 2022 [cited 2022 Nov 30]. Available from: https://www.gov.br/inca/pt-br/assuntos/cancer/como-surge-o-cancer/como-surge-o-cancer.
35. Ministério da Saúde (BR). ABC do Câncer: Abordagens Básicas para o Controle do Câncer. Rio de Janeiro: Ministério da Saúde/Instituto Nacional de Câncer; 2011.
36. Cruz AR. Eficácia da fotobiomodulação no tratamento das mucosites orais em pacientes submetidos à terapia antineoplásica: revisão sistemática e metanálise [dissertation]. Botucatu: Universidade Estadual Paulista Júlio de Mesquita Filho; 2022.
37. Carvalho RT, Bartz CD. Manual de cuidados paliativos. Rio de Janeiro: Diagraphic; 2009. 320p.
38. Cunha CB, Eduardo FP, Zezell DM, Bezinelli LM, Shitara PPL, Correa L. Effect of irradiation with red and infrared laser in the treatment of oral mucositis. A pilot study with patients undergoing chemotherapy with 5-FU. Lasers Med Sci. 2012;27(6):1233-40.
39. Vitale MC, Modaffari C, Decembrino N, Zhou FX, Zecca M, Deabianis P. Preliminary study in a new protocol for the treatment of oral mucositis in pediatric patients undergoing hematopoietic stem cell transplantation (HSCT) and chemotherapy (CT). Lasers Med Sci. 2017;32(6):1423-8.
40. Gobbo M, Verzegnassi F, Ronfani L, Zanon D, Melchionda F, Bagattoni S, et al. Multicenter randomized, double-blind controlled trial to evaluate the efficacy of laser therapy for the treatment of severe oral mucositis induced by chemotherapy in children: lAMPO RCT. Pediatr Blood Cancer. 2018;65(8):e27098.
41. Cronshaw M, Parker S, Anagnostaki E, Mylona V, Lynch E, Grootveld M. Photobiomodulation and oral mucositis: a systematic review. Dent J (Basel). 2020;8(3):87.
42. Bensadoun RJ. Photobiomodulation or lowlevel laser therapy in the management of cancer therapy-induced mucositis, dermatites and lymphedema. Curr Opin Oncol. 2018;30(4):226-32.

EXPERIÊNCIAS EXITOSAS COM FOTOBIOMODULAÇÃO NO TRATAMENTO DE FERIDAS

CAPÍTULO 11

Juliana Balbinot Reis Girondi
Carlos Henrique Silva Tonazio
Renata de Almeida da Silva
Susiane Sucasas Frison

RESUMO

O objetivo deste capítulo é apresentar alguns casos clínicos onde foi utilizada a fotobiomodulação para adjuvância no tratamento de feridas. Ao final dele pretende-se que o leitor seja capaz de compreender alguns aspectos clínicos relacionados com o uso da luz para a cicatrização de feridas.

Palavras-chaves: *feridas, casos clínicos, protocolos clínicos.*

INTRODUÇÃO

Os casos apresentados neste capítulo foram avaliados, acompanhados e tratados pelos autores deste capítulo, seguindo os preceitos da Sistematização da Assistência de Enfermagem para estabelecimento dos diagnósticos de enfermagem e desenvolvimento de plano de cuidados individualizados. O foco da assistência foi baseado nas melhores práticas do tratamento de feridas, incorporando a fotobiomodulação como adjuvante no processo de cicatrização e/ou como terapia fotodinâmica.

Para respaldar a descrição dos casos clínicos, sugerimos um roteiro descritivo sobre as características da pessoa e da lesão, que subsidiamos através dos conteúdos abordados no Capítulo 4. Como princípio norteador para a limpeza da ferida utilizamos o Consenso de Higiene da Ferida; e as terapias tópicas (coberturas) em consonância ao objetivo terapêutico, guiado pelo **TIMERS**, para promoção de um ambiente ideal de cicatrização.

Mesmo que não se trate de pesquisa, mas de um livro didático, os princípios éticos que visam à proteção dos pacientes foram respeitados, sendo que todos assinaram o Termo de Consentimento Livre e Esclarecido (TCLE) e Autorização do uso de Imagem. Disponibilizamos uma sugestão de modelo para autorização do uso de imagem ao final dessa obra, como Apêndice 1.

Destaca-se que é vedado ao profissional de enfermagem expor nome, fotografias, face, corpo ou imagens de exames em redes sociais que não se destinem a atividades acadêmicas sem a expressa autorização dos pacientes.[1-4]

CASO CLÍNICO 1 (FIG. 11-1)

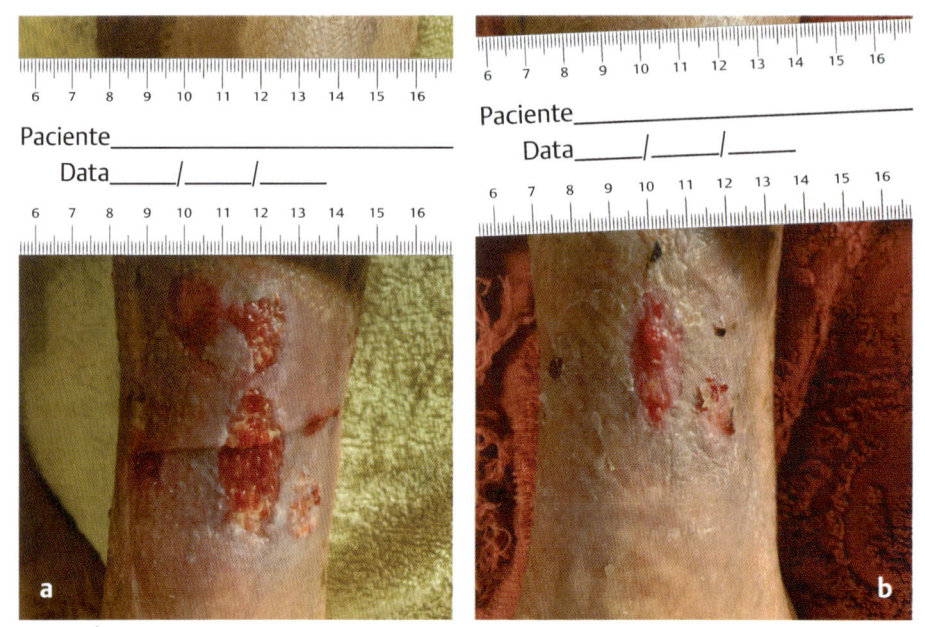

Fig. 11-1. Úlcera venosa. Tempo entre a inicial (a) e a comparativa de 14 dias (b).

- *Identificação e breve histórico de saúde-doença:* paciente do sexo feminino, 78 anos, hipertensa.
- *Etiologia da ferida:* ferida crônica em MID, úlcera venosa complexa, evoluindo com piora clínica há 2 meses.
- *Mensuração inicial:* 8,0 cm × 4 cm= 32 cm².
- *Mensuração final:* 0,6 × 0,2 cm= 1,2 cm².
- Tempo de acompanhamento/desfecho: 14 dias.
- *Descrição das características da ferida:* leito tecidual com granulação e necrose de liquefação imbricada, exsudato moderado, seroso. Bordas irregulares, aderidas. Pele peri ferida ressecada. Odor 4, conforme Sistema Teler. Ausência de sinais clínicos de infecção, de acordo com NERDS & STONES. Dor leve.
- *Conduta clínica do enfermeiro:* realizada a limpeza da ferida com solução fisiológica estéril em jato. Terapia compressiva inelástica com velcro. Como cobertura primária foi aplicada a hidrofibra com prata + cloreto de benzetônio (BEC) + ácido etilenodiamino tetra-acético (EDTA) e cobertura secundária com gaze. Periodicidade de atendimento uma vez por semana. Orientado sobre cuidados relacionados com os curativos, bombeamento de panturrilhas, elevação dos MMII acima do nível do coração e caminhada intercalada com repouso.
- *Protocolo de fotobiomodulação:* LBI por técnica pontual, leve pressão, modo de emissão contínua, dispositivo com P: 100 mW; área de *spot* 0,03 cm². Aplicado 660 nm, 3J peri ferida em cada ponto, 2 J por ponto no leito, apenas em áreas de granulação. Periodicidade de aplicação uma vez/semana.

CASO CLÍNICO 2 (FIG. 11-2)

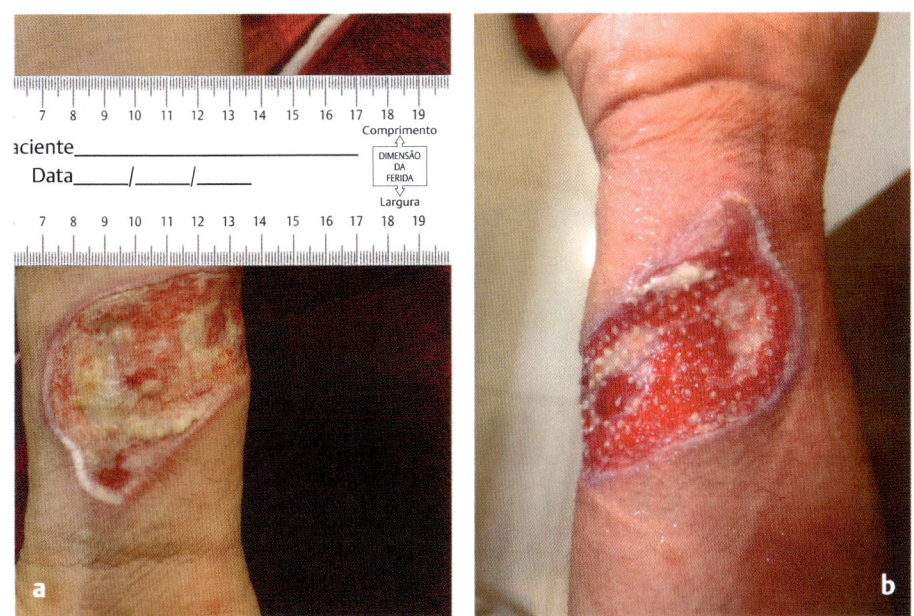

Fig. 11-2. Queimadura térmica de 2º grau em antebraço. Tempo entre a inicial (**a**) e a comparativa de 21 dias (**b**).

- *Identificação e breve histórico de saúde-doença:* paciente do sexo masculino, 36 anos, sem comorbidades associadas.
- *Etiologia da ferida:* ferida aguda por queimadura térmica, evoluindo há 3 semanas sem melhora do estado cicatricial.
- *Mensuração:* 10,0 cm × 6,0 cm = 60 cm².
- *Mensuração final:* 6,0 × 3,5 cm = 21 cm².
- Tempo de acompanhamento/desfecho: 21 dias.
- *Descrição das características da ferida:* leito tecidual com granulação e necrose de liquefação imbricada, exsudato moderado e seroso. Bordas irregulares, aderidas. Odor 5, conforme Sistema Teler. Dor Leve. Ausência de sinais clínicos de infecção (NERDS & STONES).
- *Conduta clínica do enfermeiro:* realizada a limpeza da ferida com solução fisiológica estéril, em jato e, depois, desbridamento conservador com lâmina. Como cobertura primária foi aplicada a hidrofibra com prata + cloreto de benzetônio (BEC) + ácido etilenodiamino tetra-acético (EDTA) e cobertura secundária com gaze; com troca de secundário quando saturado. Periodicidade de atendimento 1 vez na semana.
- *Protocolo de fotobiomodulação:* LBI por técnica pontual, leve pressão, modo de emissão contínua, dispositivo com P: 100 mW; área de *spot* 0,03 cm². Aplicado 660 nm, 5 J por ponto em pele periferida, 4 J por ponto no leito, em áreas de granulação. Redução progressiva da dose à medida que a ferida melhorava; sendo que na foto final fora utilizado LBI 660 nm: 2 J periferida e 1 J no leito. Periodicidade de aplicação 1 vez/semana.

CASO CLÍNICO 3 (FIG. 11-3)

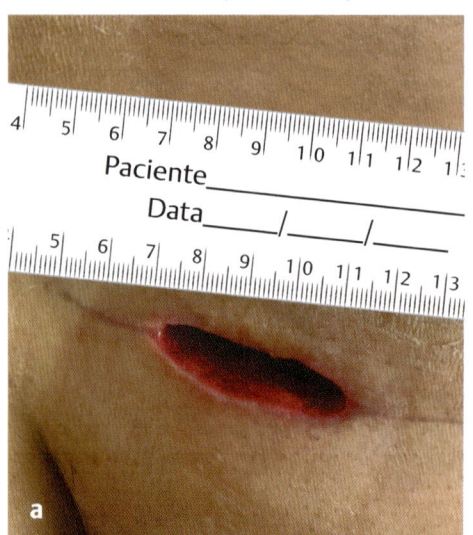

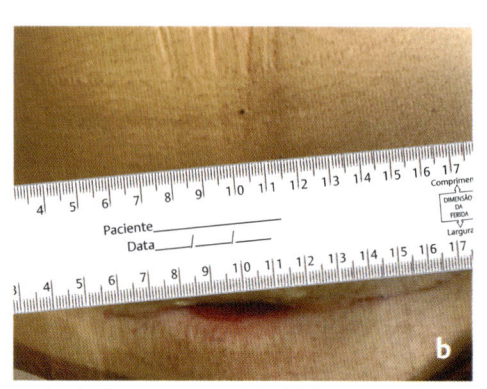

Fig. 11-3. Deiscência de ferida operatória em abdominoplastia. Tempo entre a inicial (a) e a comparativa de 45 dias (b).

- *Identificação e breve histórico de saúde-doença:* paciente do sexo feminino, 37 anos, sem comorbidades associadas.
- *Etiologia da ferida:* ferida aguda, com infecção de sítio cirúrgico em cirurgia de abdominoplastia, tratada com antibioticoterapia em ambiente hospitalar. Atendimento realizado após alta hospitalar, com ferida estagnada há 3 semanas.
- *Mensuração:* 8,0 cm × 3,0 cm × 3,8 cm = 91,2 cm³.
- *Mensuração final:* 2,5 cm × 0,5 cm = 1,25 cm².
- *Tempo de acompanhamento/desfecho:* 45 dias.
- *Descrição das características da ferida:* leito tecidual com granulação e necrose de liquefação aderido, exsudato em grande quantidade e seroso. Bordas regulares, aderidas. Odor 5, conforme Sistema Teler. Ausência de sinais clínicos de infecção (NERDS & STONES).
- *Conduta clínica do enfermeiro:* realizada a limpeza da ferida com solução fisiológica estéril, em jato e, depois, desbridamento conservador com lâmina. Como cobertura primária foi aplicada a hidrofibra com prata + cloreto de benzetônio (BEC) + ácido etilenodiamino tetra-acético (EDTA) e cobertura secundária com gaze; com troca de curativo secundária quando saturado. Periodicidade de atendimento 1 vez na semana.
- *Protocolo de fotobiomodulação:* LBI por técnica pontual, leve pressão, modo de emissão contínua, dispositivo com P: 100 mW; área de spot 0,03 cm². Aplicado 660 nm, 5J por ponto em pele periferida, 3 J por ponto no leito, em áreas de granulação. Redução progressiva da dose à medida que a ferida melhorava; sendo que na foto final fora utilizado LBI 660 nm: 2 J periferida e 1 J por ponto no leito. Periodicidade de aplicação 1 vez/semana.

CASO CLÍNICO 4 (FIG. 11-4)

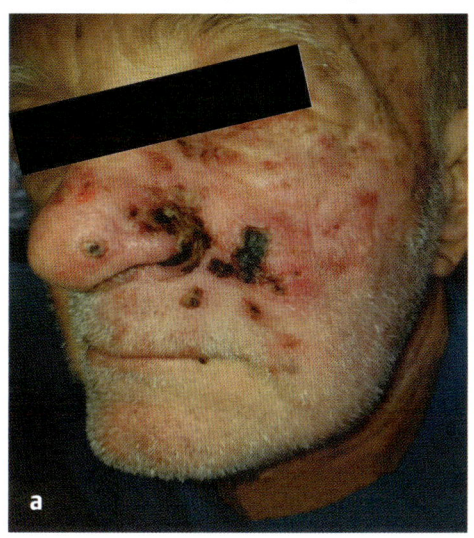

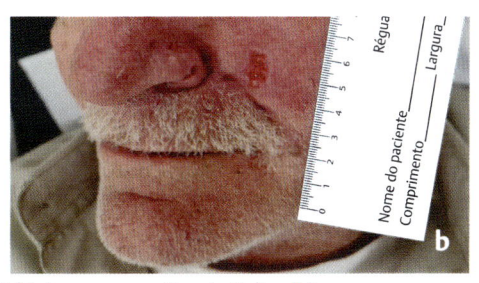

Fig. 11-4. Herpes-zóster em face. Tempo entre a inicial (a) e a comparativa de 7 dias (b).

- *Identificação e breve histórico de saúde-doença:* paciente do sexo masculino, 65 anos, hipertenso há 20 anos, níveis pressóricos controlados mediante uso de anti-hipertensivos e controle alimentar. Histórico de lesões em face recidivantes há 3 anos, com piora do quadro há 6 meses.
- *Etiologia da ferida:* ferida aguda, infecção por herpes-zóster tratada sem resposta satisfatória. Caso encaminhado pela dermatologia.
- *Mensuração:* sem condições de mensuração.
- *Mensuração final:* 1,0 × 0,5= 1,0 cm³.
- *Tempo de acompanhamento:* 7 dias.
- *Descrição das características da ferida:* lesões herpéticas cobertas em região mentoniana, supralabial e asa nasal; totalmente cobertas por necrose de coagulação, exsudato em pequena quantidade e seroso. Bordas irregulares, aderidas. Odor 4, conforme Sistema Teler. Dor intensa irradiante para toda região da face lateral. Ausência de sinais clínicos de infecção (NERDS & STONES).
- *Conduta clínica do enfermeiro:* aplicada solução de limpeza de poli-hexanida biguanida e deixado por 15 minutos na ferida. Como cobertura primária foi aplicado hidrogel com alginato de cálcio e sódio, cobertura secundária com gaze rayon; troca de secundário quando saturado. Periodicidade de atendimento 1 vez por semana. Fornecidas demais orientações quanto à prevenção de processos infecciosos.
- *Protocolo de fotobiomodulação:* LBI por técnica pontual, leve pressão, modo de emissão contínua, dispositivo com P: 100 mW; área de *spot* 0,03 cm². Na primeira sessão para modulação da dor foram aplicados 808 nm, 3 J por ponto em pele periferida. A partir da segunda sessão, após o desbridamento autolítico da necrose, redução progressiva da dose à medida que a ferida melhorava; sendo que na foto final fora utilizado LBI 660 nm: 2 J periferida e 1 J por ponto no leito. Periodicidade de aplicação 1 vez/semana.

CASO CLÍNICO 5 (FIG. 11-5)

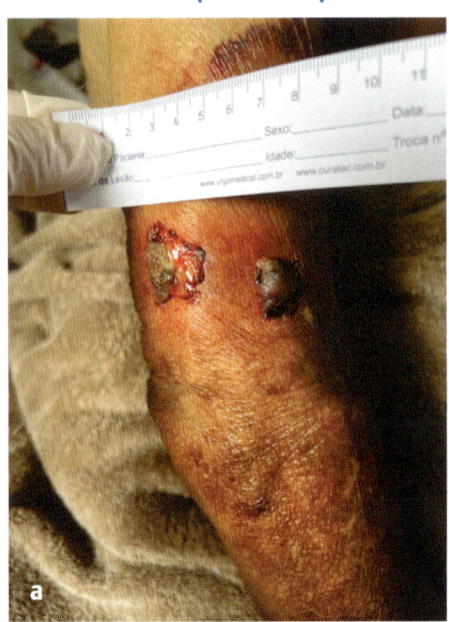

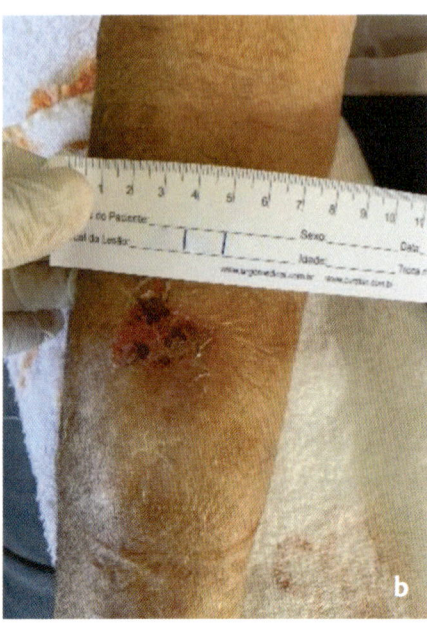

Fig. 11-5. Lesão por fricção (LF) em região tibial anterior. Tempo entre a inicial (**a**) e a comparativa de 11 dias (**b**).

- *Identificação e breve histórico de saúde-doença:* paciente do sexo masculino, 93 anos, hipertenso, diabético de longa data, mas com tratamentos medicamentosos e estabilidade clínica.
- *Etiologia da ferida:* ferida aguda, do tipo lesão por fricção (LF) ou *skin tears*.
- *Mensuração:* 3,0 cm × 2,5 cm = 7,5 cm².
- *Mensuração final:* –
- *Tempo de acompanhamento/desfecho:* 11 dias.
- *Descrição das características da ferida:* leito tecidual com granulação e necrose de liquefação aderida, retalho com presença de coágulos, exsudato em pequena quantidade e seroso. Bordas irregulares, aderidas. Odor 5, conforme Sistema Teler. Dor leve, apenas à manipulação. Ausência de sinais clínicos de infecção (NERDS & STONES).
- *Conduta clínica do enfermeiro:* realizada a limpeza da ferida com solução fisiológica estéril em jato e alinhamento do retalho cutâneo. Como cobertura primária foi aplicada espuma de silicone com borda. Atendimento semanal para LBI.
- *Protocolo de fotobiomodulação:* LBI por técnica pontual, leve pressão, modo de emissão contínua, dispositivo com P: 100 mW; área de *spot* 0,03 cm². Aplicado 660 nm, 2 J por ponto em pele periferida e 1 J por ponto no leito. Periodicidade de aplicação 1 vez/semana.

CASO CLÍNICO 6 (FIG. 11-6)

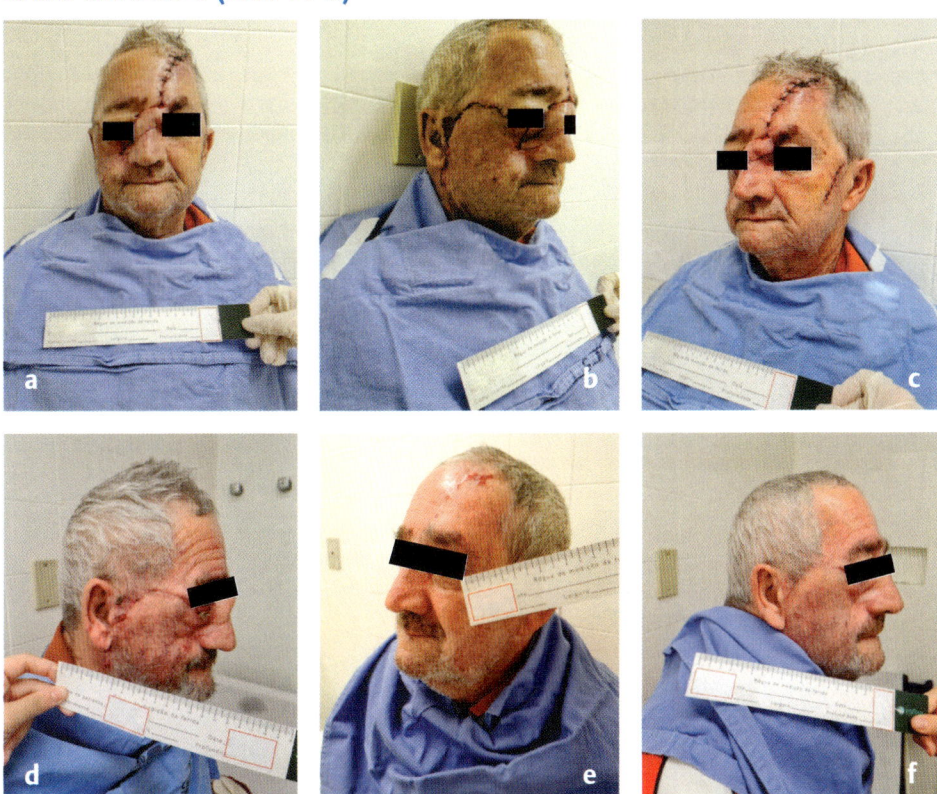

Fig. 11-6. Reconstrução e enxertia de pele palpebral, infrapalpebral e pré-auricular. Tempo entre a inicial (a-c) e a comparativa de 56 dias (e, f).

- *Identificação e breve histórico de saúde-doença:* paciente do sexo masculino, 63 anos, hipertenso de longa data, em uso de anti-hipertensivos, mas mantendo pico de hipertensão arterial sistêmica. Utilizou antibiótico de amoxicilina com ácido clavulânico no pós-operatório.
- *Etiologia da ferida:* ferida aguda, em 7º dia de pós-operatório (PO) de retalho de face por câncer de cabeça e pescoço (lesão invasiva, ulcerada com invasão óssea de maxila), com hemorragia em região nasal (local do posicionamento do retalho). Foi realizado pela cirurgia plástica (03-03-2020), reconstrução palpebral com cartilagem conchal direita e retalho médio lateral frontal esquerdo, com retalho de Mustardé D, com enxertia de pele em porção infrapalpebral e pré-auricular. Avaliado pela cirurgia plástica no dia de início de atendimento ambulatorial (10-03-2021), retirado de dreno suctor em região cervical direita e feito ressutura no local.
- *Mensuração:* 8,0 cm × 2,5 cm = 20 cm³.
- *Mensuração final:* --
- *Tempo de acompanhamento:* 60 dias.

- *Descrição das características da ferida:* extensa lesão/incisão cirúrgica desde a região auricular direita, seguindo pela mentoniana, nasal até a região frontal occipital esquerda. Cicatrização por primeira intenção, exceto em local de enxerto, acima da orelha, e nasal pelo sangramento ativo no local. Ferida operatória em região zigomática esquerda, com cicatrização por primeira intenção. Odor 4, conforme Sistema Teler. Dor leve, apenas à manipulação. Ausência de sinais clínicos de infecção (NERDS & STONES).
- *Conduta clínica do enfermeiro:* no primeiro atendimento, medidas para controle de sangramento (hemorragia intermediária como complicação no PO tardio). Realizada a limpeza da ferida com aplicada solução de limpeza de poli-hexanida biguanida (PHMB) e deixado por 15 minutos na ferida. Como cobertura primária foi aplicada na região frontal occipital hidrofibra com prata, cobertura secundária com gaze e em região nasal, pasta de hidrocoloide e cobertura secundária com placa fina de hidrocoloide. Nas duas últimas semanas foi utilizado espuma sem prata como curativo primário em todas as lesões. Periodicidade de atendimento uma vez por semana. Fornecidas as demais orientações quanto à prevenção de processos infecciosos.
- *Protocolo de fotobiomodulação:* LBI por técnica pontual, leve pressão, modo de emissão contínua, dispositivo com P: 100 mW; área de *spot* 0,03 cm². Conforme locais específicos da lesão: a) local de enxerto: aplicado 660 nm + 808 nm, 2 J por ponto em pele perienxerto; b) região mentoniana, nasal, frontal occipital e zigomática: aplicado 660 nm + 808 nm, 3 J por ponto em pele perilesão e em regiões de tecido exposto 660 nm + 808 nm 2 J por ponto. Periodicidade de aplicação 1 vez/semana.

CASO CLÍNICO 7

- *Identificação e breve histórico de saúde-doença:* Paciente do sexo masculino, 50 anos, diabético há 14 anos, em uso de insulina NPH e regular conforme glicemia capilar, que oscilava entre 95 a 120 mg/dL. Em 3 meses evoluiu com calosidade no pé esquerdo, onde procurou atendimento na Unidade de Pronto-Atendimento (UPA) e foi realizado desbridamento. Evoluiu com quadro infeccioso e piora geral. Foi encaminhado para cirurgia vascular e sofreu amputação. Mantendo quadro de difícil controle glicêmico.
- *Etiologia da ferida:* ferida cirúrgica, com amputação de antepé esquerdo.
- *Mensuração:* D1 (Fig. 11-7a) - 3,5 cm × 8,0 cm × 2,0 cm = 56 cm³. D2 (Fig. 11-7b) - 3,5 cm × 1,0 × 1,0 cm = 35 cm³.
- *Descrição das características da ferida:* leito tecidual com granulação (80%) e necrose de liquefação aderida (20%), exsudato em grande quantidade e serossanguinolento. Bordas irregulares, aderidas. Odor 2, conforme Sistema Teler. Ausência de sinais clínicos de infecção (NERDS & STONES).
- *Conduta clínica do enfermeiro:* realizada a limpeza da ferida com solução fisiológica estéril, em jato. Aplicada solução de limpeza de PHMB e deixada gaze embebida com a mesma por 15 minutos na ferida. Como cobertura primária foi aplicada a hidrofibra com prata + gaze rayon como cobertura secundária e chumaço de gaze; com troca de secundário quando saturado. Periodicidade de atendimento 1 vez na semana. Fornecidas as demais orientações quanto ao controle da doença de base, prevenção de novas lesões nos pés, adequação da ingesta hídrica e alimentar.
- *Protocolo de fotobiomodulação:* LBI por técnica pontual, leve pressão, modo de emissão contínua, dispositivo com P: 100 mW; área de *spot* 0,03 cm². Aplicado 660 nm, 3 J por ponto em pele periferida, 3 J por ponto no leito, em áreas de granulação. Periodicidade de aplicação 1 vez/semana.

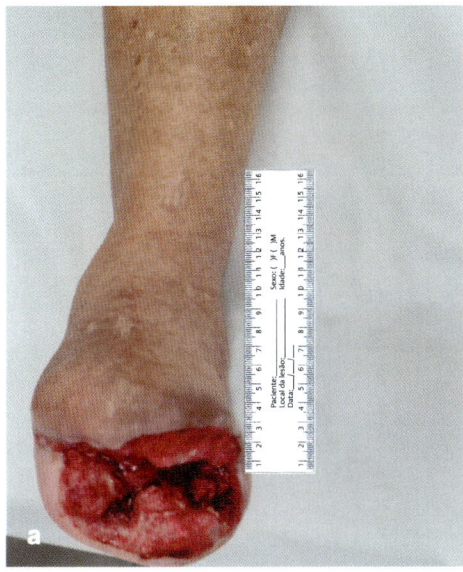

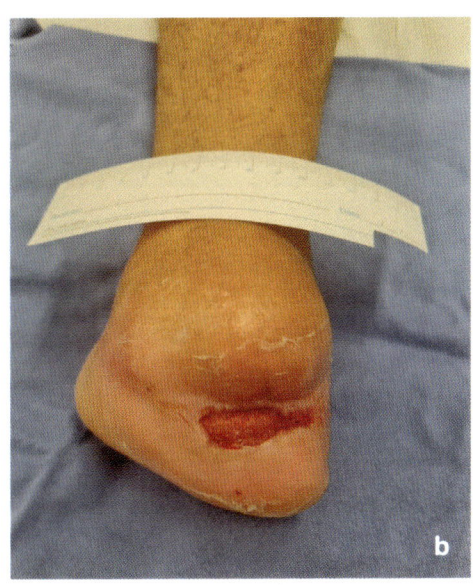

Fig. 11-7. Amputação de antepé por complicação da diabetes. Tempo entre a inicial (a) e a comparativa de 154 dias (b).

CASO CLÍNICO 8 (FIG. 11-8)
- *Identificação e breve histórico de saúde-doença:* paciente do sexo masculino, 18 anos, sem doenças associadas.
- *Etiologia da ferida:* ferida aguda, do tipo deiscência de ferida operatória após 1 mês de mastopexia bilateral.
- *Mensuração:* mama direita: 1,0 cm × 3,5 cm = 3,5 cm² mama esquerda 1,5 cm × 5,0 cm = 7,5 cm²
- *Descrição das características da ferida:* em ambas as lesões leito tecidual com granulação e necrose de liquefação aderida, exsudato de média à pequena quantidade e seroso. Bordas regulares, aderidas. Odor 4, conforme Sistema Teler. Dor leve, apenas à manipulação. Ausência de sinais clínicos de infecção (NERDS & STONES).
- *Conduta clínica do enfermeiro:* realizada a limpeza da ferida com solução fisiológica estéril em jato. Como cobertura primária com espuma de silicone com borda siliconada. Atendimento semanal para LBI.
- *Protocolo de fotobiomodulação:* LBI por técnica pontual, leve pressão, modo de emissão contínua, dispositivo com P: 100 mW; área de *spot* 0,03 cm². Aplicado 660 nm, 2 J por ponto em pele periferida e 1 J por ponto no leito. Periodicidade de aplicação 1 vez/semana.

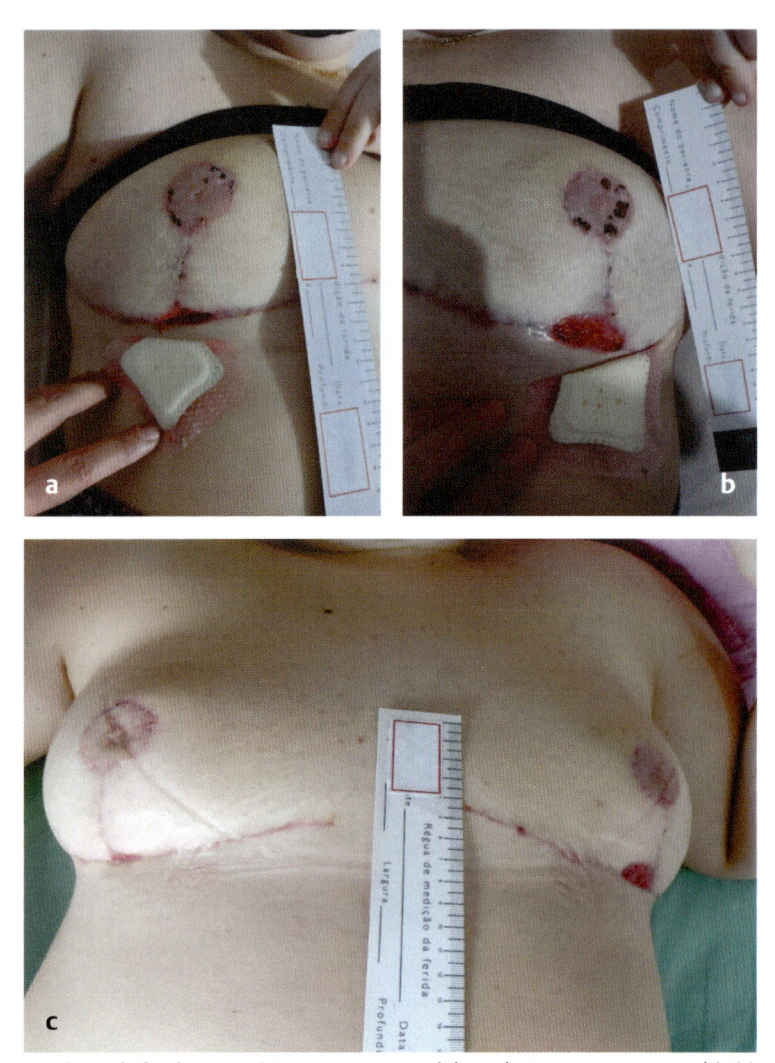

Fig. 11-8. Deiscência de ferida operatória em mastopexia bilateral. Tempo entre a inicial (**a,b**) e a comparativa de 15 dias (**c**).

CONCLUSÃO

Concluímos que é fundamental avaliar integralmente a pessoa que estamos tratando, pois essa assistência deve ser individualizada e pautada no processo de enfermagem, com elaboração de um plano assistencial personalizado que vise resolver os problemas identificados.

Considerar a etiologia da ferida, as particularidades da pessoa como idade, doenças associadas, hábitos de vida, estado cognitivo, dentre outras características são primordiais para o sucesso do tratamento.

Com relação à escolha da luz, esta deverá estar em consonância com os objetivos do tratamento. As dosimetrias foram consideradas a partir das necessidades individuais, tendo como foco principal os planos atingidos (profundidade). No caso de feridas mais profundas foram usadas doses maiores, porém, com redução contínua de acordo com a melhora da qualidade do tecido e superficialização das mesmas. Na maioria dos casos clínicos apresentados, o foco principal era a cicatrização, o que justifica, majoritariamente, a escolha da luz vermelha (660 nm).

A fotobiomodulação foi essencial para acelerar o processo de cicatrização; mas o conhecimento do tratamento de feridas propicia a elaboração de protocolos individuais e valoriza o papel adjuvante de tal terapia, que nunca deverá ser ofertada isoladamente, mas como uma ferramenta, que aliada ao padrão ouro e melhores práticas baseada em evidências, faz total diferença no resultado final, que é a cicatrização e a qualidade de vida da pessoa.

REFERÊNCIAS BIBLIOGRÁFICAS

45. Conselho Federal de Enfermagem. Resolução COFEN n. 554, de 17 de julho de 2017. Estabelece os critérios norteadores das práticas de uso e de comportamento dos profissionais de enfermagem, em meio de comunicação de massa: na mídia impressa, em peças publicitárias, de mobiliário urbano e nas mídias sociais [Internet]. Brasília: COFEN; 2017.
46. Becker GL, Nascimento EKK, Mendes NT, Dellanhese APF, Lysakwski S, Fernandes MTC. Conhecimento dos enfermeiros sobre o novo código de ética do profissional de enfermagem. Nursing. 2020;23(271):5041-7.
47. Villas-Bôas ME. O direito-dever de sigilo na proteção ao paciente. Rev Bioét. 2015;23(3):513-23.
48. Martorell LB, Nascimento WF, Garrafa V. Redes sociais, privacidade, confidencialidade e ética: a exposição de imagens de pacientes no Facebook. Interface (Botucatu). 2016;20(56):13-23.

APÊNDICE 1
Termo de consentimento livre e esclarecido: autorização para o uso de imagem

INSTITUIÇÃO

LOCAL

ENDEREÇO

TERMO DE CONSENTIMENTO LIVRE E ESCLARECIDO: AUTORIZAÇÃO PARA O USO DE IMAGEM

Eu, (Nome completo do paciente//usuário/responsável), CPF (XXX.XXX.XXX-XX), RG (ZZ-ZZZZZ), após compreender os objetivos, riscos e benefícios da realização de fotografias de minha(s) lesão(ões), DECLARO ter ciência sobre o uso de minha imagem e AUTORIZO, através deste "Termo de Consentimento Livre e Esclarecido: autorização para o uso de imagem" a realização de fotos e/ou vídeos sem quaisquer ônus financeiros a nenhuma das partes. Declaro que, ao dar meu consentimento estarei recebendo as informações específicas e suficientes sobre: o motivo de fotografar/filmar e qual a região de seu corpo será fotografada/filmada. Tenho ciência de que a imagem de minha ferida será utilizada para auxiliar na avaliação da evolução clínica da mesma, para os casos de necessidade de solicitação de parecer para especialistas, para o campo do ensino e para publicação. Logo após a realização da fotografia digital, tenho ciência de que a mesma será salva em um arquivo no computador de acesso exclusivo do profissional responsável pela minha assistência em saúde. Ainda, de que não haverá divulgação em redes sociais, em serviços de saúde ou por *e-mail*; no entanto, as imagens poderão ser utilizadas em cursos presenciais e a distância.

Ainda AUTORIZO a utilização destes registros para fins científicos (artigos científicos, livros, apresentação em eventos científicos e outros do gênero). Por ser a expressão da minha vontade, assino a presente autorização, cedendo, de forma gratuita, todos os direitos autorais ao profissional de saúde que está me assistindo, abdicando do direito de reclamar de todo e qualquer direito conexo à minha imagem e qualquer outro direito decorrente dos direitos abrangidos pela Lei 9.160/98 (Lei dos Direitos Autorais).

Município, _____ de _____ de ano.

_____
Nome do paciente/usuário/responsável
Assinatura do paciente/usuário/responsável

_____
Nome do profissional
Assinatura do profissional

ÍNDICE REMISSIVO

Entradas acompanhadas por um *f* ou *q* itálico indicam figuras e quadros, respectivamente.

A

Abdominoplastia
  FO em, 164
    deiscência de, 164
      FBM na, 164
Advanced Nursing
  practice, 3
    highlights, 4
AM (Azul de Metileno), 94
  na aPDT, 96*f*
    concentração do, 96*q*
    interação da luz com, 96*f*
Amputação
  de antepé, 168
    FBM na, 168
      experiência exitosa, 168
aPDT (Terapia Fotodinâmica Antimicrobiana)
  aplicação da, 103*f*
    técnica de, 103*f*
  no tratamento de feridas, 91-104
    AM, 96*f*
      concentração do, 96*q*
      interação da luz com, 96*f*
    como tudo começou, 91
      história da, 91
    fontes de luz usadas na, 93
    fotossensibilizante, 94*q*
      e comprimento de onda, 94*q*
    FSs, 94
      qual usar, 94
    mecanismo de ação, 98
    utilização clínica, 100
  nos microrganismos, 99*q*
    principais efeitos da, 99*q*
  técnica da, 100*f*
Aplicação
  da aPDT, 103*f*
    técnicas de, 103*f*
  da FBM, 84, 86
    em feridas, 86
      técnica de, 86
    princípios para, 84
  do teste de sensibilidade, 129*f*
    protetora, 129*f*
      com o filamento Semmes-Weintein, 129*f*
APN (*Advanced Practice Nursing*), 2, 5
  highlights, 4
Área
  periferida, 87*f*
    técnica de aplicação na, 87*f*
      do LBI, 87*f*
ATP (Adenosina Trifosfato), 70
  produção de, 71*f*
Avaliação
  da pessoa com ferida, 35-57
    geral, 42
      área da, 53
        adjacente, 53
        perilesional, 53
      avaliação do exsudato, 51
      borda da, 52
      classificação, 43
      da dor, 55
      do odor, 54
      infecção da, 49
      leito tecidual, 45
        avaliação do, 45
        preparo do, 45
      localização, 43
      margem da, 52
      mensuração da, 44
    holística, 41
    uso de instrumentos para, 37
      TIMERS, 40, 41*q*
    utilização da FBM, 35-57
      ferramentas para, 35-57
  de feridas, 37, 38*q*, 40*q*, 43*f*, 44*q*
    aspectos principais, 43*f*
    conforme etiologia, 40*q*, 44*q*
      escalas para, 40*q*
      instrumentos específicos, 40*q*

conforme fisiopatologia, 44q
descrição para, 38q
  de alguns acrônimos, 38q
  de escalas preditivas, 38q
  de instrumentos, 38q
  relógio de ponteiros para, 46f
    graduação do, 46f

B
Biofotônica
  história da, 11-18
  evolução da, 11

C
Charcot
  pé de, 54f
    hiperqueratose em, 54f
Cicatrização
  de feridas, 65, 69, 70
    fatores que afetam a, 69
    processo de, 65, 70
      FBM no, 70
  fases da, 66f
    normal, 69q
    formas da, 69q
  processo de, 109
    FBM no, 109
    vascular, 109
CNM (*Certified Nurse Midwife*), 5
CNS (*Clinical Nurse Specialists*), 5
Competência(s) Legal(is)
  do enfermeiro, 11-18
    para FBM, 11-18
      características, 16q
      etapas, 16q
Comprimento
  de onda, 94q
    fotossensibilizante e, 94q
    relação do, 94q
Concentração
  do AM, 96q
COVID-19
  síndrome da, 113
    FBM na, 113
    vascular, 113
CRNA (*Certified Registered Nurse Anesthetists*), 5

D
Dermatite(s)
  FBM nas, 153
DM (Diabetes Melito)
  FBM em, 111

vascular, 111
  efeitos benéficos da, 112q
Dor
  avaliação da, 55
    na pessoa ferida, 55
  manejo da, 110
    FBM no, 110
    vascular, 110
Dosimetria(s)
  da FBM, 80, 85q
    recomendações de, 85q
  do LBI, 82q, 153q
    cálculo de, 82q
      conceitos relacionados, 82q
    para tratamento, 153q
      de lesões mamárias, 153q

E
EBN (*Evidence-based Nursing*)
  and advanced practice, 1-9
    advanced nursing practice, 3
    APN, 3
    subsidies for care, 1-9
    wound treatment with laser therapy, 6
    translation of science in, 6
  scientific literature for, 8f
EBP (*Evidenced-based Practice*), 1, 2
Eczema
  em úlcera, 54f
    vasculogênica, 54f
Efeito(s)
  biológicos, 70
    no tecido humano, 70
      da FBM, 70
  da luz, 83q
    no tecido, 83q
      não produtivos, 83q
      produtivos, 83q
Enfermeiro
  atribuições privativas do, 17q
    no contexto da LBI, 17q
  competências legais do, 11-18
    para FBM, 11-18
      características, 16q
      etapas, 16q
Enxertia
  FBM na, 167
    experiência exitosa, 167
    de pele, 167
Epiderme
  estruturas da, 63f

F

Face
  herpes-zóster em, 165
    FBM em, 165
      experiência exitosa, 165
FBM (Fotobiomodulação)
  aplicações clínicas, 73
  efeitos biológicos da, 70
    no tecido humano, 70
  entendendo o uso da luz, 21-31
    na assistência à saúde, 21-31
  Laser, 23*q*
    aspectos físicos do, 27*q*
    caracterização dos, 30*q*
      de acordo com a fonte de emissão, 30*q*
    dispositivos de, 30*q*
      classificação dos, 30*q*
    elementos constituintes do, 27
    luz, 25*f*
      coerência da, 26*f*
      colimação da, 26*f*
      monocromaticidade da, 25*f*
      produção do raio, 28*f*
      radiação eletromagnética do, 23*q*
    terapêutico, 30
      biossegurança no uso, 30
    tipos de, 29
      classificação dos, 29
  LBI, 22
    conceito, 22
    mecanismo de ação, 22
    propriedades do, 24
  no tratamento de feridas, 125-142, 147-157, 161-
    agudas, 147-157
      FO, 147
      lesões mamárias, 153*q*
      MO, 154
      nas dermatites, 153
      ocasionadas no parto, 149
      trauma mamilar, 151
    complexas, 125-142
      LP, 133
        estadiamento das, 134*q*
        fatores de risco, 135*q*
      queimaduras, 137
        classificação das, 138*q*
      úlceras, 125
        de membros inferiores, 125
        do pé diabético, 128, 132*q*
        melhores práticas, 127*q*, 131*q*
        testes de sensibilidade, 130*q*
    experiências exitosas, 161-171
      amputação de antepé, 168
      deiscência de FO, 164, 169
        em abdominoplastia, 164
        em mastopexia bilateral, 169
      enxertia, 167
      herpes-zóster, 165
      LF, 166
      queimadura, 163
      reconstrução, 167
      úlcera venosa, 162
    realização da, 11-18
      competências legais do enfermeiro, 11-18
        características, 16*q*
        etapas, 16*q*
        evolução do uso, 15
    uso da, 79-88
      raciocínio clínico para, 79-88
        aplicação em feridas, 86
        dosimetria, 80, 85*q*
        princípios para aplicação, 84
    utilização da, 35-57, 70
      ferramentas para, 35-57
        avaliação de feridas, 37
        na pessoa com ferida, 35-57
      no processo, 70
        de cicatrização, 70
  vascular, 107-120
    a *Laser*, 112*q*
      efeitos benéficos da, 112*q*
    atribuições do enfermeiro, 119*q*
    terapia de, 107-120
      em DM, 111
      em HAS, 111
      ILIB terapia, 107-120
      manejo da dor, 110
      na COVID-19, 113
      na oncologia, 112
      no processo de cicatrização, 109
      protocolos clínicos, 115
Ferida(s)
  aPDT no tratamento de, 91-104
    AM, 96*f*
      concentração do, 96*q*
      interação da luz com, 96*f*
    aplicação da, 103*f*
      técnica de, 103*f*
    como tudo começou, 91
      história da, 91
    fontes de luz usadas na, 93
    fotossensibilizante, 94*q*
      e comprimento de onda, 94*q*
    FSs, 94
      qual usar, 94

mecanismo de ação, 98
nos microrganismos, 99q
principais efeitos da, 99q
técnica da, 100f
utilização clínica, 100
avaliação de, 37, 38q, 40q, 43f, 44q
aspectos principais, 43f
conforme etiologia, 40q, 44q
escalas para, 40q
instrumentos específicos, 40q
conforme fisiopatologia, 44q
descrição para, 38q
de alguns acrônimos, 38q
de escalas preditivas, 38q
de instrumentos, 38q
geral, 42
área da, 53
adjacente, 53
perilesional, 53
avaliação do exsudato, 51
borda da, 52
classificação, 43
da dor, 55
do odor, 54
infecção da, 49
leito tecidual, 45
avaliação do, 45
preparo do, 45
localização, 43
margem da, 52
mensuração da, 44
registros fotográficos, 56
holística, 41
pela etiologia, 44q
pela fisiopatologia, 44q
relógio de ponteiros para, 46f
graduação do, 46f
uso de instrumentos para, 37
de odor, 55q
TIMERS, 40, 41q
cicatrização de, 65, 69, 70
fatores que afetam a, 69
processo de, 65, 70
FBM no, 70
cuidado local, 88q
etapas do, 88q
delimitação da, 52f
anatômica, 52f
exsudato de, 51q
conforme TIMERS, 51q
características, 51q
tipo, 51q
FBM em, 86

aplicação da, 86
técnica de, 86
FBM no tratamento de, 125-142, 147-157, 161-171
agudas, 147-157
FO, 147
lesões mamárias, 153q
MO, 154
nas dermatites, 153
ocasionadas no parto, 149
trauma mamilar, 151
complexas, 125-142
LP, 133
estadiamento das, 134q
fatores de risco, 135q
queimaduras, 137
classificação das, 138q
úlceras, 125
de membros inferiores, 125
do pé diabético, 128, 132q
melhores práticas, 127q, 131q
testes de sensibilidade, 130q
experiências exitosas, 161-171
amputação de antepé, 168
deiscência de FO, 164, 169
em abdominoplastia, 164
em mastopexia bilateral, 169
enxertia, 167
herpes-zóster, 165
LF, 166
queimadura, 163
reconstrução, 167
úlcera venosa, 162
infecção em, 50q
conforme NERDS & STONEES, 50q
diagnóstico de, 50q
sinais clínicos de, 50q
leito da, 46q
características do, 46q
conforme TIMERS, 46q
pessoas com, 35-57
avaliação da, 35-57
ferramentas para, 35-57
utilização da FBM, 35-57
processo infeccioso de, 49q
características conforme TIMERS, 49q
Filamento
Semmes-Weintein, 129f, 131f
teste de sensibilidade com, 129f
protetora, 129f
uso correto do, 131f
FO (Ferida Operatória)
curativo ideal para, 148q

características do, 148q
deiscência de, 164, 169
　FBM na, 164, 169
　　em abdominoplastia, 164
　　em mastopexia bilateral, 169
　tratamento de, 147
　　FBM no, 147
Fonte(s)
　de luz, 93
　　na aPDT, 93
Fotossensibilizante
　e comprimento de onda, 94q
　　relação do, 94q
FSs (Fotossensibilizadores)
　qual usar, 94
　　no tratamento de feridas, 94

H

HAS (Hipertensão Arterial Sistêmica)
　FBM em, 111
　　vascular, 111
　　　efeitos benéficos da, 112q
Herpes-zóster
　em face, 165
　　FBM em, 165
　　　experiência exitosa, 165
Hiperqueratose
　em pé de Charcot, 54f
História
　da aPDT, 91
　　como tudo começou, 91
　da biofotônica, 11-18
　　evolução da, 11

I

ILIB (*Intravascular Laser Irradiation of Blood*)
　terapia, 107-120
　　FBM vascular, 107-120
　　　em DM, 111
　　　em HAS, 111
　　　manejo da dor, 110
　　　na COVID-19, 113
　　　na oncologia, 112
　　　no processo de cicatrização, 109
　　　protocolos clínicos, 115
　　modificado, 108f
　　　protocolos de, 116q
　　　técnica de realização, 108f
Interação
　da luz, 96f
　　com AM, 96f
Irradiação
　do *Laser*, 80q

parâmetros de, 80q
　conceitos relacionados, 80q
ISC (Infecção de Sítio Cirúrgico), 147

L

Laser (*Light Amplification by Stimulated Emission of Radiation*/Amplificação da Luz por Emissão Estimulada de Radiação)
　aspectos físicos do, 27q
　caracterização dos, 30q
　　de acordo com a fonte de emissão, 30q
　dispositivo de, 85f
　　área do *spot* do, 85f
　dispositivos de, 30q
　　classificação dos, 30q
　elementos constituintes do, 27q
　irradiação do, 80q
　　parâmetros de, 80q
　　　conceitos relacionados, 80q
　luz da, 25f, 26f
　　coerência da, 26f
　　colimação da, 26f
　　monocromaticidade da, 25f
　produção do raio, 28f
　radiação do, 23q
　　eletromagnética do *Laser*, 23q
　terapêutico, 30
　　biossegurança no uso do, 30
　tipos de, 29
　　classificação dos, 29
　　faixa visível, 29f
Laser Therapy
　wound treatment with, 6
　　translation of science in, 6
　　　highlights, 7
LBI (*Laser* de Baixa Intensidade), 28
　aplicação do, 86f, 87f
　　técnica de, 86f, 87f
　　　na área periferida, 87f
　　　no leito tecidual, 87f
　conceito, 22
　mecanismo de ação, 22
　propriedades do, 24
　tratamento com, 153q
　　de lesões mamárias, 153q
　　dosimetria, 153q
　uso terapêutico do, 61-75
　　caracterização da pele, 61
　　　funcional, 61
　　　morfológica, 61
　　cicatrização de ferida, 65, 69, 70
　　　fatores que afetam a, 69
　　　processo de, 65, 70
　　　　FBM no, 70

FBM, 70, 73
  aplicações clínicas da, 73
  no tecido humano, 70
    efeitos biológicos da, 70
  LED, 72
LBI (Laserterapia de Baixa Intensidade), 14
  atribuições privativas no contexto da, 17*q*
  do enfermeiro, 17*q*
LBP (*Laser* de Baixa Potência), 28
LED (*Light Emitting Diode*)
  uso terapêutico, 72
Leito
  da ferida, 46*q*
    características do, 46*q*
      conforme TIMERS, 46*q*
  tecidual, 45, 87*f*
    avaliação do, 45
    preparo do, 45
      desbridamento pró-ativo, 47
      limpeza, 47
      realização do curativo, 49
      remodelagem da borda, 48
    técnica de aplicação no, 87*f*
      do LBI, 87*f*
Lesão(ões)
  mamárias, 153*q*
    tratamento de, 153*q*
      com LBI, 153*q*
        dosimetria, 153*q*
  ocasionadas no parto, 149
    tratamento de, 149
      FBM no, 149
  perineais, 150*q*
    categorização das, 150*q*
LF (Lesão por Fricção)
  tratamento de, 166
    FBM no, 166
      experiência exitosa, 166
LLLT (*Low Level Laser Therapy*), 2, 14
LP (Lesão por Pressão)
  estadiamento das, 134*q*
  fatores de risco, 135*q*
  tratamento de, 133
    FBM no, 133
Luz
  absorção da, 71*f*
    pela mitocôndria, 71*f*
      e produção de ATP, 71*f*
  da *Laser*, 25*f*, 26*f*
    coerência da, 26*f*
    colimação da, 26*f*
    monocromaticidade da, 25*f*
  efeitos da, 83*q*

no tecido, 83*q*
  não produtivos, 83*q*
  produtivos, 83*q*
interação da, 96*f*
  com AM, 96*f*
mitocôndria recebendo, 23*f*
na aPDT, 93
  fontes de, 93

M

MASER (*Microwawe Amplification by Stimulated Emission of Radiation*), 13
Mastopexia
  bilateral, 169
    deiscência de FO em, 169
      FBM na, 169
MEC (Matriz Extracelular), 67, 68*f*
Meggitt-Wagner
  sistema, 132*q*
    classificação pelo, 132*q*
      das úlceras de pé diabético, 132*q*
Microrganismo(s)
  principais efeitos nos, 99*q*
    da aPDT, 99*q*
MO (Mucosite Oral)
  FBM na, 154
Mucosite
  secundária à terapia do câncer, 156*q*
    gerenciamento de, 156*q*
      FBM para, 156*q*

N

NERDS & STONEES
  infecção conforme, 50*q*
    em feridas, 50*q*
      diagnóstico de, 50*q*
      sinais clínicos de, 50*q*
NP (*Nurse Practitioners*), 5

O

Oncologia
  FBM na, 112
    vascular, 112
Onda
  comprimento de, 94*q*
    fotossensibilizante e, 94*q*
    relação do, 94*q*

P

Parto
  lesões ocasionadas no, 149
    tratamento de, 149

FBM no, 149
Pé
  de Charcot, 54f
    hiperqueratose em, 54f
  diabético, 128, 132q
    úlceras do, 128, 132q
      classificação das, 132q
        pelo Sistema Meggitt-Wagner, 132q
      FBM no tratamento de, 128
Pele
  camadas da, 62f
    epiderme, 63f
      estruturas da, 63f
  caracterização da, 61
    funcional, 61
    morfológica, 61
  dinâmica da, 64q
    características na, 64q
    diferenças na, 64q
PFL (Preparação do Leito da Ferida), 36
PHC (*Primary Health Care*), 3
Protocolo(s)
  clínicos, 115
    da terapia de FBM, 115
      vascular, 115
    de ILIB modificado, 116q
      em seres humanos, 116q
        e resultados, 116q

Q
Queimadura(s)
  classificação das, 138q
    plano tecidual acometido, 138q
    sinais, 138q
    sintomas, 138q
  FBM nas, 137, 163
    experiência exitosa, 163

R
Radiação
  eletromagnética, 23q
    do *Laser*, 23q
Reconstrução
  FBM na, 167
    experiência exitosa, 167
    de pele, 167

S
Semmes-Weintein
  filamento, 129f, 131f
    teste de sensibilidade com, 129f
      protetora, 129f

uso correto do, 131f
Sensibilidade
  protetora, 129f, 130q
    aplicação do teste de, 129f
      com o filamento Semmes-Weintein, 129f
    vibratória, 131f
Síndrome
  da COVID-19, 113
    FBM na, 113
      vascular, 113
Sistema
  Meggitt-Wagner, 132q
    classificação pelo, 132q
      das úlceras de pé diabético, 132q

T
Tecido
  efeitos no, 83q
    da luz, 83q
      não produtivos, 83q
      produtivos, 83q
  humano, 70
    efeitos biológicos no, 70
      da FBM, 70
Teste
  de sensibilidade protetora, 129f, 130q
    aplicação do, 129f
      com o filamento Semmes-Weintein, 129f
TIMERS
  avaliação da ferida com, 40
    sistemática, 40
      características definidoras, 41q
      objetivos terapêuticos, 41q
    ferida conforme, 46q, 49q, 51q, 52q
      características da, 46q, 49q, 51q, 52q
        das bordas, 52q
        do exsudato, 51q
        do leito, 46q
        do processo infeccioso, 49q
      tipo da, 51q
        das bordas, 52q
        do exsudato, 51q
Trauma
  mamilar, 151
    tratamento de, 151
      FBM no, 151

U
Úlcera(s)
  de membros inferiores, 125
    FBM no manejo de, 125

diabética, 129q, 131q
   desenvolvimento de, 129q
      avaliação do risco, 129q
   tratamento de, 131q
      melhores práticas no, 131q
do pé diabético, 128, 132q
   classificação das, 132q
      pelo Sistema Meggitt-Wagner, 132q
   tratamento de, 128
      FBM no, 128
vasculogênica, 54f
   eczema em, 54f

venosas, 127q, 162
   FBM nas, 162
      experiência exitosa, 162
   tratamento de, 127q
      melhores práticas, 127q, 131q

W

Wound Treatment
   with laser therapy, 6
      translation of science in, 6
         highlights, 7